天之道　本于阴阳　源于自然

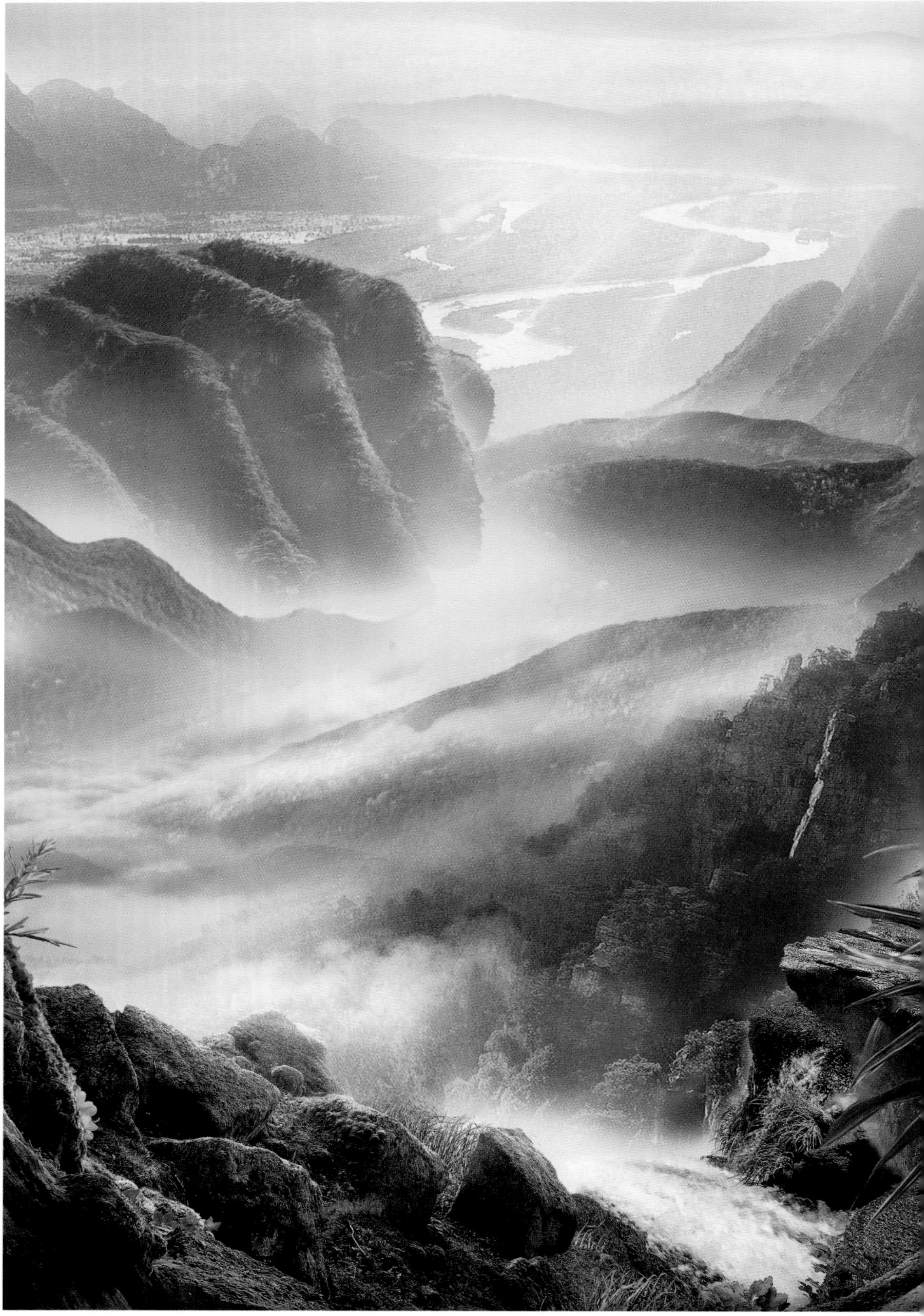

本草中國

第二季

封面题签 李金华

名誉主编 王贺胜

主　　编 王国强　宋　燕

常务副主编 毛群安　查德忠　宋树立

编　　委 陈　勇　孙　煜　俞　瑛　卢　涵

人民卫生出版社

·北　京·

纪录片主创名单

片名题写	李金华
总顾问	李金华　王国强　王贺胜
总统筹	毛群安　查德忠　宋树立
总监制	宋　燕　陈　勇
学术总顾问	晁恩祥
总出品人	孙　煜　俞　瑛
策划顾问	李亚婵　张怀琼　吴　穷
艺术顾问	西　冰
总策划	雷建军
总制片人	俞　瑛　曹志雄
总导演	祁少华

策划专家组（按姓氏笔画排序）

王秀娟　王灵台　王国玮　王跃生　艾措千　伍炳彩　多　杰　刘　翎　刘殿池　孙晓波　严世芸　李　怡　李西文　李先加　杨　明　张大宁（女）　张学智　张晓天　陈　敏　陈日新　周士源　周耀庭　赵奎君　柳长华　姜建国　贾天柱　高健生　黄立新　黄璐琦　康廷国　蒋力生　喻文求

出镜专家组（按姓氏笔画排序）

马宏跃　王　琦　王庆国　王和鸣　王笑民　王新陆　毛克臣　乌　兰　石学敏　仝小林　冯世纶　尼　玛　朱建华　朱剑萍　多　吉　刘香保　刘敏如　刘清泉　李军祥　李秋艳　杨　泽　吴文迪　吴荣祖　邱礼新　余惠祥　张　琪　张大宁（男）　张大宁（女）　张业禄　张学文　张勉之　阿比阿西　陈　生　周乐年　郑日新　哈斯巴根　施　杞　夏桂成　徐经世　翁维良　高忠英　黄　煌　黄调钧　韩善明　路志正　禤国维

审片专家组 （按姓氏笔画排序）	史载祥　孙永章　孙晓波　张瑞贤　欧阳波　昂青才旦 赵奎君　钟赣生　段晓华　徐　远　高文柱　温长路
特别鸣谢	中华中医药学会 中共上海市宝山区委员会 上海市宝山区人民政府 西安国家民用航天产业基地管理委员会
摄制单位	北京观正影视文化传播有限公司 华荣道（北京）文化传媒有限公司
后期制作单位	北京完美视界影视文化传媒有限公司
花絮制作单位	上海魔励文化传媒有限公司
海外宣推支持	中华人民共和国国务院新闻办公室对外推广局
支持单位	中华人民共和国国家卫生健康委员会宣传司
专业指导单位	国家中医药管理局办公室
监制单位	中国人口文化促进会
出品单位	上海笃影文化传媒有限公司
联合出品单位	西安笃影文化传媒有限公司
纪录片首播平台	中央电视台中文国际频道（CCTV-4） 爱奇艺

序

传承精华　守正创新　用情用心　再创佳作

欣悉上海笃影文化传媒有限公司和人民卫生出版社联合推出纪录片《本草中国》（第二季）图书版，这是一件值得庆贺的喜事，它对于延伸纪录片的文化价值和传播中医药文化都具有十分重要的意义。图书不仅完整地呈现了纪录片中的信息，而且以精致的图片和精美的视频对中医药文化和本草知识进行了完美的诠释，全书文字生动，图文并茂，精彩纷呈，体现了传承与创新并重，医学与药物融通。同时还有数十位国医大师、名老中医的现场采访实录，充分体现并促进了中医药传统媒体与新兴媒体的融合发展，丰富了中医药文化传播的创新形式。我相信纪录片《本草中国》（第二季）图书的出版发行，必将对广大中医药爱好者具有重要的参考价值、史料价值和艺术价值，必将对中医药事业和文化传承创新发展起到积极的推动作用。

记得在2015年召开的纪录片《本草中国》创作研讨会上，我曾讲过我有一个梦想，期待有一个团队能够把中医药的精髓、历史和现代意义与人民群众对健康的需求很好地结合起来，创作出一部优秀的中医药文化精品之作。当时我希望创作团队和纪录片《本草中国》能够实现我的这一梦想和中医药业界的热切企盼。实践证明，上海笃影文化传媒有限公司的创作团队不负众望，精彩展示，《本草中国》第一季在忠实记录中医药历史和传播中医药文化方面取得了成功，获得了社会认可、行业认同以及广泛赞誉。

2016年，习近平总书记在全国卫生与健康大会上指出，要努力实现中医药健康养生文化创造性转化、创新性发展。《本草中国》系列纪录片就是中医药文化创造性转化和创新性发展的一个生动实践。随着《中华人民共和国中医药法》颁布实施，《中医药发展战略规划纲要（2016–2030年）》的贯彻落实，中医药发展迎来了天时、地利、人和的大好时机，上海笃影文化传媒公司创作团队抓住机遇，趁势而上，顺势而为，纪录片《本草中国》（第二季）应运而生。创作团队再次肩负起为中医药文化传承精华守正创新的重要使命，他们将以往的成功和荣誉当作再创作的动力，潜心三年，梅开二度，以匠心精神弘扬中医药文化，为建国70周年献上了厚礼。

纪录片《本草中国》（第二季）从“药”转到“医”，汇聚了50多位名医大家，突出了中医理论原创思维和中医临床疗效，展示了国医名家的大医精诚的人文精神和医德医风。该片深度解密中医药文化的奥妙精髓和悠久历史，生动立体地展现了中医药文化发展的全貌，呈现中医药文化精髓，充分体现了国人在中医药文化的传承创新中凝聚的智慧，从多维度精准地挖掘了隐遁在国人生活与生命中的中医药故事。《本草中国》（第二季）是一部弘扬中国优秀传统文化形象的纪录片，它不仅是一张中医药文化的闪亮名片，更是向世界传递中华文明独有的对“生命奥义”探索与感悟的代表之作。纪录片《本草中国》（第二季）播出后，从收视率、点击率，以及社会的反映来看，得到了广大人民群众的欢迎和喜爱，取得了良好的社会效益，成为推动中医药传承创新发展的一部精品力作。

中医药学是中华民族的伟大创造，凝聚了中国人民的博大智慧，是打开中华文明宝库的钥匙。传承创新发展中医药是新时代中国特色社会主义事业的重要内容，是中华民族伟大复兴的大事，它对于坚持中西医并重、打造中医药和西医药相互补充协调发展的中国特色卫生健康发展模式，对于弘扬中华优秀传统文化、增强民族自信和文化自信，对于促进世界文明互鉴和推动构建人类卫生健康共同体都具有重要意义。衷心希望《本草中国》创作团队，认真学习习近平总书记关于中医药工作的系列重要论述，贯彻落实党的二十大和二十届三中全会精神以及《中共中央国务院关于促进中医药传承创新发展的意见》，努力弘扬中华优秀传统文化，不断从中医药宝库中挖掘精华，传承精髓，遵循规律，守正创新。在继续创作《本草中国》系列精品佳作的过程中，传播中医药文化，普及中医药知识，为使中医药真正成为人民群众促进健康的文化自觉而不懈努力。同时继续推动中医药走向世界，用心用情用力讲好中国故事和中医药故事，努力使《本草中国》成为宣传中医药文化最亮丽的国家名片，切实把中医药这一祖先留给我们的宝贵财富继承好、发扬好、利用好，努力在建设健康中国，实现中华民族伟大复兴的中国梦的征程中作出新的更大的贡献。

乐以此为序。

原国家卫生计生委副主任

国家中医药管理局原局长

中华中医药学会第六届会长

王国强

2024年8月

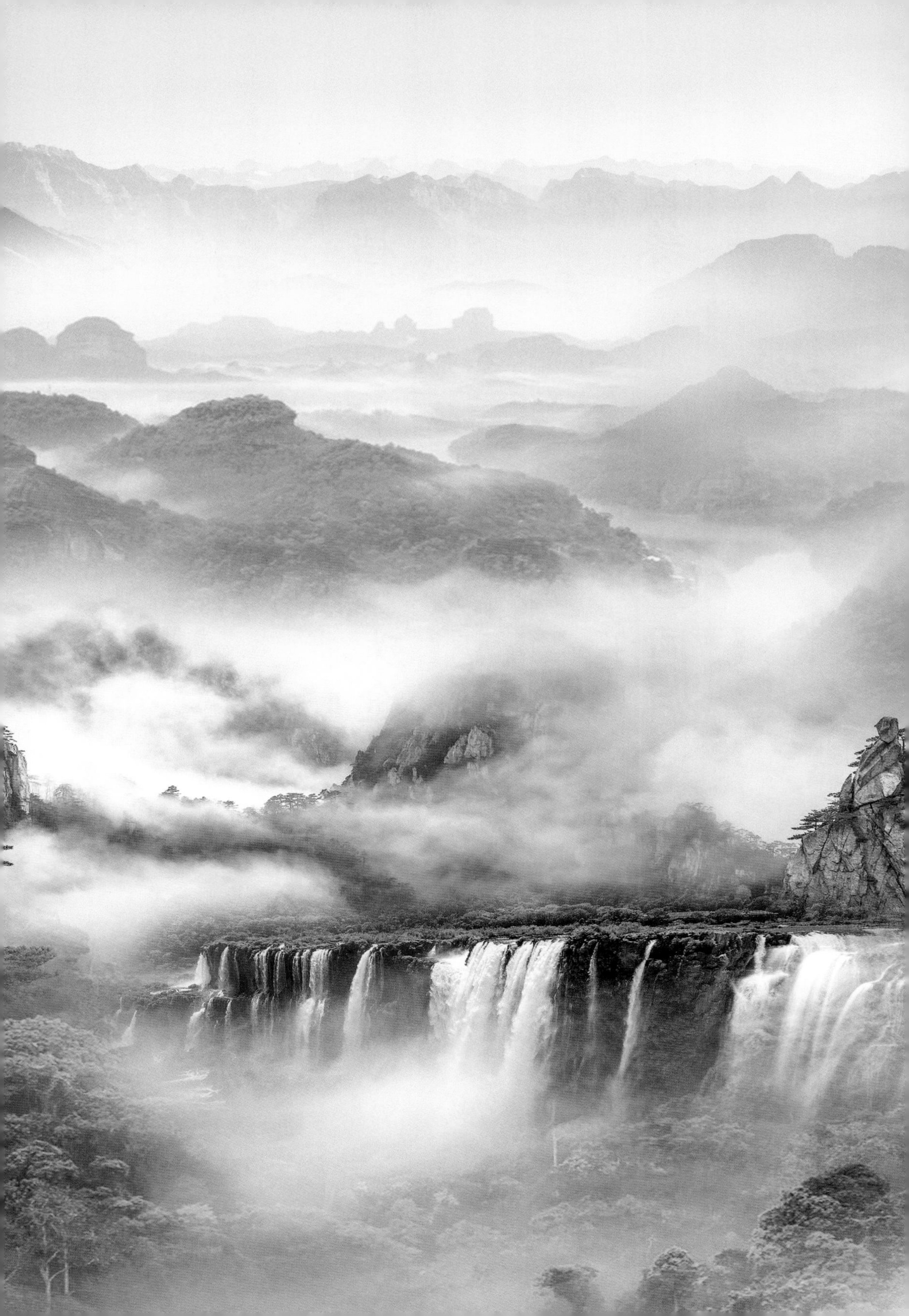

目录

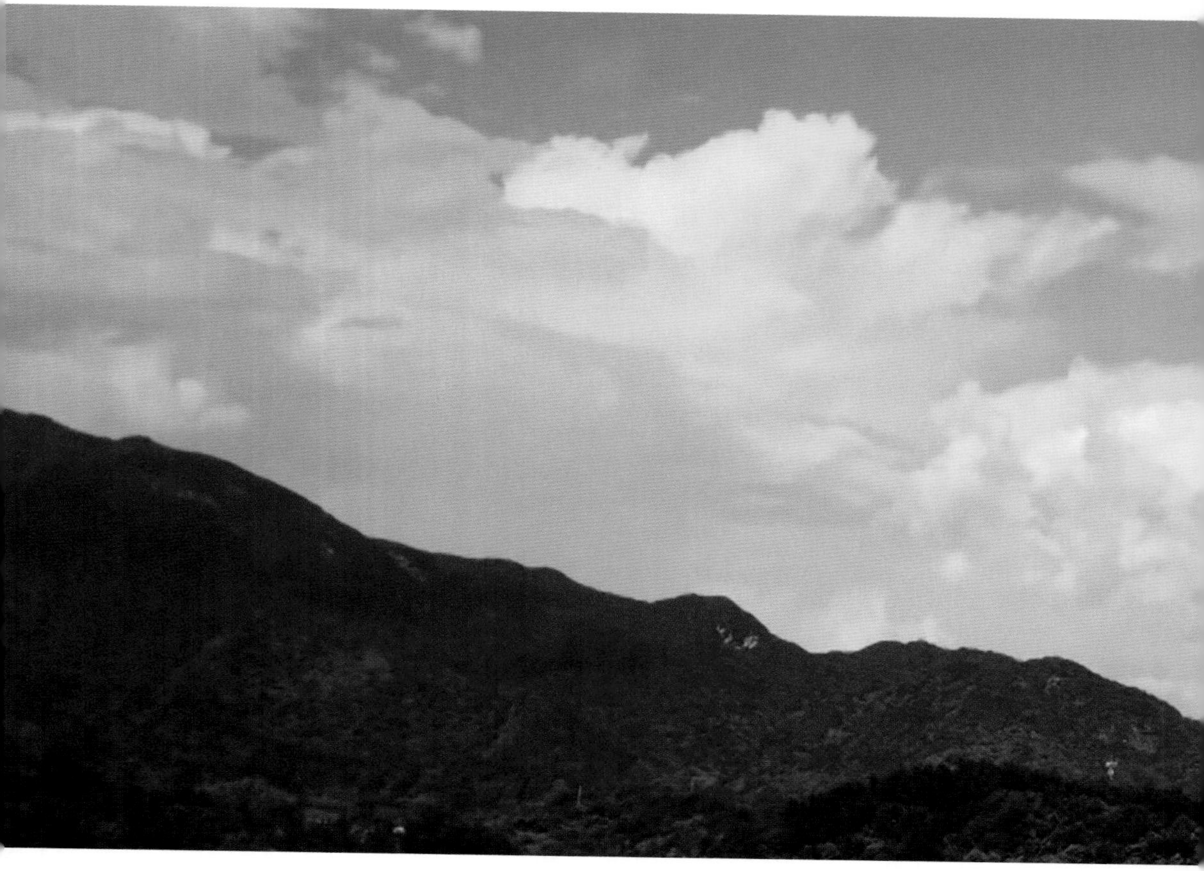

第一集 天赐

天之道，本于阴阳，本于自然。
自然赐予我们美味的食物，也赐予我们对抗疾病的良药。走遍天涯海角，草木石虫皆可入药，这是传承千年最为古老的自然医学。
一切的力量，都来自浩翰的星空，来自宇宙间的神奇造化。

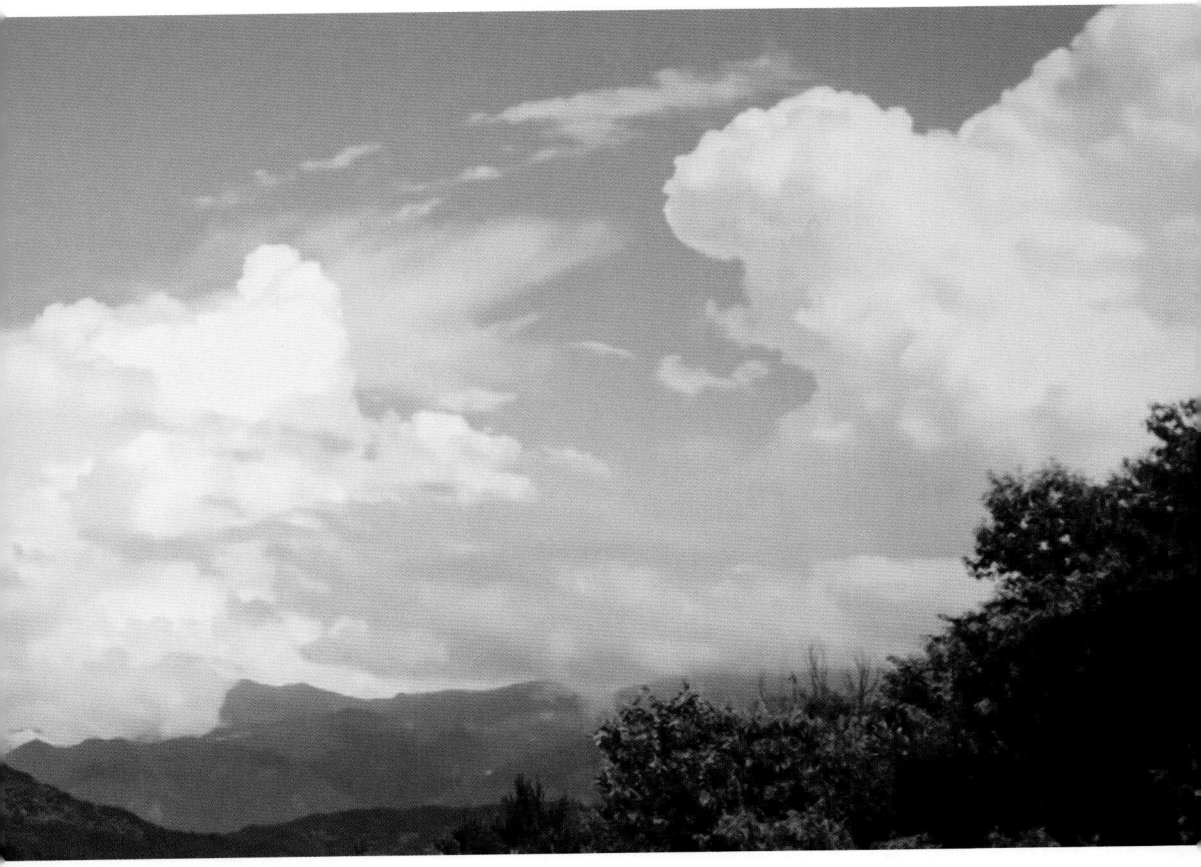

艾草

艾，以叶入药，性温、味苦，《本草纲目》记载，此草可乂疾，久而弥善，故字从乂疾，而名艾。

茯苓

茯苓之名，最早出自《神农本草经》。历代医家认为，茯苓药性平和，补而不峻，利而不猛，为药中上品，久服安魂养神，不饥延年。

桔梗

草之根结实而梗直，故名桔梗。

生姜

姜为御湿之菜。归五脏，除风邪寒热，伤寒头痛鼻塞，咳逆气喘，止呕吐，去痰下气。

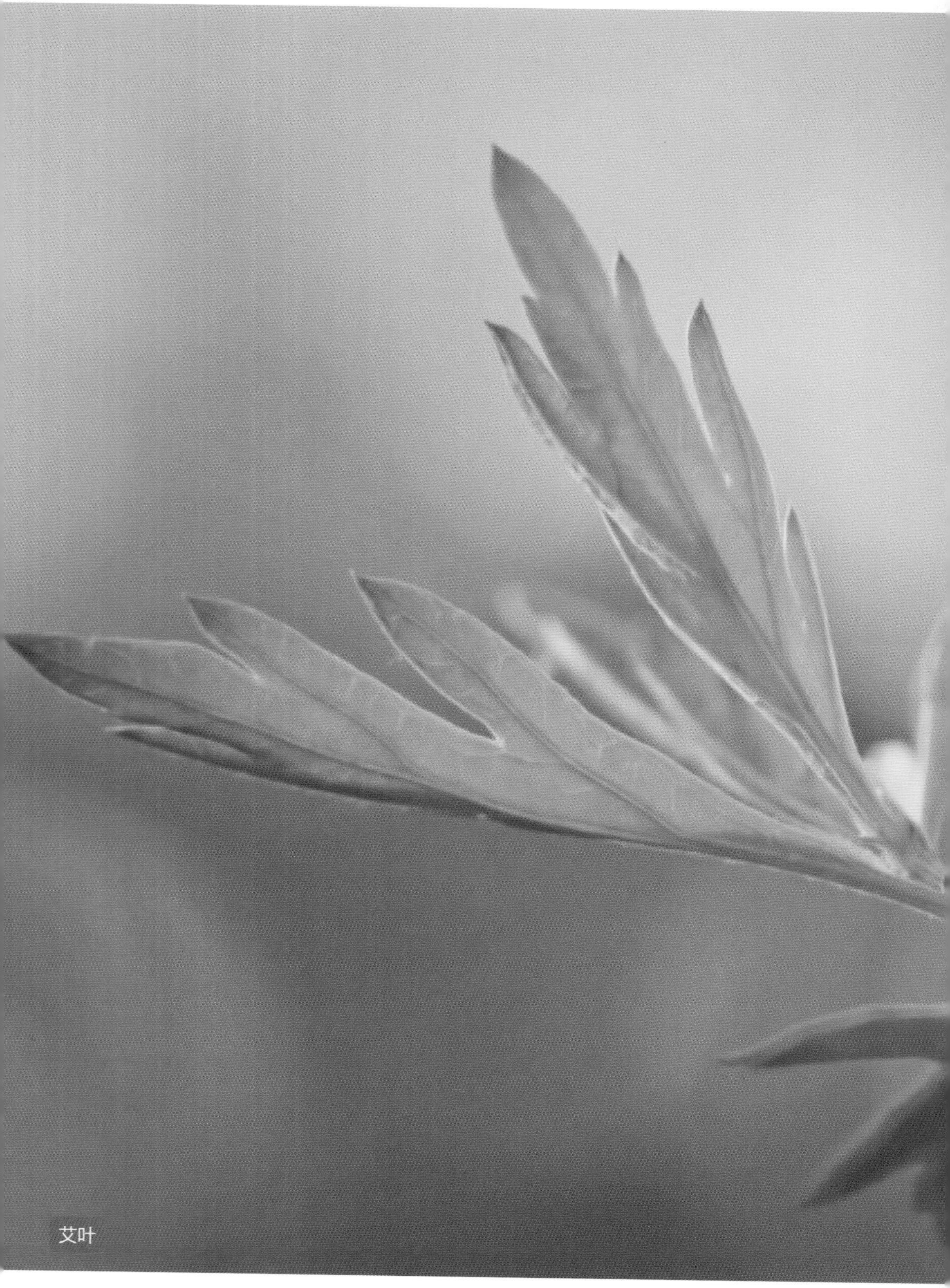

艾叶

艾叶

艾，以叶入药，性温、味苦，《本草纲目》记载，此草可乂疾，久而弥善，故字从乂，而名艾。

功效：温经止血，散寒止痛；外用祛湿。

经络与腧穴

无论针还是灸，都是通过刺激穴位疏通经络，使受到阻滞的气血恢复正常流通。

中医认为，人体内存在着纵贯全身的路线，称为经脉，在这些大的干线上还有大大小小的分支，称为络脉。在经络的交叉点上，存在361个穴位。

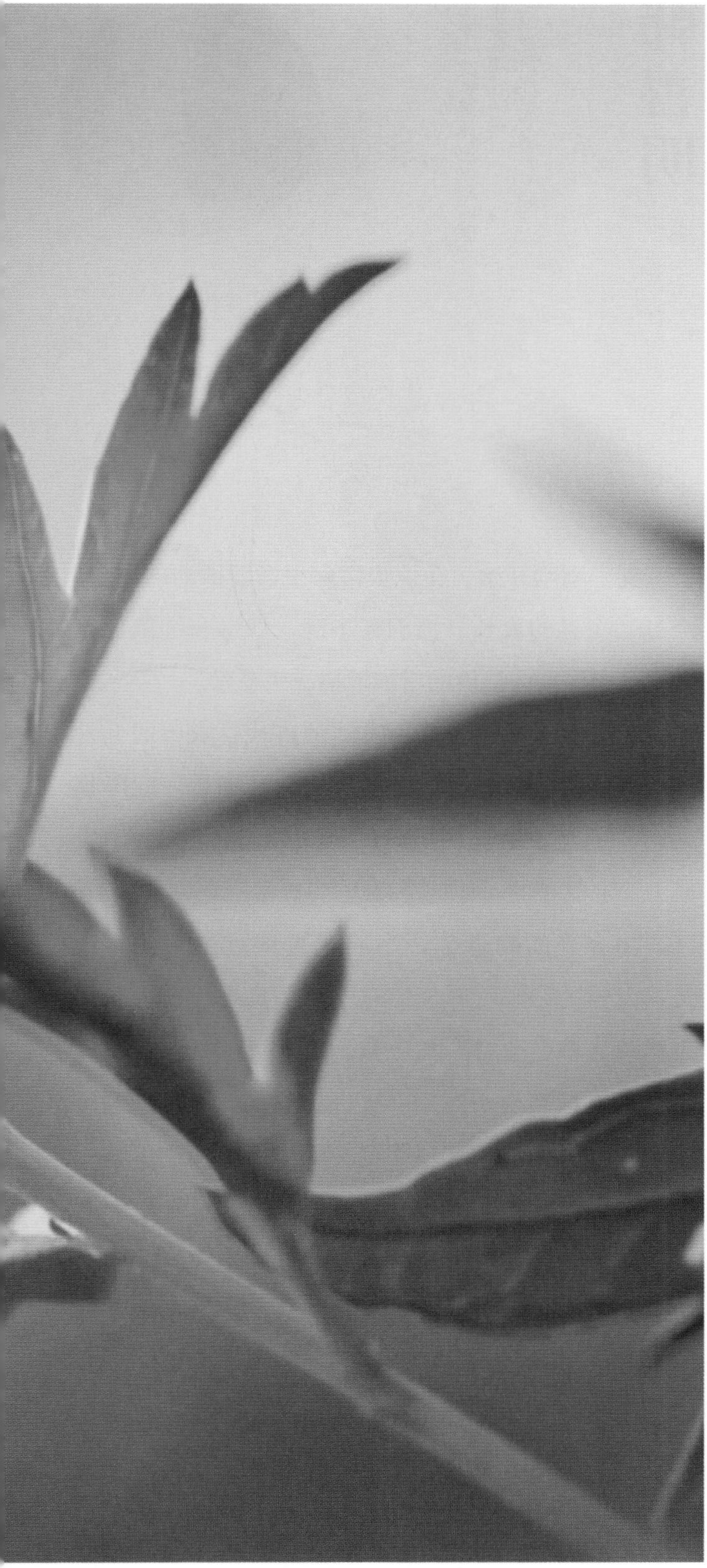

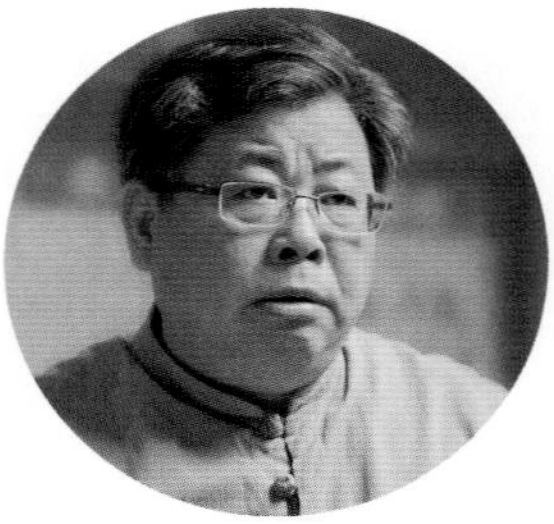

58岁，艾灸临床30余年行医。出生在湖北蕲春，可以说是伴着艾香长大的。

蕲艾疗法传承人

韩善明

艾　灸

夏季刚刚开始，在惊蛰雷声中蠢蠢欲动的昆虫，经过了一春的成长日渐羽翼丰满，病毒和细菌也伴随空气中温度、湿度的增加悄悄滋生蔓延。

在医疗水平相对并不发达的古代，农历的五月被视作恶月。各种说不清的瘟疫也和酷暑一起降临人间，于是，生长在田野间的艾草得以登堂入室，成为辟邪驱秽的一种神奇存在。

70多岁的胡老伯，小心翼翼地点燃艾条，让艾草发出的浓郁气味充满整个房间。现代药理研究表明，艾草中含有广谱抗菌、抗病毒成分，对多种病菌具有抑制杀伤作用。也许正因如此，每逢农历端午，在门楣之上悬挂艾草，成为了中国许多地方千百年沿袭下来的生活风俗。

位于湖北省东南的蕲春县，这里不仅是中国历史上的医圣李时珍的故里，更因为出产道地蕲艾闻名于世。

摘取艾叶的新鲜嫩芽，焯水后切碎与面粉搅拌均匀，艾叶的清香混合着面粉的甘甜，经过高温蒸

艾条与艾绒

用燃烧的艾条，对人体特定穴位进行艾热的刺激，这就是中医传承千百年的艾灸疗法。人们通常认知中的针灸，其实是针疗和灸疗的统称。

艾绒

《黄帝内经》载：『针所不为，灸之所宜。』

将陈年的艾草放置于石臼内，经过千百次反复捣杵，一次次筛去艾梗和艾渣，直至艾叶变成柔软如云、温暖如絮的艾绒。然后用质地柔软疏松而又坚韧的棉纸紧密包裹，形成柱状的艾条。

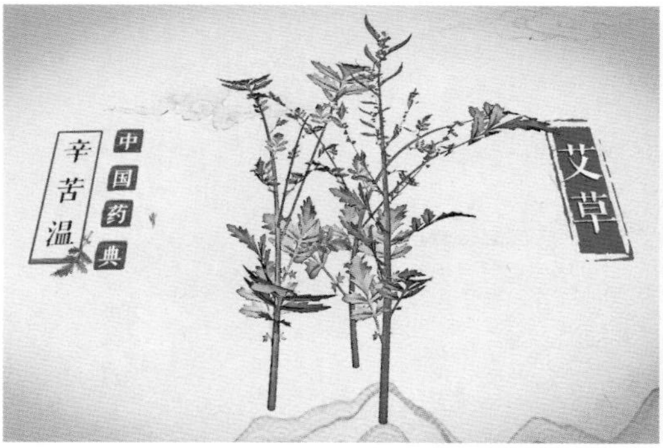

艾草

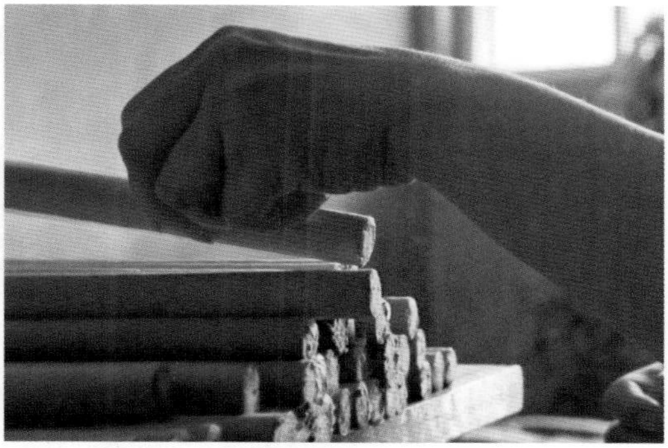
艾条

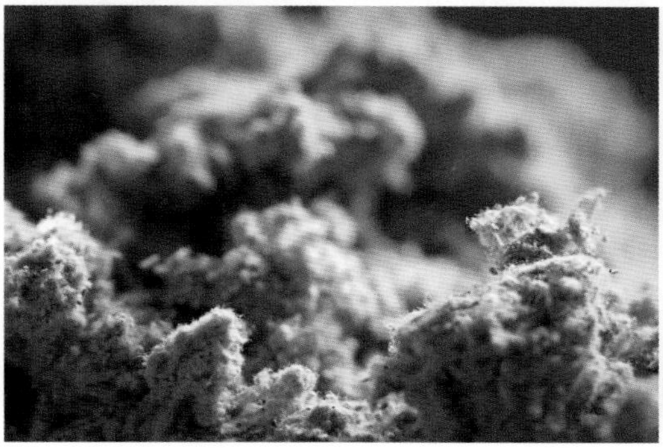
艾绒

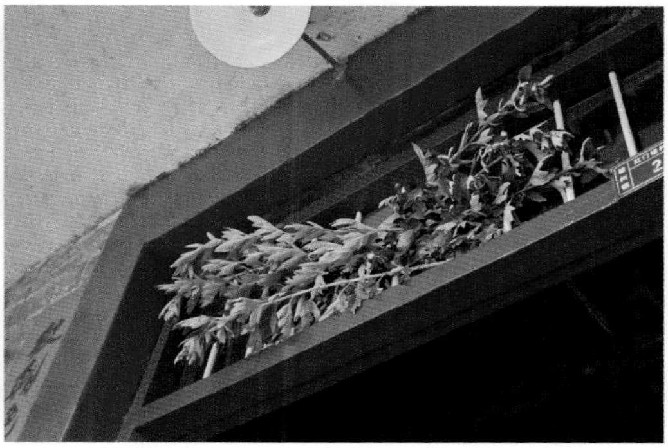
端午悬挂艾草

制，最终成为口感绵密，软糯滋润的艾窝窝。这是流行在蕲春当地的经典面食。长期食用艾叶，具有温通气血，祛寒除湿的保健功效。

在盛产艾草的蕲春，人们用艾叶与不同食材搭配，形成一道道独具风味的地方美食。

中国人基于艾的创造远不止这些，将陈年的艾草放置于石臼内，经过千百次反复捣杵，一次次筛去艾梗和艾渣，直至艾叶变成柔软如云、温暖如絮的艾绒。然后用质地柔软疏松而又坚韧的棉纸紧密包裹，形成柱状的艾条。自此，原本貌不惊人的艾叶，将在医者的手中开始一场更为奇妙的旅程。

中医认为，人体内存在着纵贯全身的路线，称为经脉，在这些大的干线上还有大大小小的分支，称为络脉。在经络的交叉点上，存在361个穴位，无论针还是灸，都是通过刺激这些穴位疏通经络，使受到阻滞的气血恢复正常流通。

人体经穴系统

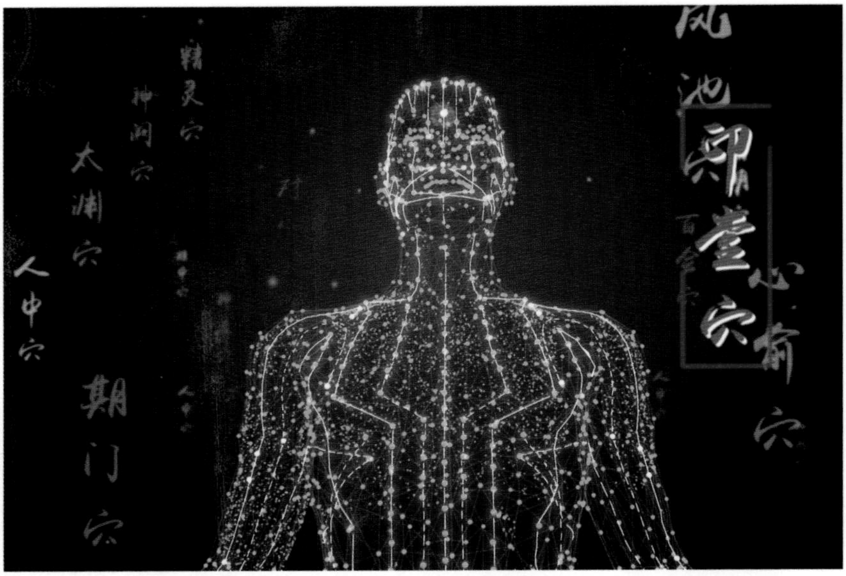

印堂穴

这一天，韩善明遇到一位远道而来的病人，她的病情听上去有些奇特。

许丽慧：我生了儿子以后就一直没有眼泪。去年我干妈去世，所有人都在流泪，虽然我很伤心，但一点眼泪也没有。

起初，许丽慧对眼睛的异常状况并没有太在意，但是身体接二连三出现的症状，让她越来越害怕。

许丽慧：突然之间双眼眼前发黑，什么都看不到，最严重的一天，出现了七八次。

经过再三检查确诊，许丽慧所患病症在医学上称为视网膜黄斑病变。

许丽慧：确诊时医生说会失明，只是迟早的差别。最好的情况是年纪大些才发展到失明。

几年的时间里，许丽慧奔波在各大城市的眼科医院，一个偶然的机会，在朋友的介绍下，许丽慧抱着死马当活马医的心态，来到了湖北蕲春。
在韩善明看来，许丽慧的眼病只是外在表象，所有疾病都是人体的运转偏离了平衡状态，他所要做的，只是让一切重新回归到自然的状态。

韩善明：她做生意，开了一个厂，经营上也出现一些问题，所以着急得很。**肝气有一些郁结，郁久化火，最后发展为痰火郁结。**

韩善明采用针法与灸法对特定穴位展开治疗，印堂穴醒脑开窍，风池穴养肝明目，涌泉穴引火下行，光明穴疏肝利胆，为治眼疾之要穴。

神奇的艾草改变了许丽慧的生活，不但短暂失明的症状再也没有出现，而且同事们都觉得这个曾经脾气火爆的老板改变了很多。

现代医学研究表明，艾草燃烧产生的热量，是一种适用于机体治疗的红外线，具有极强的穿透力，可以通过人体的经络穴位系统，深入到深层病灶，为人体细胞的代谢活动、免疫功能提供必需的能量，也能给缺乏能量的病态细胞提供活化能。

韩善明：中医治疗的特点之一是整体观念。在治疗眼疾的过程中，实际上我是在对她整个身体进行调理，以调整阴阳平衡，来除痰湿、降火。

许丽慧：灸了1个月，我明显感觉到有泪了。以前打哈欠没有眼泪，现在打哈欠有眼泪流出来了。

中医的神奇在于，必须根据每一个患者的具体情况，提出针对性的治疗方案，所以每一个患者、每一种症状都是个案，这无疑对医者的从业素质提出了更高的要求。

闲暇之余，韩善明遍寻山野，
他希望找到更好的艾草品种造福更多需要它的人。
劳累了一天，用三年的陈艾煮水泡脚，
是胡老伯最惬意的事情，
儿女们用亲手打制的艾绒制作香包，
保佑家人的健康平安。
古老的艾就这样幻化成百转千回浓浓的爱，
滋养着生活在这片土地上的人们。

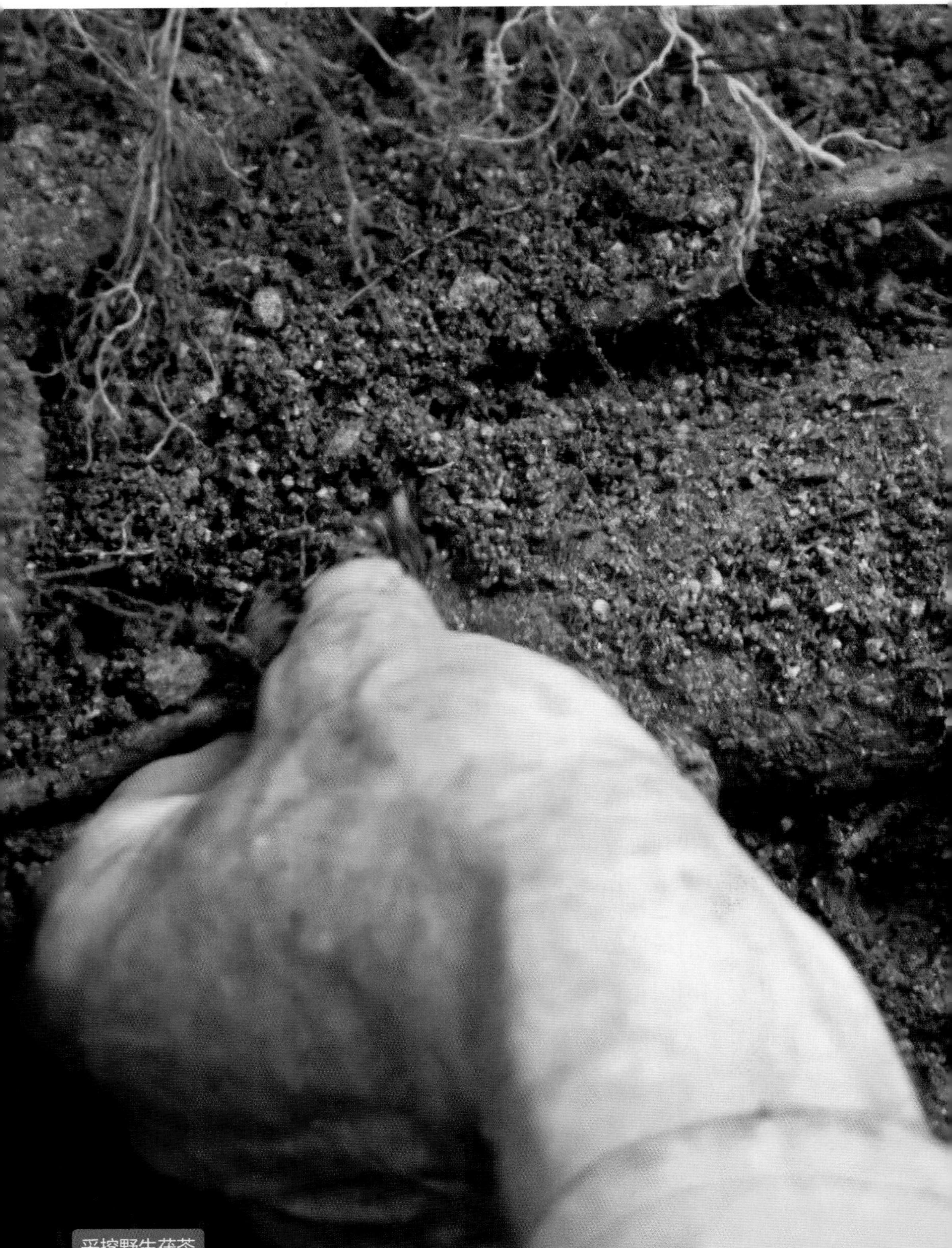

采挖野生茯苓

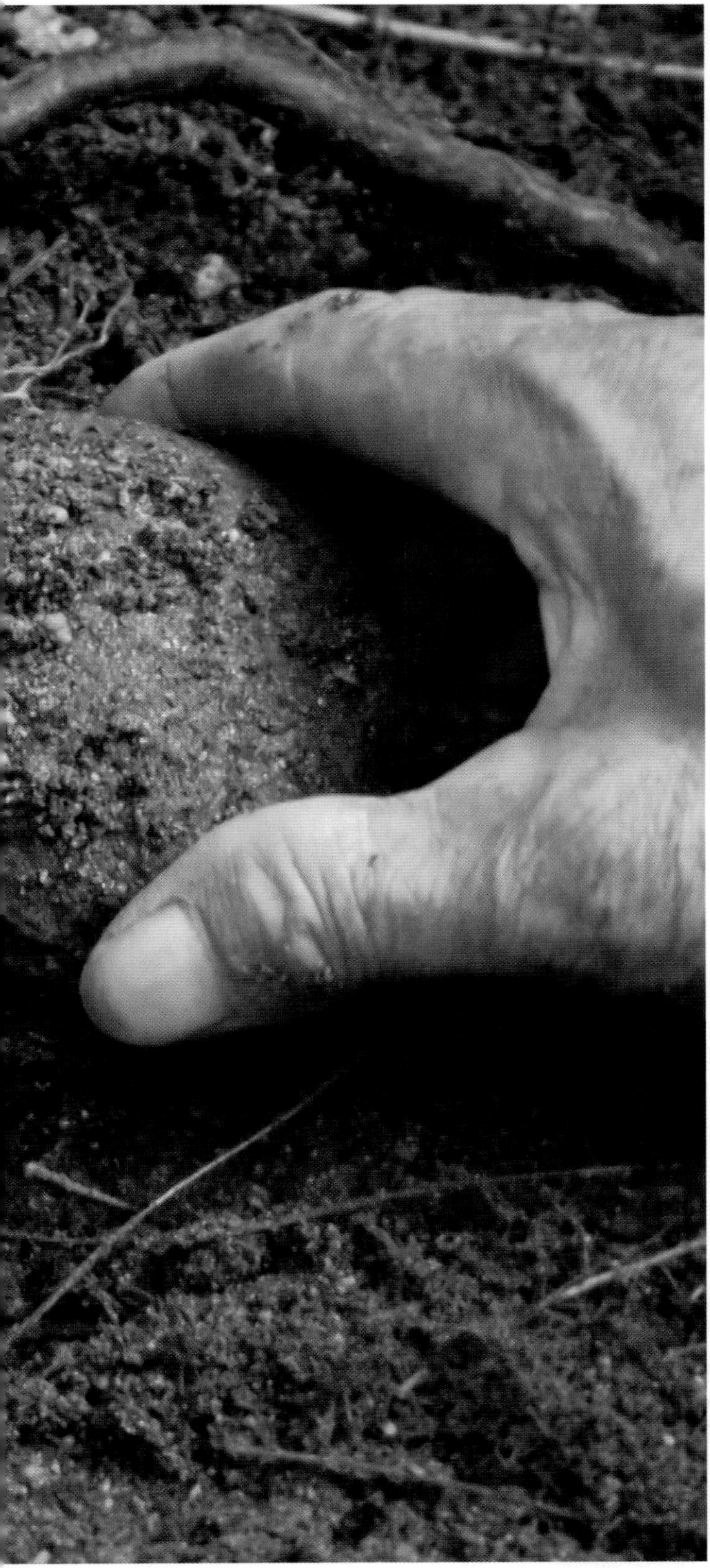

茯苓

茯苓之名，最早出自《神农本草经》。历代医家认为，茯苓药性平和，补而不峻，利而不猛，为药中上品，久服安魂养神，不饥延年。

苓桂术甘汤

茯苓四两　桂枝去皮三两　白术二两　炙甘草二两

右四味　以水六升　煮取三升　去滓　分温三服

——《金匮要略》

茯苓

味甘、淡，性平。古人认为，松树四季常青，凌冬不凋，茯苓是凝聚了松树精华的天赐养生极品。

功效：利水渗湿，健脾，宁心。

餐桌上的茯苓

在多雨潮湿的山林，茯苓祛湿健脾，是再适宜不过的上好食材。

茯苓的有效成分90%以上为茯苓多糖，此外还有茯苓酸、蛋白质等多种成分，长期食用茯苓，具有利尿消肿、保肝及抗肿瘤等作用，可以有效增强人体的免疫功能。

临床行医40余年。因为通常开三服药即可见效，行内尊称『周三服』。

国家名老中医

周乐年（1943—2017年）

祛湿佳品——茯苓

从蕲春一路向北，雨后的大别山笼罩在一片雾气之中，温暖湿润的松林中，正在孕育着一味极其珍贵的药材—— 茯苓。

古人认为，松树四季常青，凌冬不凋，茯苓是凝聚了松树精华的天赐养生佳品。

大别山东麓，英山县天堂村，清晨6点，53岁的李金如拿上工具，准备上山采挖茯苓。

李金如在一棵枯树下停下了脚步。茯苓是寄生在松树根部的一种真菌，松树的松油和纤维素成为茯苓生长必需的营养成分，因此，生有茯苓的松树必有枯败迹象。

李金如用特制的铁钳在松树的根部周围反复探查，终于在拔出的铁钳上发现了白色粉末。这是地下长有茯苓的标志。

小心翼翼刨开土层，不破坏松树的根茎，这是祖辈留下来的规矩。对天地心存敬畏，才能延续自然的馈赠。

采挖茯苓

靠山吃山，天堂村的主妇们把茯苓作为餐桌上的必备食材。茯苓的有效成分90%以上为茯苓多糖，此外还有茯苓酸、蛋白质等多种成分，长期食用茯苓，具有利尿消肿、保肝及抗肿瘤等药理作用，可以有效增强人体的免疫功能。在多雨潮湿的山林，茯苓祛湿健脾，是再适宜不过的上好食材。

茯苓炖鸡

用旺火炖鸡，直到清澈的汤汁变成了浓稠的乳白色，加入茯苓继续炖煮。味道甘淡的茯苓在中和鸡汤油腻的同时，更增加了鲜美的口感。

这是辛苦劳作换来的人间美味，千年本草的传承，也恰恰是在最平凡的日子里。

在今天的医者手中，茯苓也在续写着新的传奇。

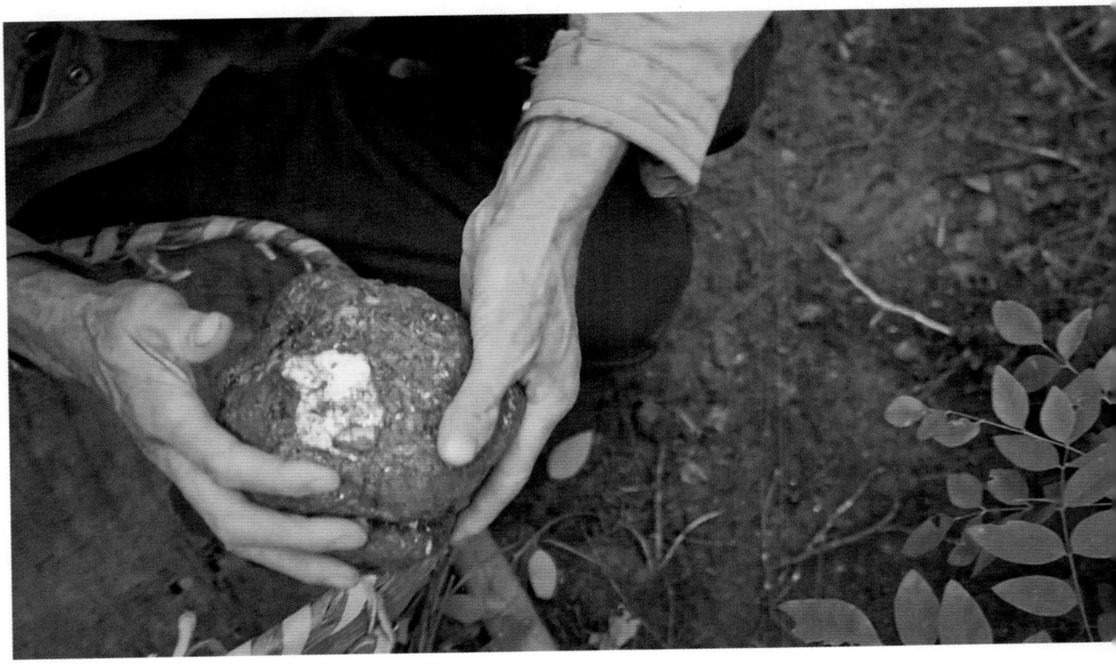

采收茯苓

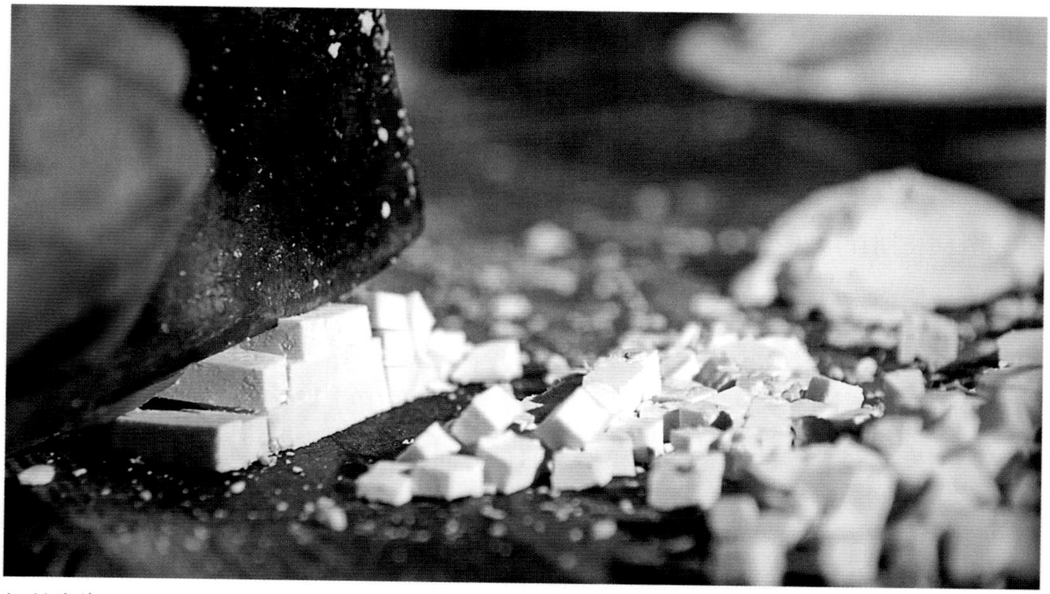

切制茯苓

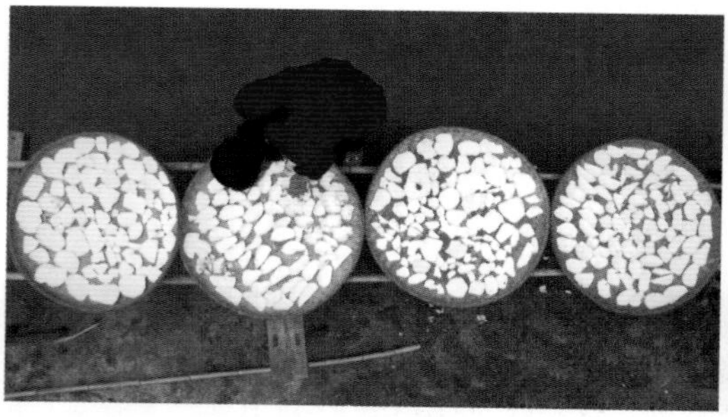

晒制茯苓

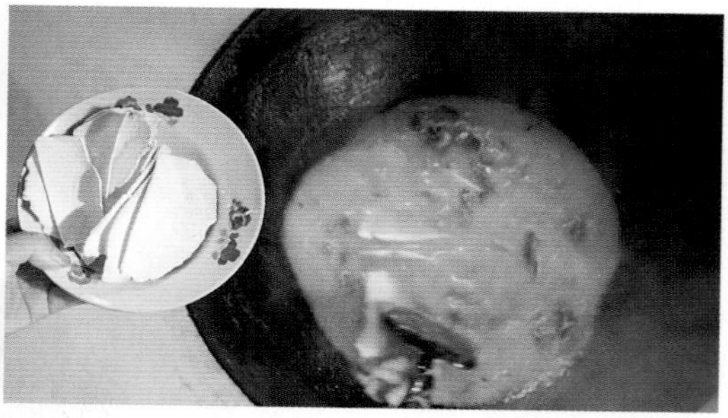

茯苓炖鸡

这一天，诊室里来了一位严重水肿的患者。经过辨证，周乐年发现她的病症与日常的饮食习惯有着密切的关联。

炎热夏季，一瓶冰冻饮料在带来爽快口感的同时，也将寒湿之气带入体内。久而久之，湿气在体内越聚越多，最终形成中医里所讲的湿邪，这是患者身体水肿的主要原因。

周乐年：患者年轻时体燥，所以贪凉喜欢喝冷饮，久而久之造成心阳虚，就像大自然里没有日照湿气和水就会停下来。

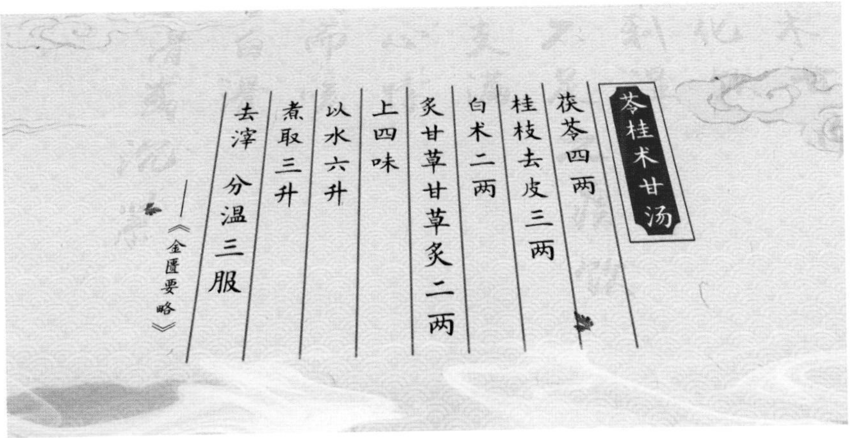
苓桂术甘汤
茯苓四两
桂枝去皮三两
白术二两
炙甘草甘草炙二两
上四味
以水六升
煮取三升
去滓 分温三服
——《金匮要略》

苓桂术甘汤

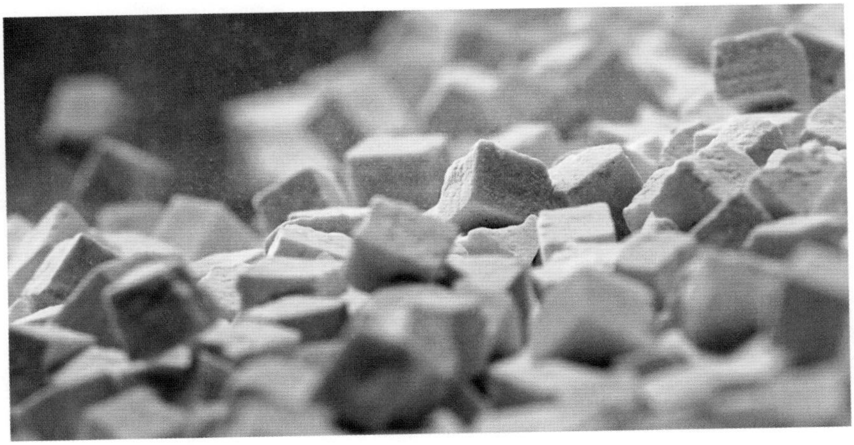

茯苓药材图

针对患者的病情，周乐年采用了中医经方苓桂术甘汤，始出东汉医家张仲景《金匮要略》。

周乐年：茯苓它主要起淡渗利水的作用，因为痰饮跟水气，是根据病位不同而界定的，但它们俩性质是一样的。第二个作用呢，就是它有健脾助运化的作用，可以帮助痰饮消散。茯苓是没有烈性也没有毒性的，所以它的应用范围特别广。在现代和古代的方剂中，组方含茯苓的非常多。

茯苓健脾淡渗利湿；桂枝温阳降逆，并助茯苓气化以行水；白术健脾燥湿，使中焦健运，则水湿自除；炙甘草健脾补中、调和诸药。三诊而愈。

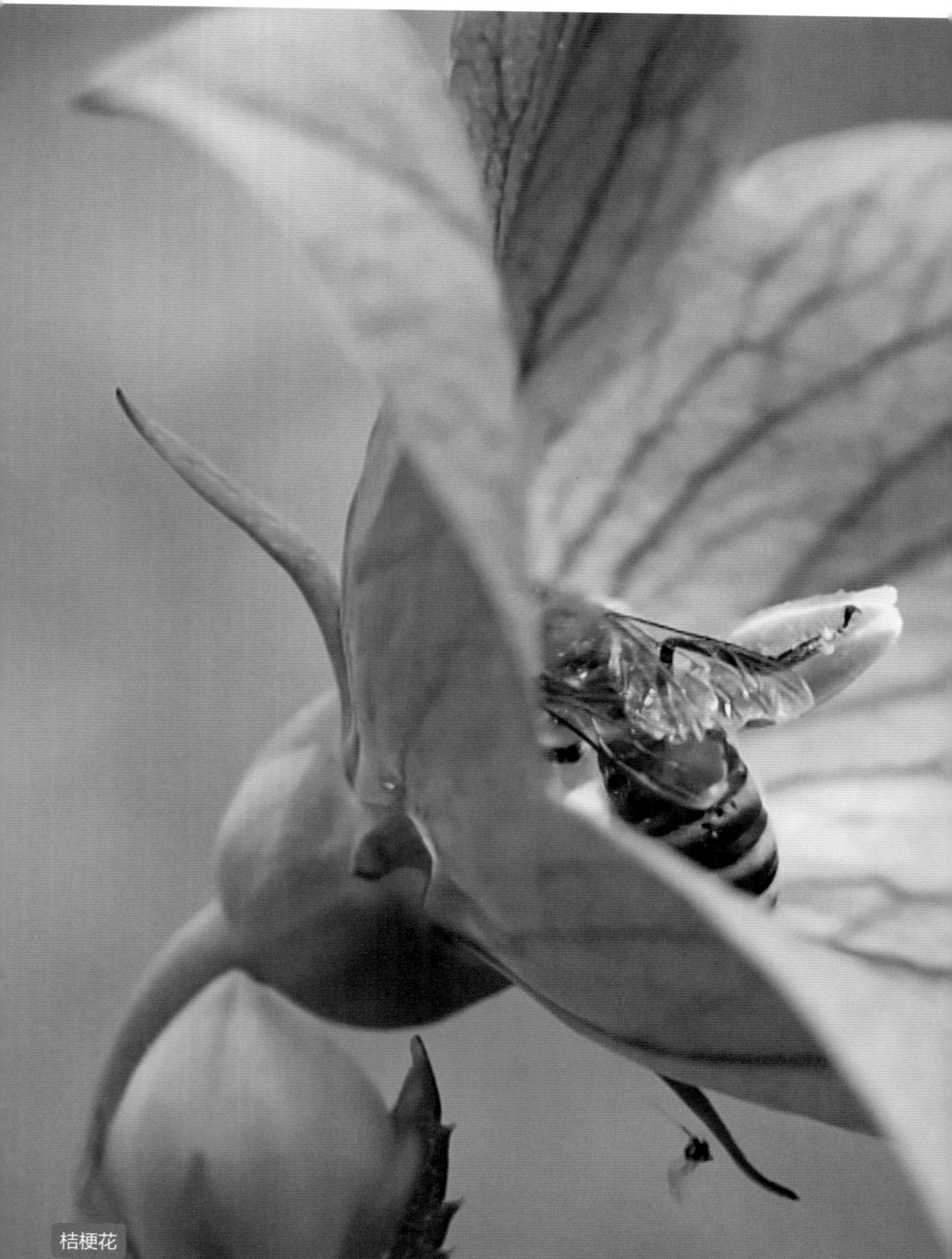

桔梗花

桔梗

味苦、性平。《本草纲目》记载：『此草之根结实而梗直，故名桔梗。』

功效：宣肺，利咽，祛痰，排脓。

桔梗汤

出自东汉医家张仲景《金匮要略》：『咳而胸满，振寒脉数，咽干不渴，时出浊唾腥臭，久久吐脓如米粥者，为肺痈，桔梗汤主之。』桔梗开提肺气，排痈祛脓；甘草清热解毒。

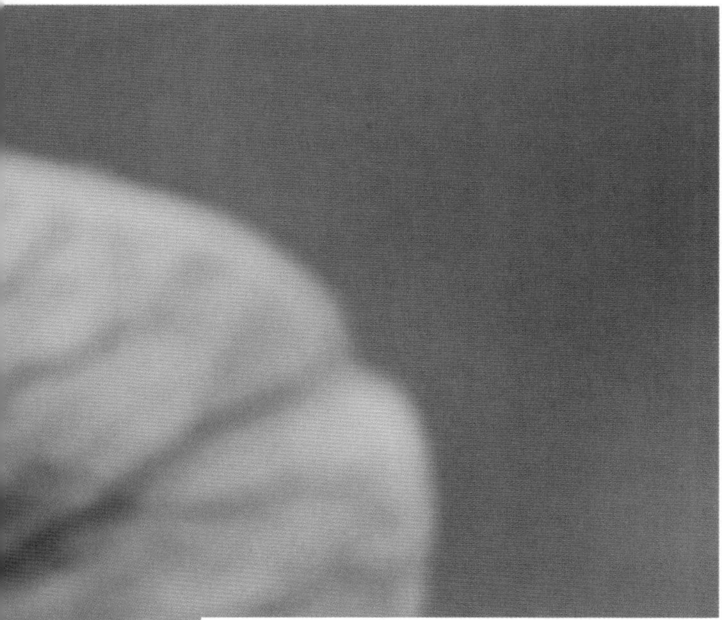

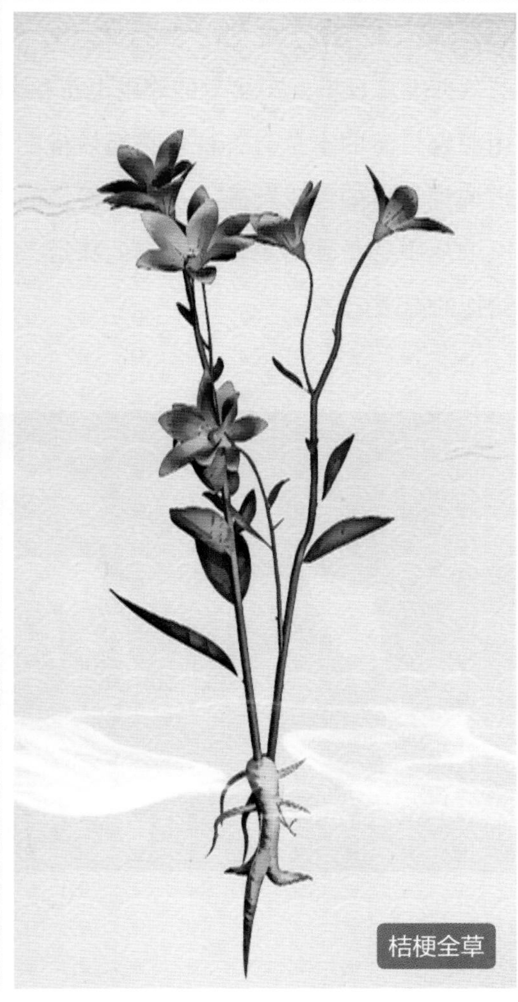

桔梗全草

桔梗

现代药理分析表明，桔梗的主要有效成分为桔梗皂苷，它是抗炎的关键活性成分，具有镇咳祛痰及镇痛的作用。

桔梗泡菜

桔梗具有很多药用价值，从很久以前开始人们就认为桔梗的功效跟红参差不多。

新鲜的桔梗放入粗盐反复揉搓，在去除水分的同时也消减了原本的苦涩，再倒入辣椒，加入蒜泥、白糖、精盐搅拌均匀。

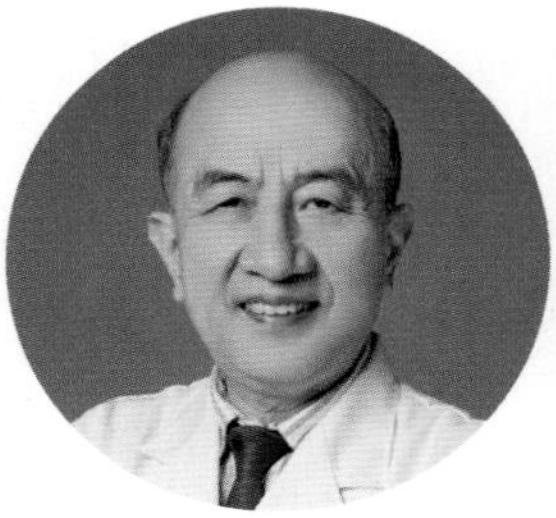

郑日新

国家名老中医

72岁，从医40余年。传承家族医道，以擅治喉科疾病闻名。

宣肺利咽桔梗说

炎炎夏日里，20多岁的谭电电正在和父亲一起，用源自自然的本草与各种食物巧妙搭配，熬制出一道调理身体的养生药膳。在文火慢慢的呼吸中，谭电电从中感受到的不仅是家乡的味道，还有本草带给他的温暖记忆。

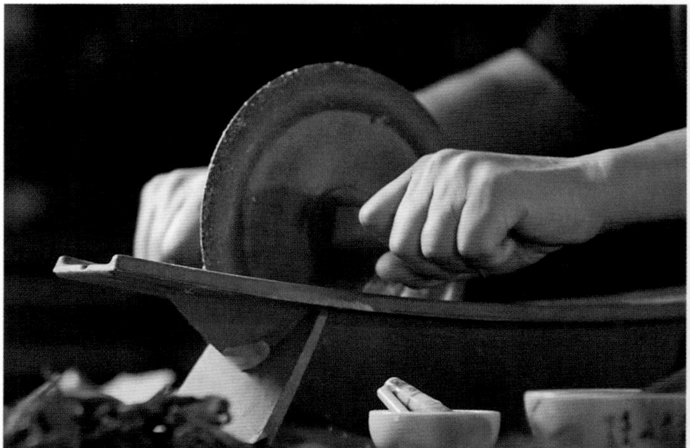

桔梗切制

谭电电：小的时候，母亲把我推荐给京剧团的一个老师。合肥最出名的京剧角色就是包公包青天，所以我觉得唱戏就演包公。

当年少的电电还沉浸于京剧艺术的美妙时，一场突如其来的疾病却让他陷于两难的境地。

谭电电：那时候我突发扁桃体炎，非常严重，去看病的时候主任医生说只能手术切除了。但是我的老师坚决反对，因为我们学京剧的人对嗓子的保护要求非常高，一旦做了手术就没有办法再唱了。

针对谭电电的病情，郑日新采用了中医传统经方——桔梗汤作为主方。

桔梗汤，同样出自东汉医家张仲景《金匮要略》："咳而胸满，振寒脉数，咽干不渴，时出浊唾腥臭，久久吐脓如米粥者，为肺痈，桔梗汤主之。"桔梗开提肺气，排痈祛脓；甘草清热解毒；此外，在传统经方基础之上，郑日新加入紫荆皮消肿、解毒，赤芍、玄参清热凉血，五味药材合力作用，药到病除。

谭电电：小的时候喜欢把所有的中药包打开，看里面到底有什么，就看到其中有一个药材片很稀奇，小小的一个很不起眼，但感觉还挺剔透的，于是就问医生这是什么东西，医生说这就叫桔梗。

那些原本闻所未闻的本草，却具有近乎神奇的魔力，所有这一切都在年幼的谭电电心中留下了深刻印象。

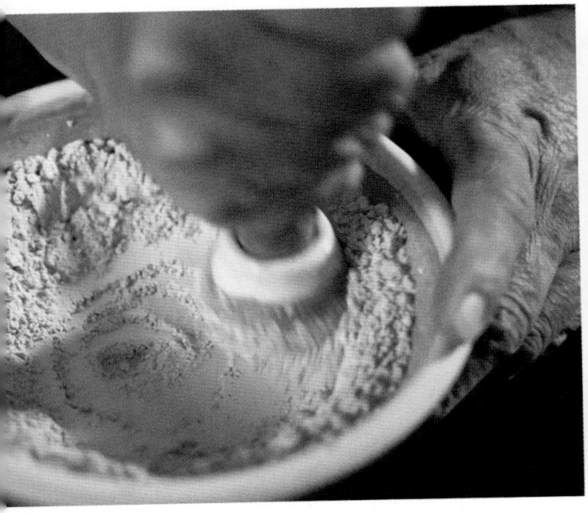

桔梗研磨

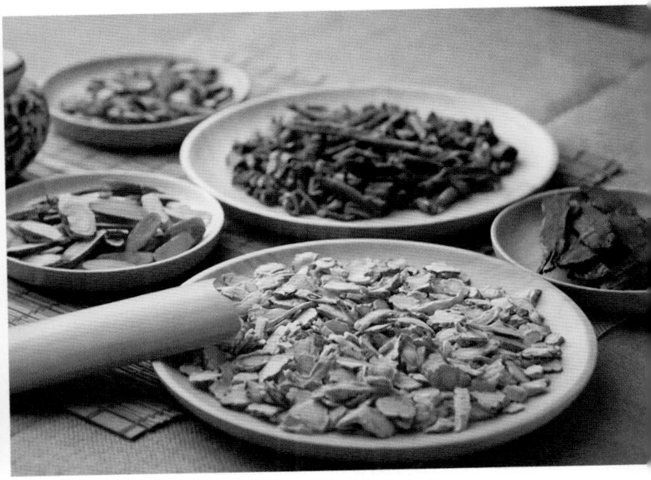

桔梗汤组成

制作桔梗泡菜

7月的清晨，吉林省延边光东村，紫色的桔梗花竞相开放，此时正是采挖桔梗食用的好时节。晶莹雪白的根茎不仅是治病的良药，更是朝鲜族家庭餐桌上必不可少的一道美食。

24岁的李娜第一次和奶奶学做桔梗泡菜，这是每个朝鲜族女孩成长中必须掌握的生活技艺，此外还有那首世世代代传唱的民歌《桔梗谣》。

新鲜的桔梗放入粗盐反复揉搓，在去除水分的同时也消减了原本的苦涩，再倒入辣椒、加入蒜泥、白糖、精盐搅拌均匀。延边的冬季漫长而寒冷，新鲜的菜品乏善可陈，有了酸爽甜脆的桔梗陪伴，寡淡的日子也会变得温暖而有滋有味。

李娜：桔梗具有很多药用价值，从很久以前开始人们就认为桔梗的功效跟红参差不多。以前我学过桔梗舞，跳舞的时候心里总是想着桔梗花盛开的模样。

现代药理分析表明，桔梗的主要有效成分为桔梗皂苷，它是抗炎的关键活性成分，具有镇咳祛痰及镇痛的作用。

成年后的电电，工作之余最大的乐趣就是和票友们唱上几句，本草带给他的温暖和神奇，也像对京剧的爱好一样，根植于心，难以忘怀。

这是一南一北，在中国大地每时每刻都在发生的本草的故事，一曲桔梗谣，一段铡美案，却在同一味药材身上跨越时空地链接在了一起。

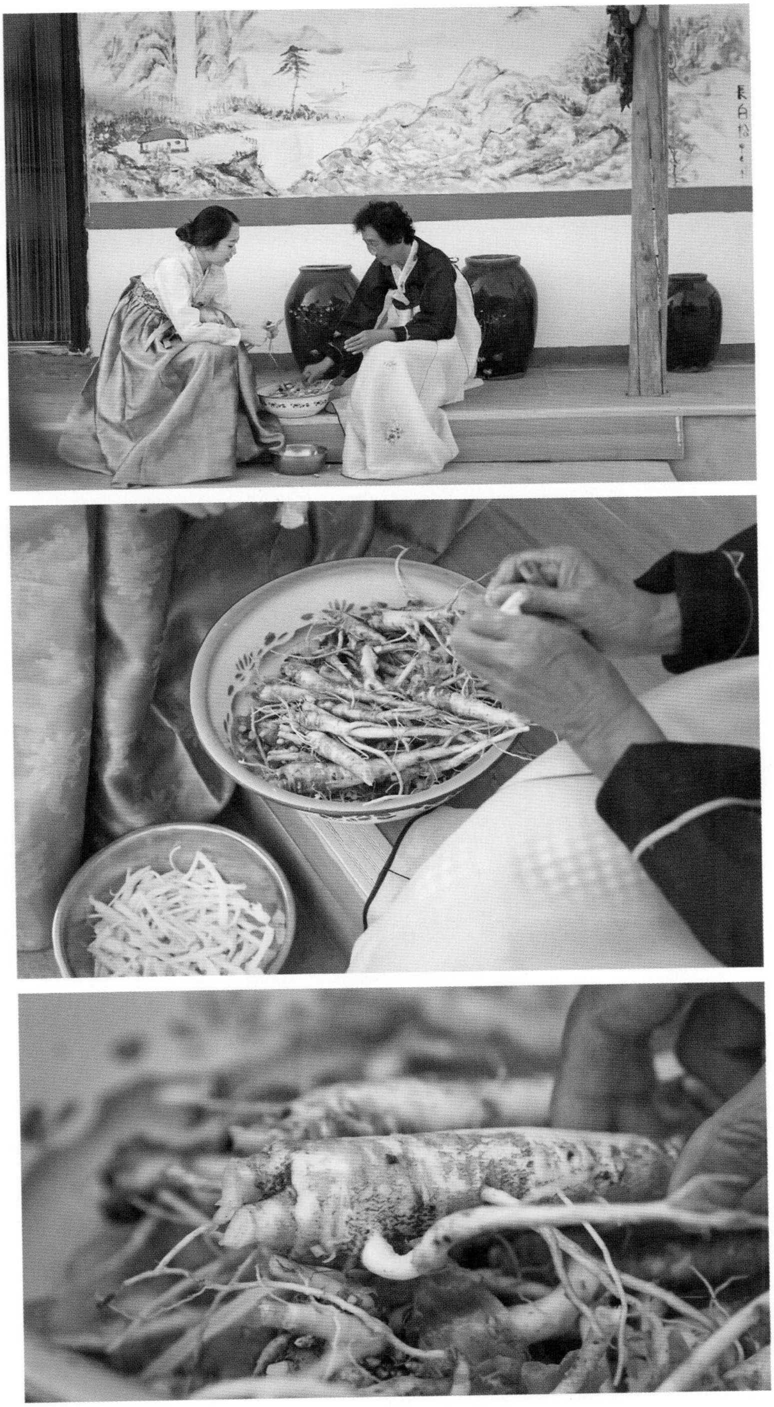

制作桔梗泡菜

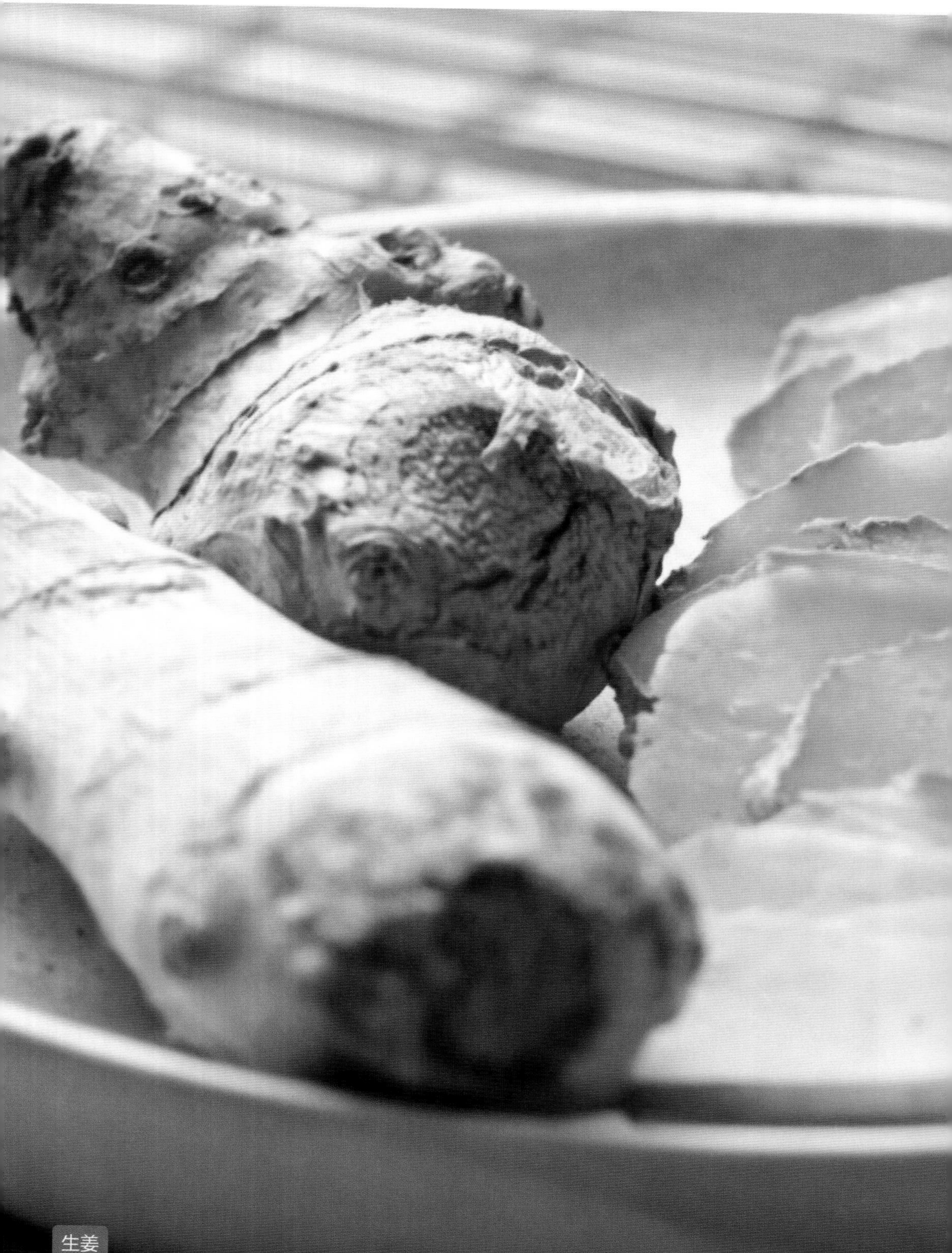
生姜

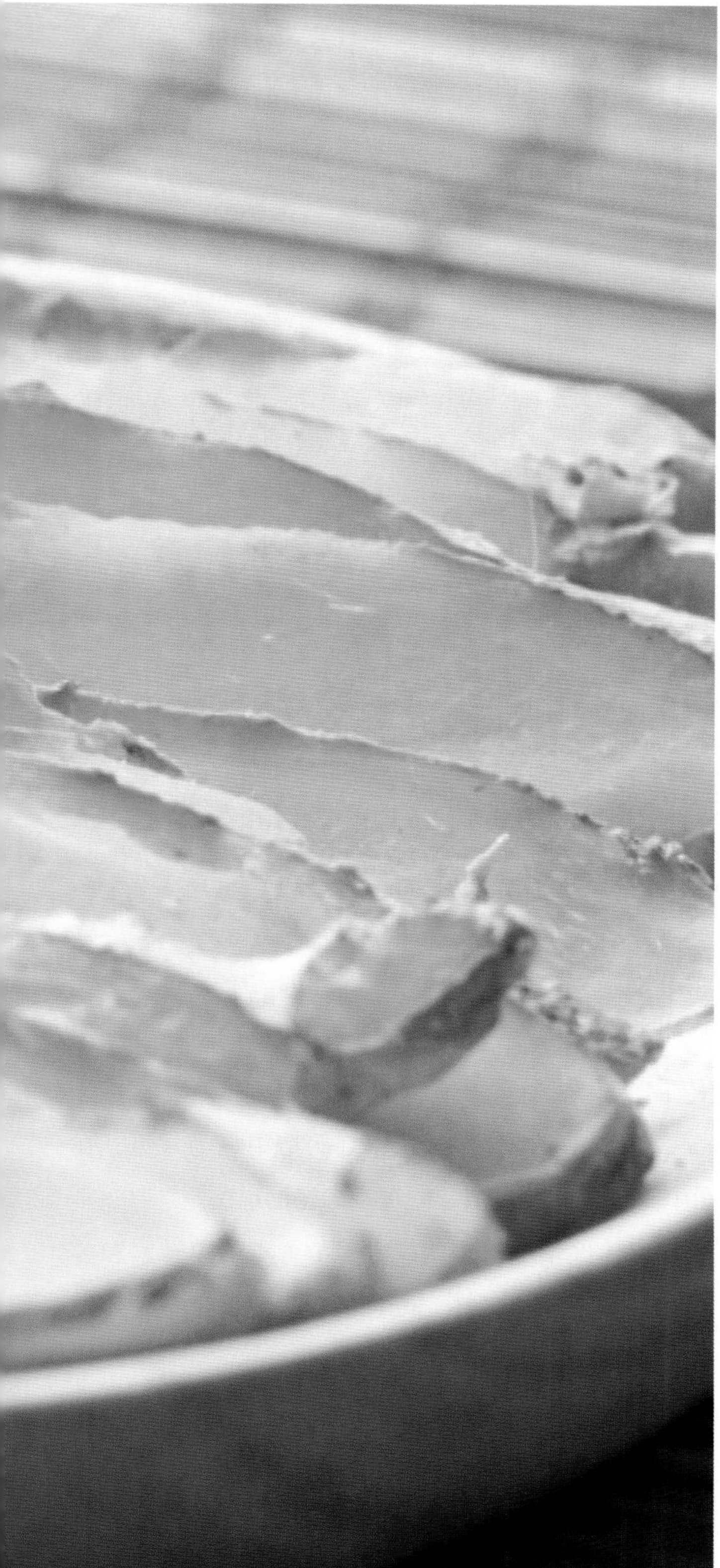

生姜

姜为御湿之菜。归五脏，除风邪寒热、伤寒头痛鼻塞、咳逆气喘，止呕吐，去痰下气。

药食两用话生姜

无论针还是灸，都是通过刺激穴位疏通经络，使受到阻滞的气血恢复正常流通。

在中国，自古以来就有早吃姜赛参汤的说法。现代医学分析表明，生姜中含有的姜辣素和姜油可以促进血液循环，改善消化功能，延缓人体细胞衰老。

生姜

辛，微温。化痰止咳，解表散寒，温中止呕。

醋泡姜

在多雨潮湿的山林，茯苓祛湿健脾，是再适宜不过的上好食材。

醋也是味药，用醋泡姜，促进胃液分泌，提高消化能力，活血止痛，温中散寒。

路志正

（1920—2023年）

国医大师

临床行医80余年。他所倡导的五谷养生的食疗理念深惠于民。

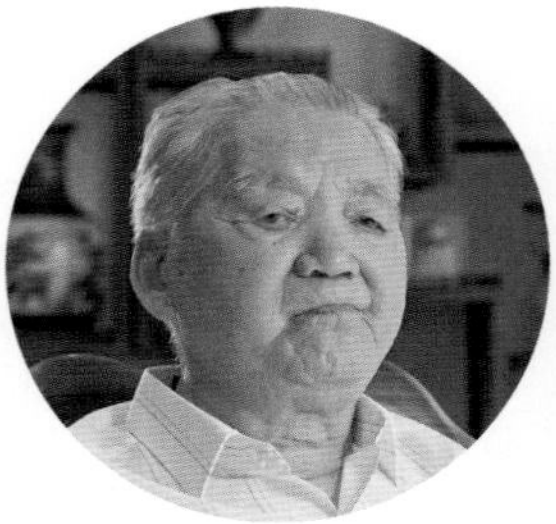

国医大师路志正：醋泡姜

中国中医科学院广安门医院，101岁的路志正依然保持着每周一次出诊的习惯。

在路志正看来，养生之道，贵在后天。把切成薄片的嫩姜，放在醋中腌制半个月左右，每天早餐吃上几片醋泡姜，是路志正依据自己的体质特点保持了四十年的饮食习惯。

生姜，味辛性温，在家庭厨房中最为常见，在中国，自古以来就有早吃姜赛参汤的说法。

现代医学分析表明，生姜中含有的姜辣素和姜油可以促进血液循环，改善消化功能，延缓人体细胞衰老。

路志正：生姜不是主食，但早上吃几片醋泡生姜可以促进胃液分泌，提高消化能力，活血止痛，温中散寒。

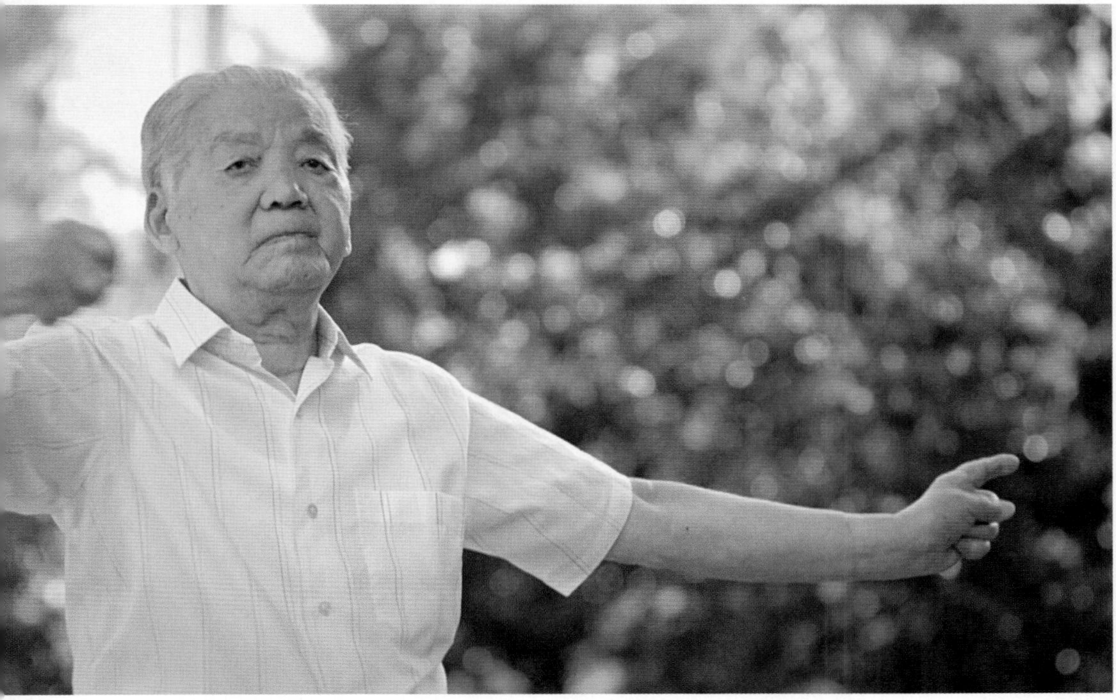

路志正练习八段锦

药食同用，是路志正最看重的养生理念。74岁的长子路喜善担负着照顾父亲的主要责任，简单却营养丰富的早餐，是这个家庭一脉相承的传统，朝夕相守的父子俩已经达成了对生命健康的共识。

国医大师路志正谈生姜养生之道

美食与良药，
在神奇的本草中合二为一，
一株普普通通的植物，
在医者手中创造着一个个奇迹。

时光流转，
传承千年的本草还将继续它们的旅途，
携手走过的每一个人，
都参与造就着来自本草的不朽传奇。

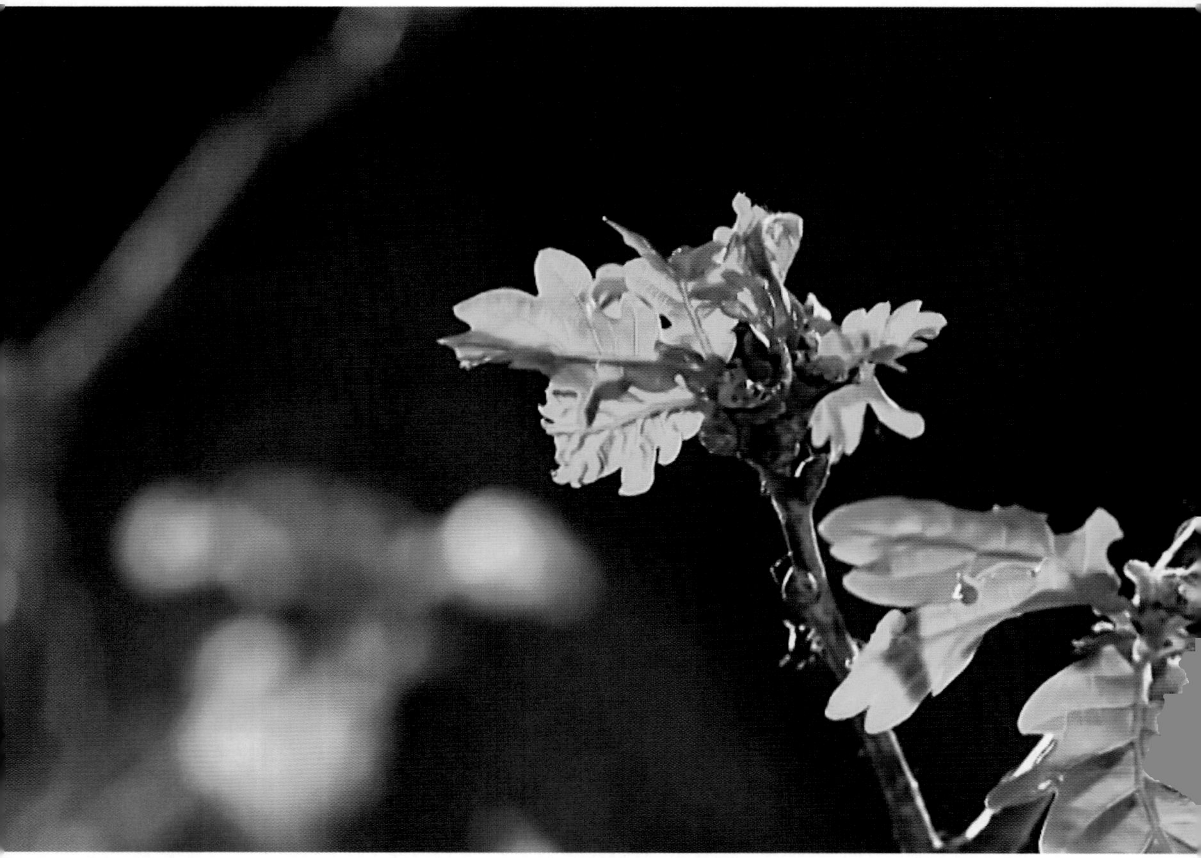

第二集 共生

一花一世界，一叶一乾坤。
一株同根共生的植物，合则同气连枝，分则性味各异，宛若流落天涯的兄弟姐妹，再见面时，或许已改姓更名，彼此诉说、倾听各自的生命旅程。

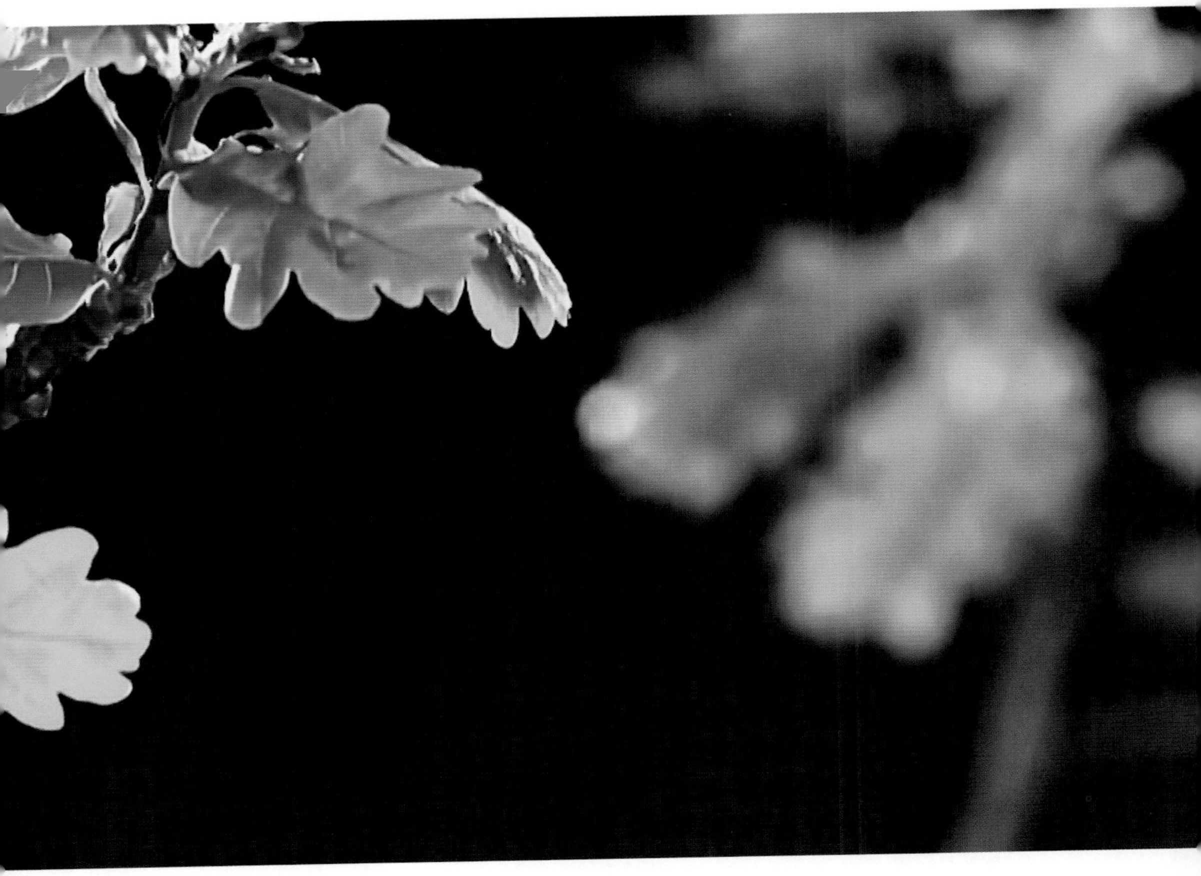

莲子［莲子心、莲叶、莲藕］

《本草纲目》中记载，莲之味甘，气温而性涩，禀清芳之气，得稼穑之味，乃脾之果也。

麻黄［麻黄根］

味苦而辛，性温。现代药理研究表明，麻黄中含有多种生物碱。

瓜蒌［天花粉］

甘，微苦，寒。瓜蒌入药是整个果实都入，瓜蒌本身可以清肺，主要入胸中清肺化痰。

桑白皮［桑枝、桑葚、霜桑叶］

采自桑树根部的外皮，《本草纲目》记载，长于利小水及实则泻其子也。

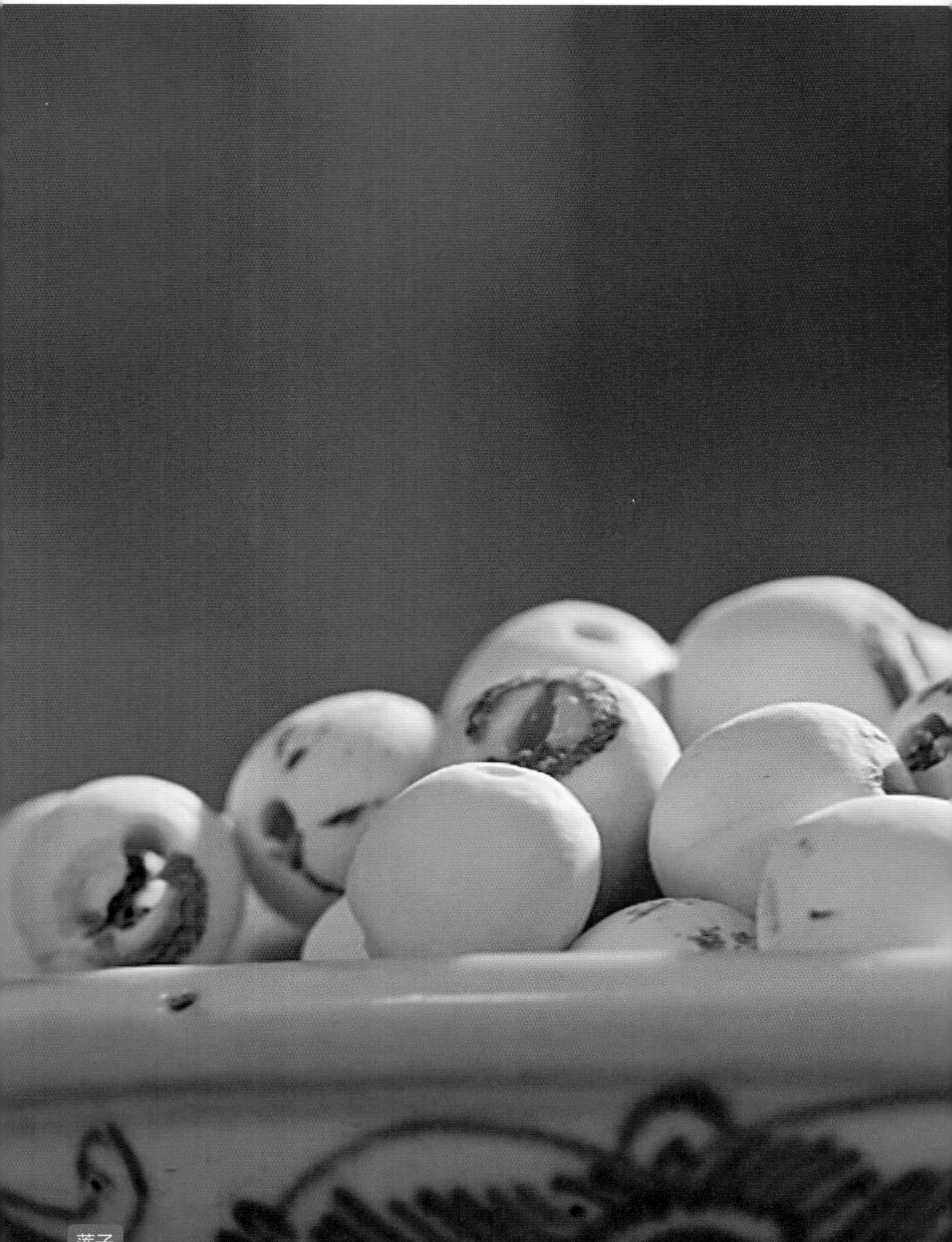

莲子

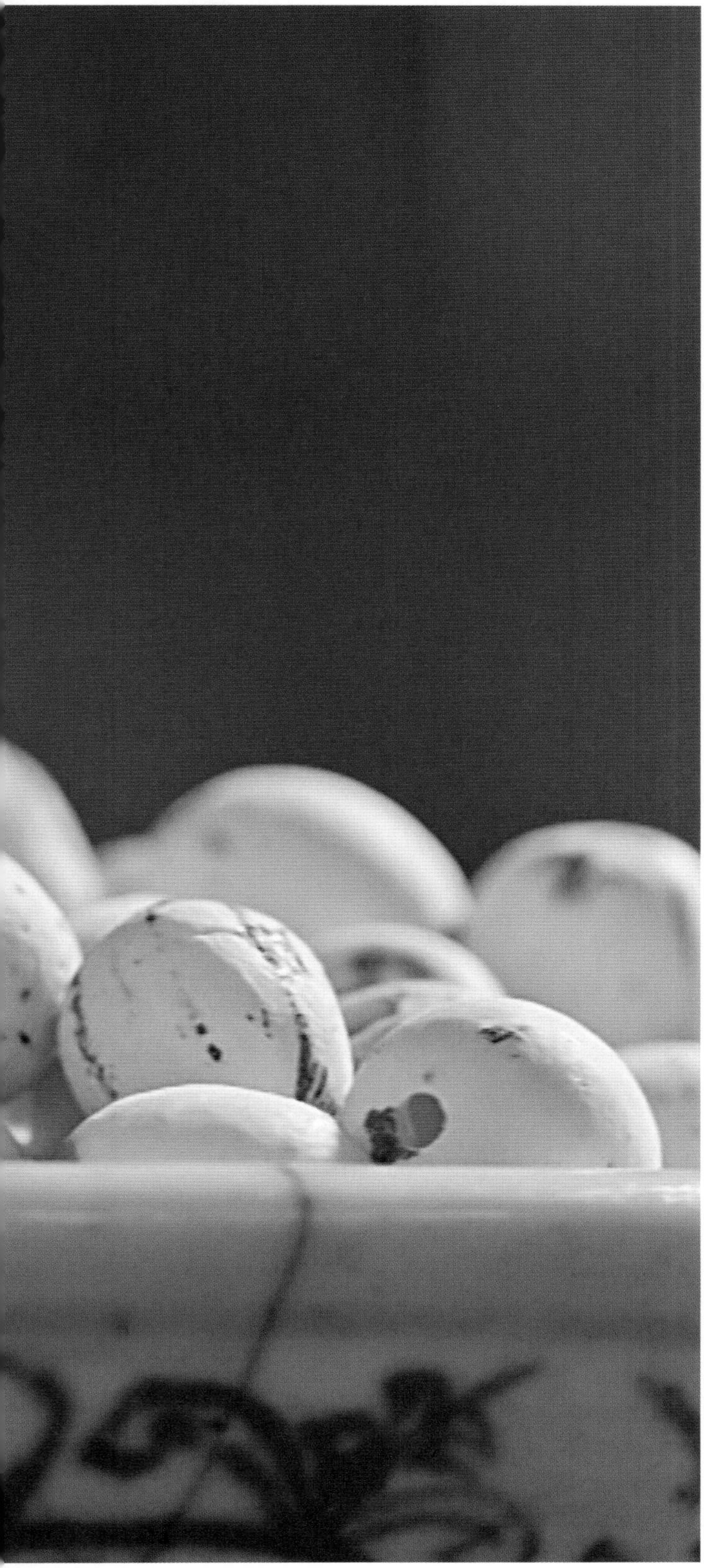

莲子

《本草纲目》中记载，莲之味甘，气温而性涩，禀清芳之气，得稼穑之味，乃脾之果也。

功效：补脾止泻，止带，益肾涩精，养心安神。

参苓白术散

莲子肉　薏苡仁　砂仁　桔梗各一斤　白扁豆一斤半　白茯苓

人参　甘草　白术　山药各二斤

——《太平惠民和剂局方》

莲子

莲子是『连子』的谐音，饱满的莲蓬包含了多个莲子，古人寓意为『多子多孙、子孙满堂』。在中医眼中，莲子是调节妇女生理的一味良药。

莲蓬

莲蓬是埋藏荷花雌蕊的倒圆锥状海绵质花托，表面具有诸多散生蜂窝状孔洞，每一孔洞内生有一枚小小的果实，即为莲子。

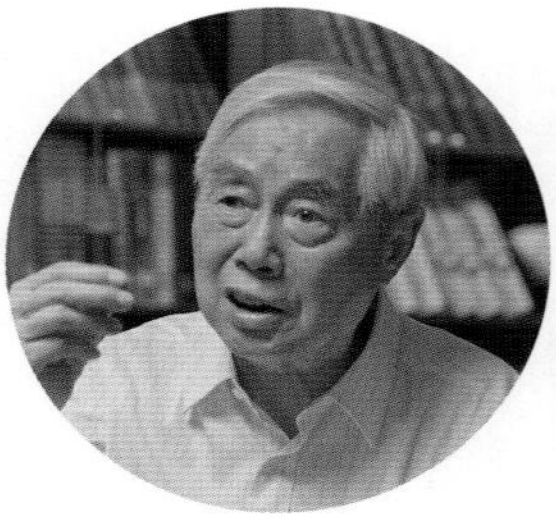

93岁，临床行医60余年，尤为擅长治疗不孕症等妇科疾病，民间称之为『送子观音』。

国医大师

夏桂成

一莲出九药

一花一世界，一叶一乾坤。

一株同根共生的植物，合则同气连枝，分则性味各异，宛若流落天涯的兄弟姐妹，再见面时，或许已改姓更名，彼此诉说、倾听各自的生命旅程。

三伏，一年中气温最高、阳气最盛的日子。阴气受阳气所迫藏伏在地下。

江西抚州广昌县赤水镇有一个古老的风俗，每年农历六月二十四日，当地村民们会自发举行莲神太子庙会，在这里，一味药材被誉为神一样的存在。

大清早，莲农赖克明就和兄弟们开始忙碌，他们要趁着相对微凉的天气，把田里刚刚成熟的莲蓬以最快的速度采摘下来。

莲蓬，是埋藏荷花雌蕊的倒圆锥状海绵质花托，表面具有诸多散生蜂窝状孔洞，每一孔洞内生有一枚小小的果实，即为莲子。

每年的这个季节，赖克明的家中，老老少少，全都围绕着莲子忙得不亦乐乎。

顺着蜂窝状的小莲蓬一侧撕开，将露出头的莲子一个个掰下来，通过碾皮机将莲子最外面的莲壳切断，然后褪去莲衣，剔出莲芯。一颗颗模样可爱的莲子就这样“脱颖而出”了。

莲子是“连子”的谐音，饱满的莲蓬包含了多个莲子，古人寓意为“多子多孙、子孙满堂”。在中医眼中，莲子是妇女调节生理的一味良药。根据现代药理研究，莲子中含有丰富的生物碱和棉子糖，是老少皆宜的滋补佳品。

今年53岁的祁振萍，有个聪明可爱的女儿方乔伊，女儿在学校里是祁振萍引以为傲的学霸。但是15年前孕育这个小生命的艰难经历，至今让她记忆犹新。

祁振萍：我当时怀孕一个多月，两个月不到，就发现胚胎不发育了。不长就说明孩子出现问题了，就有医生跟我说你的孩子可能长不起来了。

一月胚、二月胎，三月血脉生，四月形体成。中国古代药王孙思邈《千金翼方》中这样描述新生命在母体中的成长。

女性怀孕前两个月，正是受精卵从胚转胎的关键时期，面对医院的检查结果，当时已经38岁的高龄孕妇祁振萍几乎陷入了绝望的境地。

夏桂成：她（祁振萍）怀孕三个多月了，但是体内的胎儿可能只有50多天的样子，这个差距蛮大的，因此有两个医院已经建议她不要保胎了。

夏桂成：女性如果要怀孕，必须要保证卵子的发育正常，发育健康，然后才有受孕的希望。因为她（祁振萍）的肠胃不太好，导致她子宫内的胎儿发育迟缓。

中医认为，脾胃是后天之本，气血生化之源。人出生后所有的生命活动，都有赖于后天的脾胃摄入营养物质提供能量，充盈的气血是健康母体的前提条件。

针对祁振萍的病情，夏桂成采用了宋代医书《太平惠民和剂局方》中的参苓白术散。

人参、白术、茯苓、甘草补气健脾，山药、扁豆、莲子肉补脾渗湿；砂仁醒脾，桔梗升清，宣肺利气，用以载药上行。诸药合用，

脾胃是后天之本

共成健脾益气、和胃渗湿之功。

通过夏桂成的调理，祁振萍体内的胎儿发育终于恢复正常，她终于迎来了一个健康可爱的女儿。

夏桂成：我们调脾胃的药基本上都是有升有降的，而独有这个莲子肉，带有收敛性。莲子肉对保胎非常有效。我给她（祁振萍）用这一味药的剂量也比较多了一点，因为莲子肉不但调脾胃，而且也能养心益肾。

祁振萍：孩子生出来是6斤2两，医生跟我讲孩子发育得非常好，评分为满分10分，没有任何智力问题。

在夏桂成的行医生涯中，类似这样的例子不胜枚举，成百上千张百子图照片，就是被治愈后的母亲们寄来的。

人们感恩妙手医治顽疾的医生，当然这其中不可或缺神奇本草的独特功效。

莲的全株各个部位均可入药，位于莲子中央的青绿色胚芽，叫作莲子心。用干莲蓬作燃料，将新鲜的莲子心用小火煨干，捻几粒泡茶，气味幽香，入口时虽有些苦涩，却是一剂良药，可以清心火、安心神。

莲叶外观优雅，内含有多种有效的化脂生物碱，能有效分解体内的脂肪，并强劲排出体外，常被奉为瘦身良药。莲藕口感甜而脆，经常食用具有养胃健脾、养血益气的作用。

莲的根根叶叶，花须果实，无不为宝，而且它们都是烹饪的优质食材，成为江南百姓餐桌上的美味佳肴。

耄耋之年的夏桂成，如今依然坚持一周四次坐诊。无论行医还是处世，夏桂成一直坚守着自己的准则。

夏桂成：我不在乎名利，从不急功好利，争名夺利。这些对我们来讲没有意思，作为一个医生，把病看好，这是我的至高无上的箴言。

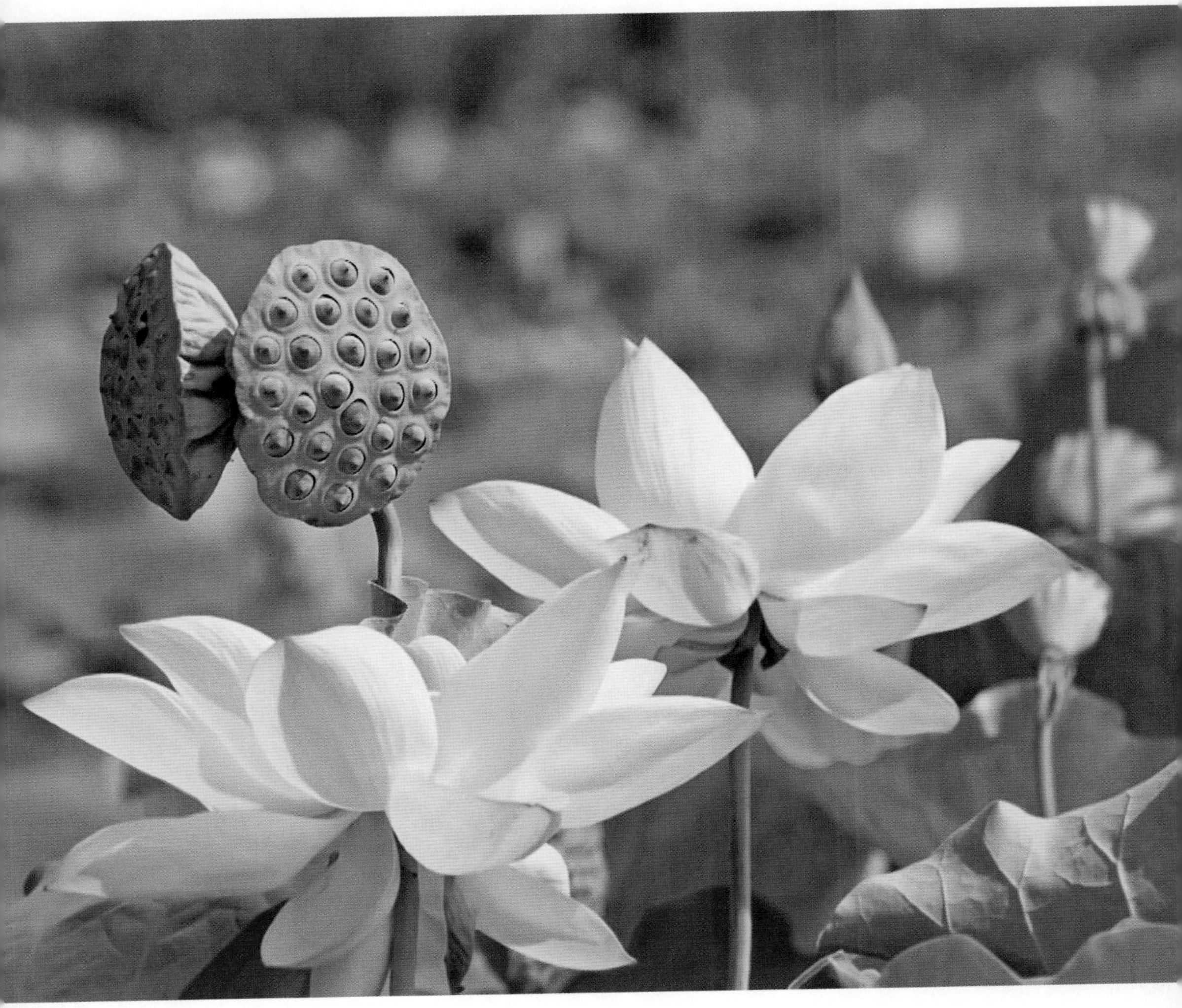

莲花与莲蓬

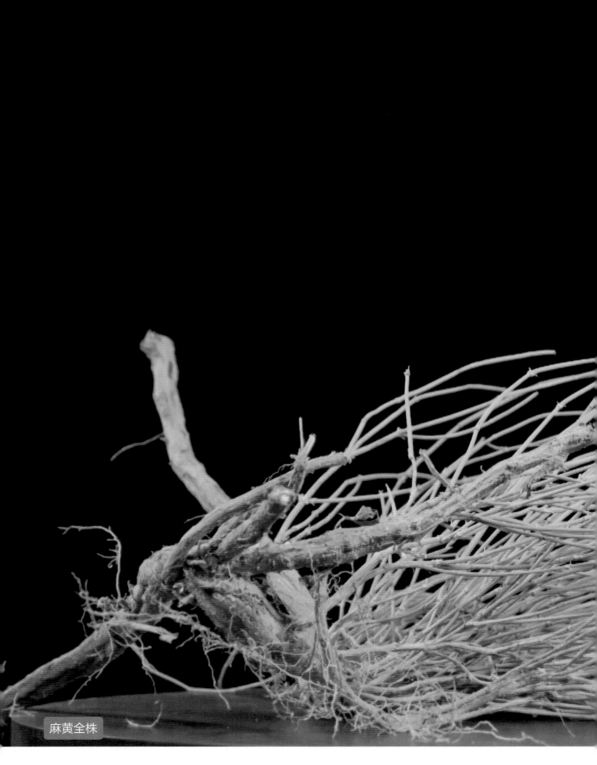

麻黄全株

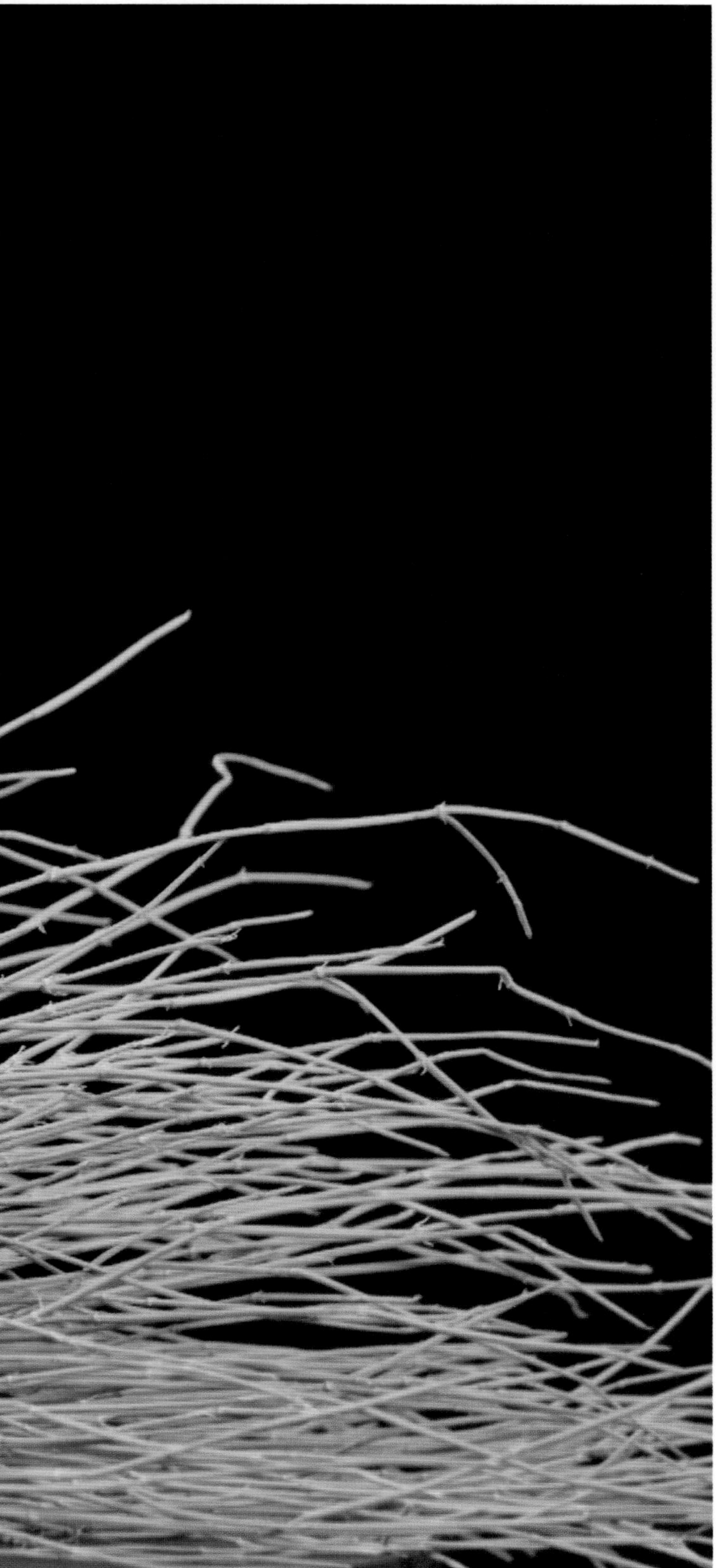

麻黄

麻黄，味苦而辛，性温。现代药理研究表明，麻黄中含有多种生物碱。

功效：主发汗散寒，宣肺平喘，利水消肿。作为一种传统中药材，麻黄在中国已经有四千多年的应用历史。

麻黄根

性甘涩，味平，归心肺经。

功效：固表止汗。用于自汗，盗汗。

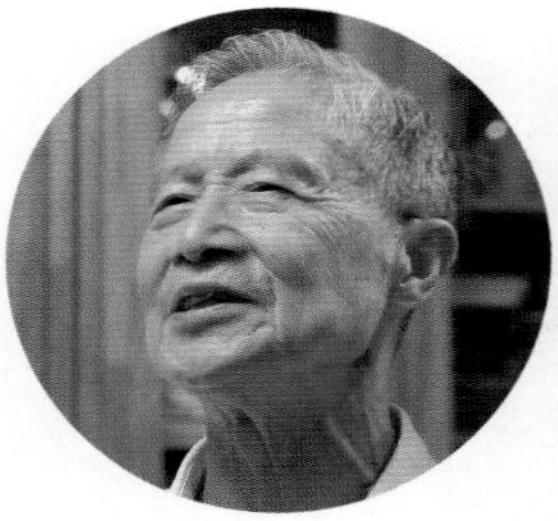

86岁，临床行医50余年，善用张仲景传统经方医治各种现代疑难病症。

首都国医名师

冯世纶

经方妙用——大青龙汤

从温暖湿润的江南来到干旱少雨的库布齐沙漠，严酷的自然环境让一切生物的生存异常艰难。但有一株奇特的植株，却在沙粒中扎根蔓延，它就是麻黄，本草王国里的独特存在。

白露过后，内蒙古高原的气候开始转入冬季，此时也是麻黄药性最为充沛的时候。

为了将麻黄地面以上部分完整收割，镰刀需要贴近地面配合抓草的力度完成准确无误的采割。

每天干完农活，菅永英都会有一个习惯，将田里采来的最新鲜的麻黄茎叶切成段，捻几粒花椒、加上一把葱须，用开水熬制成汤，这是菅永英从村里老人那里听来的一个偏方。

菅永英：我当初也不懂，不知道蹚露水地以后能落下关节病，每一个关节都肿得老大。大夫看了以后，给我打了很多的针，也不起作用。

大青龙汤

出自东汉张仲景《伤寒杂病论》，主外感兼有里证，发汗定喘，解热除烦。

麻黄六两　桂枝二两　甘草二两　杏仁四十枚　生姜三两　大枣十二枚　石膏如鸡子黄大

右七味，以水九升，先煮麻黄减二升，去上沫，纳诸药，煮取三升，去滓，温服一升。

将双手泡进熬制好的麻黄水中，反复搓洗，手上的疼痛麻木都得到了很好的缓解。现代药理研究表明，麻黄中含有多种生物碱，具有很好的解热、抗病毒及兴奋中枢神经系统等作用。

作为一种传统中药材，麻黄在中国已经有四千多年的应用历史。

张仲景，河南南阳人，东汉著名医学家，他的代表著作《伤寒杂病论》是历代中医必修的经典。所谓伤寒，是中医对一切外感病的总称，也就是自然界的风寒暑湿燥火侵袭人体所带来的疾病。

冯世纶：麻黄是《伤寒杂病论》中用的比较多的一个解表药。古代人们在生活当中，难免受凉得病。得病的时候，有时候病在表，可能用生姜、大葱、麻黄这一类药吃一吃就发汗了，这病就好了。通过发汗来治疗表证，这是在实践当中得出的一个经验。

冯世纶：**用药如用兵，医生是指挥官，你对手下的兵都要了解，也就是对药都要了解，对方证都要了解。**

冯世伦曾经遇到过这样一个病人：鼻塞呼吸障碍长达10年之久，每天只能靠药物喷鼻稍微缓解。

冯世纶：病人有鼻塞、流涕、身痛这些个症状，还有咳嗽、吐痰，有烦躁、口渴、发热、无汗等等。有什么证用什么药，这样方证对应才能治愈疾病。

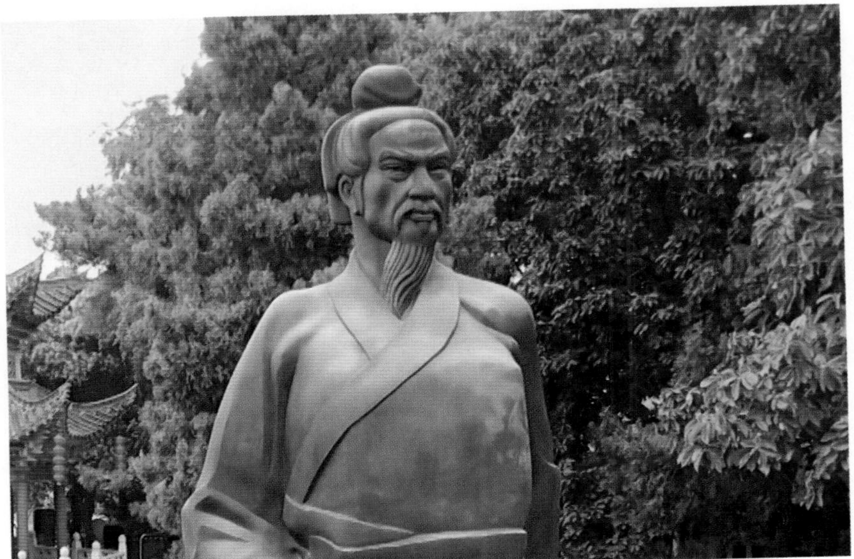

南阳医圣祠医圣张仲景雕像

根据患者病情，冯世纶开出一剂大青龙汤。

大青龙汤，正是出自东汉张仲景《伤寒杂病论》，主外感兼有里证，发汗定喘，解热除烦。

麻黄、桂枝、杏仁辛温发汗解表；甘草、大枣、生姜甘温健胃生津液；生石膏辛凉清里热而除烦。在传统经方基础之上，冯世纶据证加入桔梗、生薏仁、败酱草、苍术、姜半夏，诸药配伍，寒热并用，表里同治，四诊而愈。

冯世纶：病人有表证我给他解表，有热我给他清热，有饮我给他化饮，这样才能对证。麻黄在大青龙汤里头，它是起解表作用的。

因为强大的发汗解表作用，大青龙汤被历代医家列为重剂，使用时慎之又慎。作为君药的麻黄，也因为其性温力猛而被视为虎狼之药。

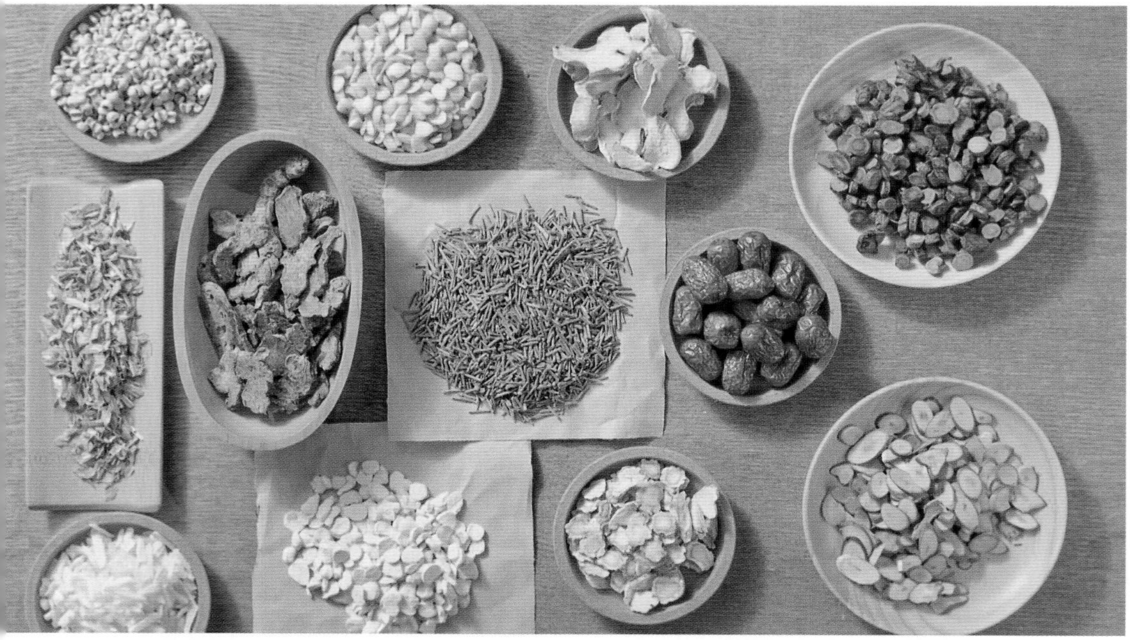

冯世纶妙用大青龙汤（加减）

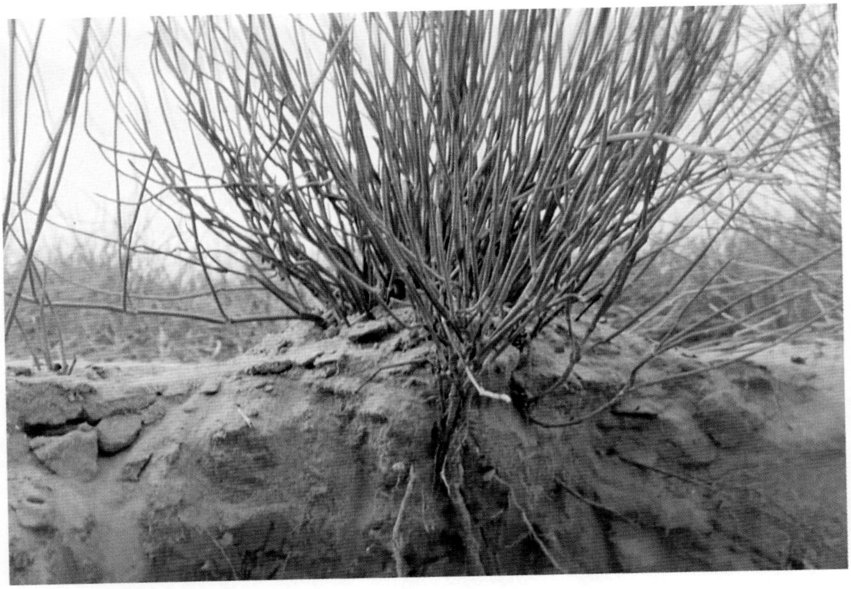

麻黄地上与地下部位

此外，虽是同一植株，麻黄地上地下的部位，药性完全相反。麻黄为辛温解表药，发汗力度大，而麻黄根则为止汗药，一旦错用，功效大相径庭。

冯世纶：中医临证的精髓，就要努力研究经典，在临床应用中体会经典，掌握经典，做到方证对应，得心应手。

可以想象，古代医者为了熟悉每一味药材的特性曾经付出了怎样的代价。500年前的医药学家李时珍发出这样的感叹：麻黄发汗之气，驶不能御，而根节止汗，效如影响，物理之妙，不可测度如此。

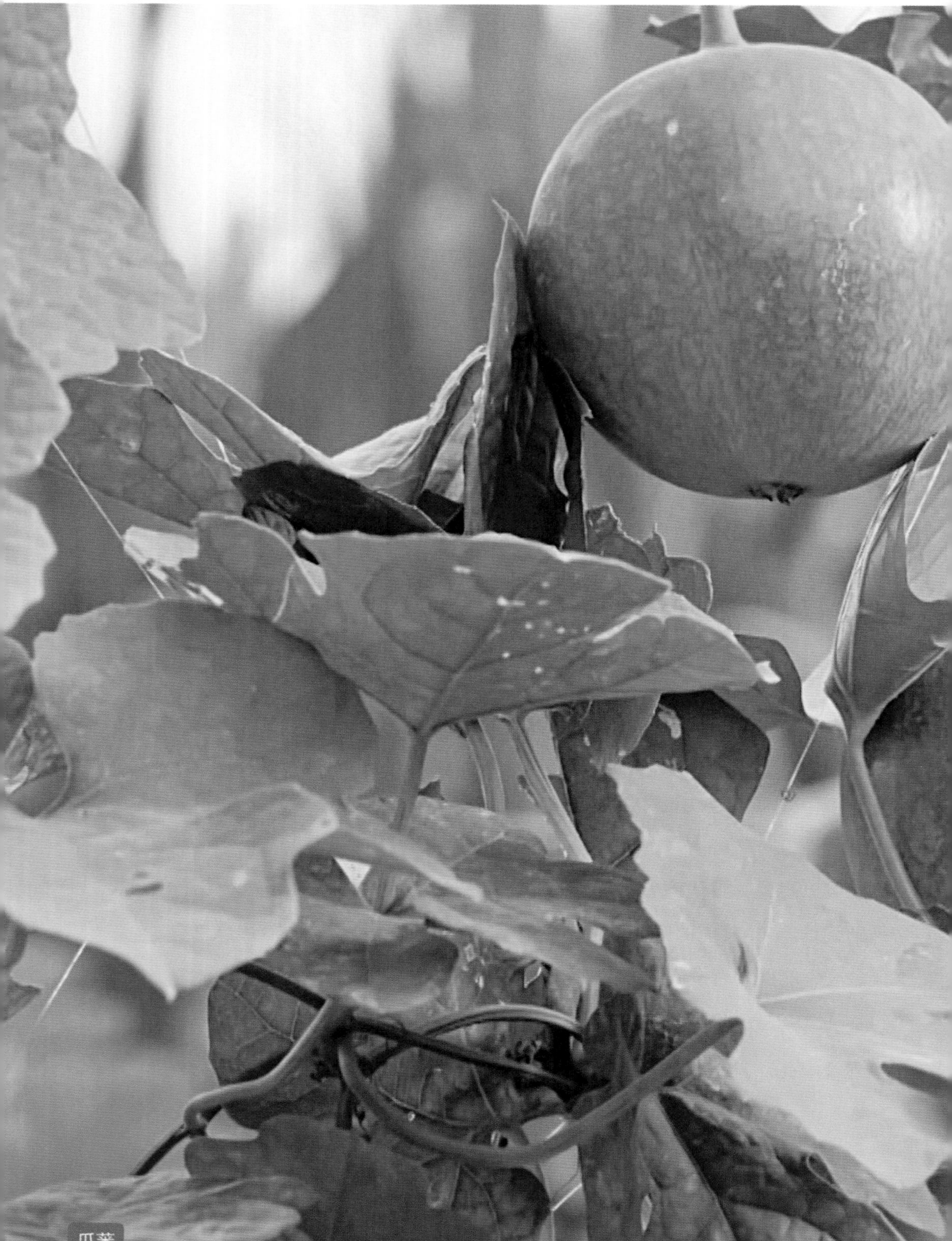

瓜蒌

瓜蒌

甘，微苦，寒。瓜蒌入药是整个果实都入，瓜蒌本身可以清肺，主要入胸中清肺化痰。

功效：清热涤痰，宽胸散结，润燥滑肠。

天花粉

瓜蒌的根部，在中医临床应用当中，又是截然不同的另一味药材——天花粉，含有丰富的天花粉蛋白。

无论针还是灸，都是通过刺激穴位疏通经络，使受到阻滞的气血恢复正常流通。

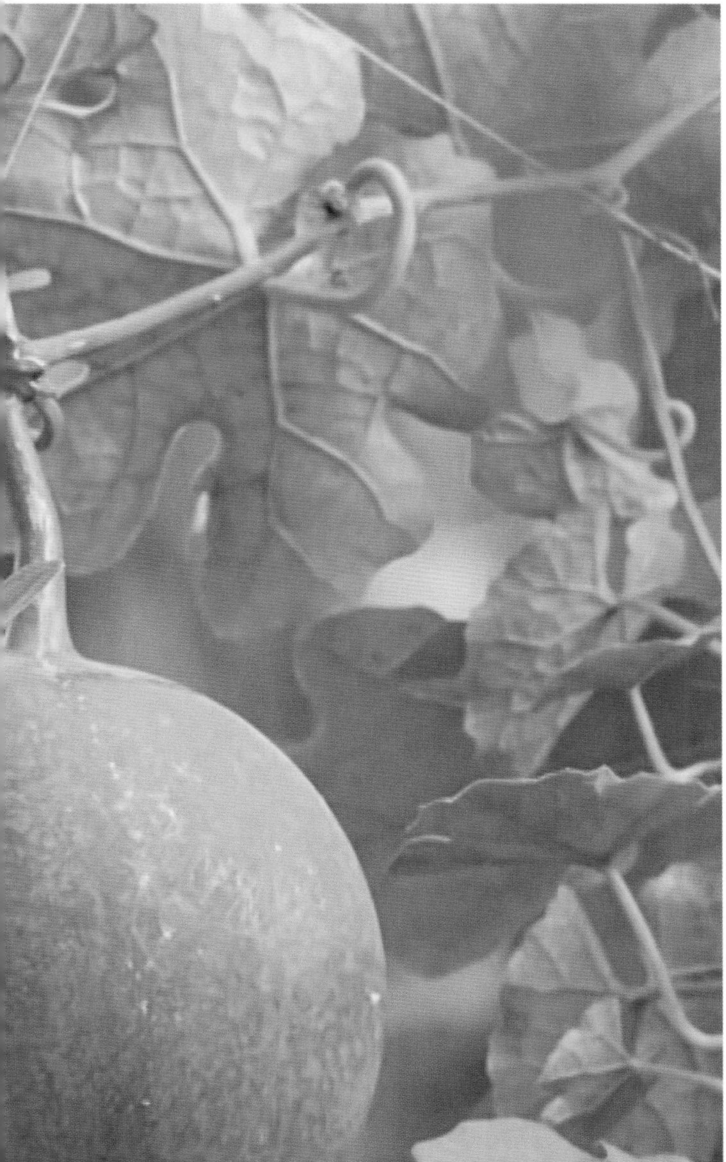

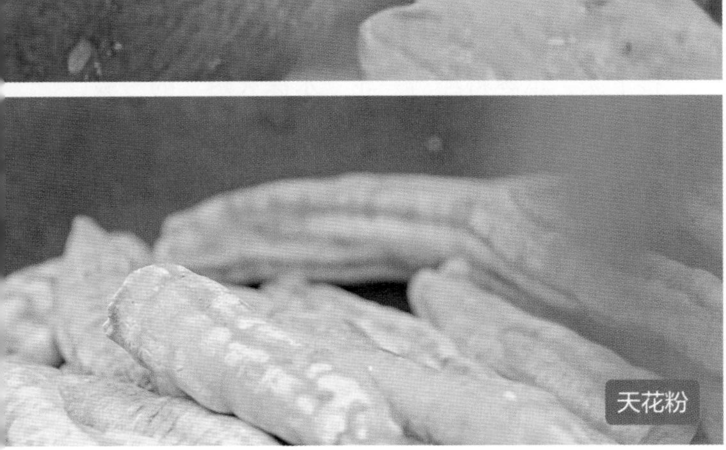

天花粉

瓜蒌

瓜蒌，又名野葫芦、吊瓜，味甘，性寒，《本草纲目》记载：克润肺燥、降火、治咳嗽、涤痰结、止消渴、消痈肿疮毒。

补肺汤

出自《永类钤方》，具有补肺益气，止咳平喘之效。

太子参、黄芪益气补肺；五味子收敛肺气；熟地滋肾填精；紫菀、桑白皮消痰止咳，降气平喘；此外加入麻黄、桔梗，诸药配伍，有宣肺利咽喉，调理五脏之功效。

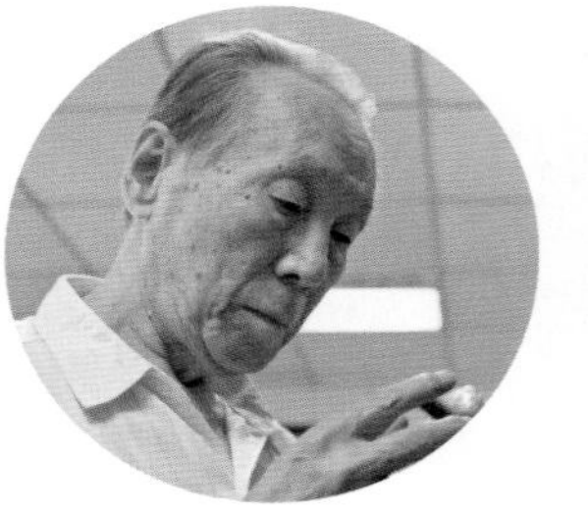

高忠英

全国名老中医药专家

86岁，临床行医60余年，尤擅长治疗呼吸以及消化系统疑难杂症。

清肺化痰止咳良药——瓜蒌

同麻黄相似，另外一种植物的地上与地下部分也是完全不同的两味药材。

金秋十月，郑章镇海市村，44岁的王跃宗一大早就开始忙碌，两年前开始种植的瓜蒌，又到了丰收的时候。

当瓜蒌表面变成淡黄色时，用剪刀连茎剪下。在通风阴凉处阴干，直至果皮渐渐变成橙红色，饱满的瓜瓤中水分减少，糖分凝聚。原本圆溜溜的瓜蒌也变成一个个轻飘的小球，外实内空。

接下来，瓜蒌将经历一轮“水深火热”的考验，才能最终成为一味治病的良药。

在缭绕的热气升腾中，干瘪的瓜蒌皮瓤开始变软，曾被阴干的糖分均匀地布满瓜蒌内部各个角落，此时瓜蒌的药性被激发到最佳状态。

用石锤将球状的瓜蒌压成1厘米左右的薄饼，切成均匀美观的瓜蒌丝，最终形成在药房中见到的中药饮片，皮、瓤、仁三者浑然一体。

高忠英：瓜蒌入药是整个果实都入，瓜蒌本身可以清肺，主要入胸中清肺化痰。

现代药理研究表明，瓜蒌皮中提取的总氨基酸有良好的祛痰作用，其中的天门冬氨酸能促进细胞免疫，有利于减轻炎症程度，减少分泌物。

而瓜蒌的根部，在中医临床应用当中，又是截然不同的另一味药材——天花粉，含有丰富的天花粉蛋白。

高忠英：胃里有热、胃里有燥，口渴得厉害，用天花粉可以生津止渴。

闲暇之余的高忠英爱好古典文学，尤为喜欢看历史剧，对于很多故事情节经常会从职业角度做出自己的分析。

高忠英：像林黛玉，经常咳嗽甚至痰中带血，明显就是肺结核。她也不断吃药，但是不见起色，说明当时那个药开得太轻飘，补的力量不够。按现在中医治疗结核的方法完全可以治好。

出身中医世家的高忠英，自幼就跟随父亲一起抄方制药，关于中医的最初认知，就是从父亲的老药堂开始的。

高忠英：我刚学的时候，看中医大夫仨手指头一摸，就把病人说得心服口服，我觉得这个太难了。现在回想起来，**“望而知之谓之神”，能一看就知道什么病，是最上等的大夫；“闻而知之谓之圣，问而知之谓之工”，就是一般大夫；“切而知之”，号脉才知道，就是最笨的大夫，取巧。**

这一天，一位咳嗽多日的病人登门看诊，以前虽然吃过各种化痰清热的药，都未见效。

咳嗽，在大多数人生活中都司空见惯，中医认为，外邪从口鼻侵入，使肺气被束，容易引发咳嗽。此外节奏紧张的工作生活，饮食不当，嗜烟好酒，也容易致肺气上逆而作咳。咳嗽的病位，主脏在肺。

高忠英：从中医来讲，肺气虚内燥，整个功能减弱，所以往往引起咳嗽。中医最强调的是扶正祛邪，首先把正气先扶起来。

针对患者病情，高忠英开出一剂补肺汤。太子参、黄芪益气补肺；五味子收敛肺气；熟地滋肾填精；紫菀、桑白皮消痰止咳，降气平喘；此外加入麻黄、桔梗，诸药配伍，有宣肺利咽喉，调理五脏之功效。

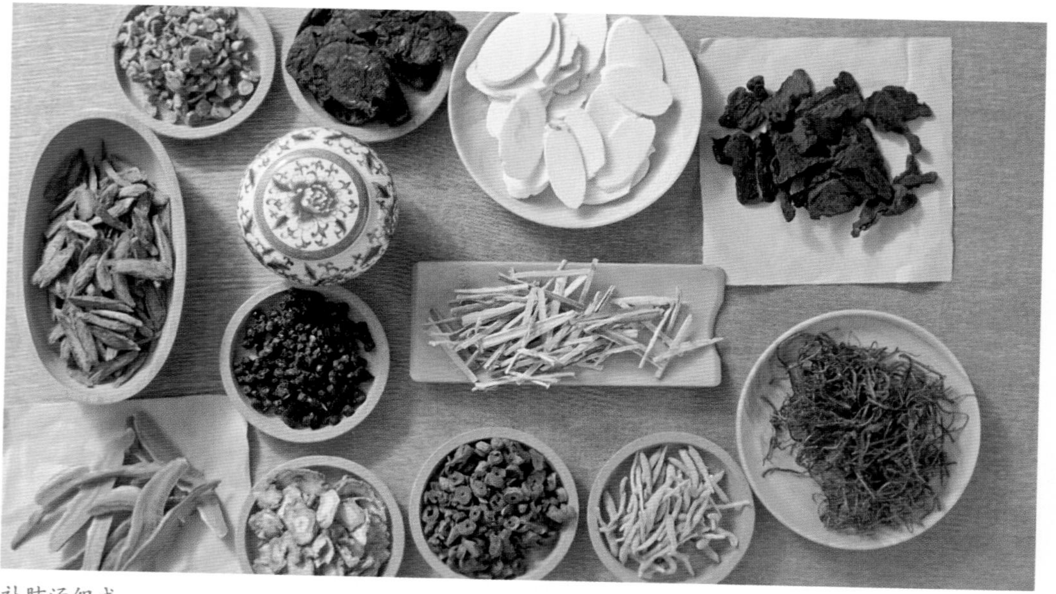

补肺汤组成

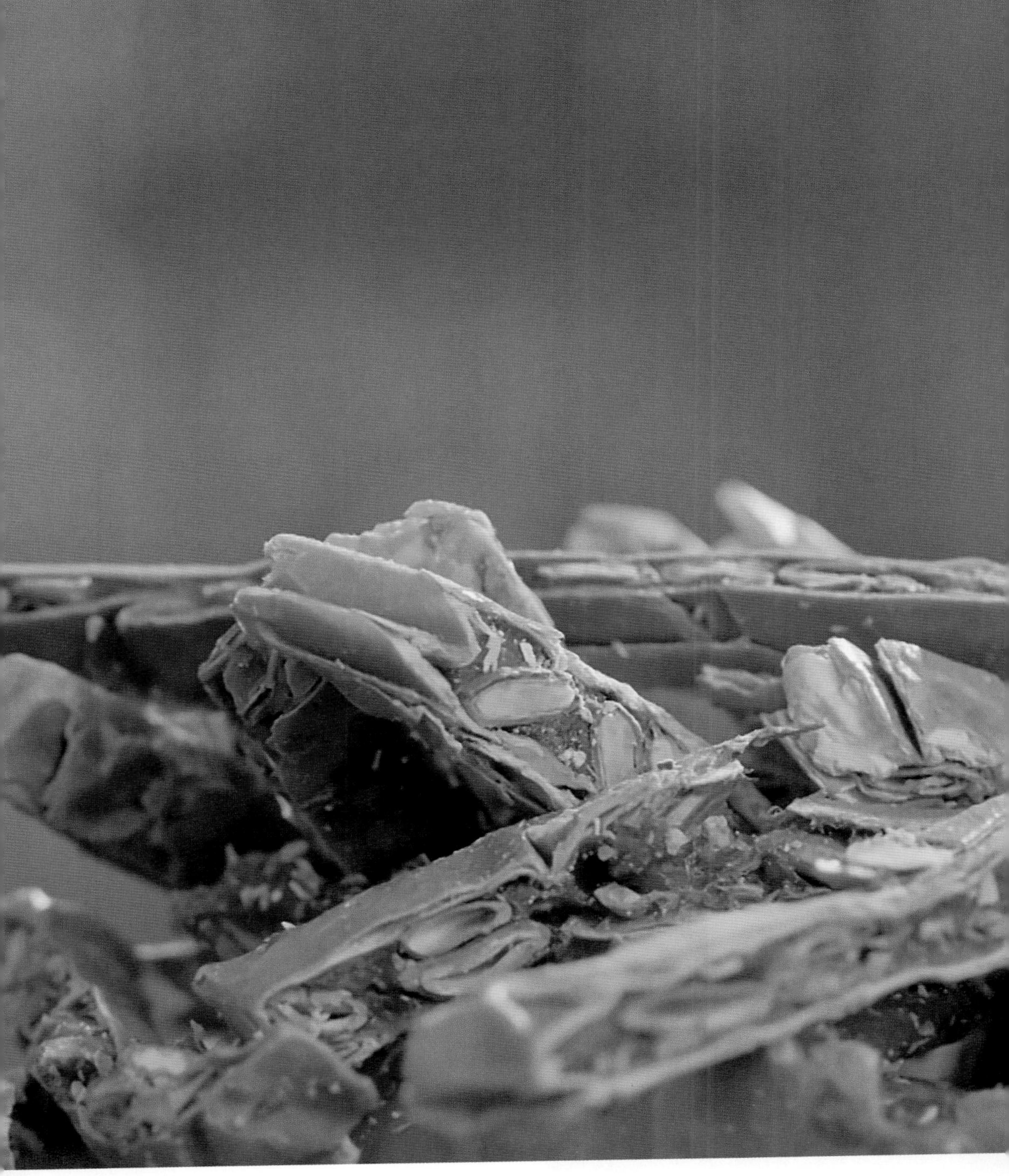

瓜蒌丝（切制）

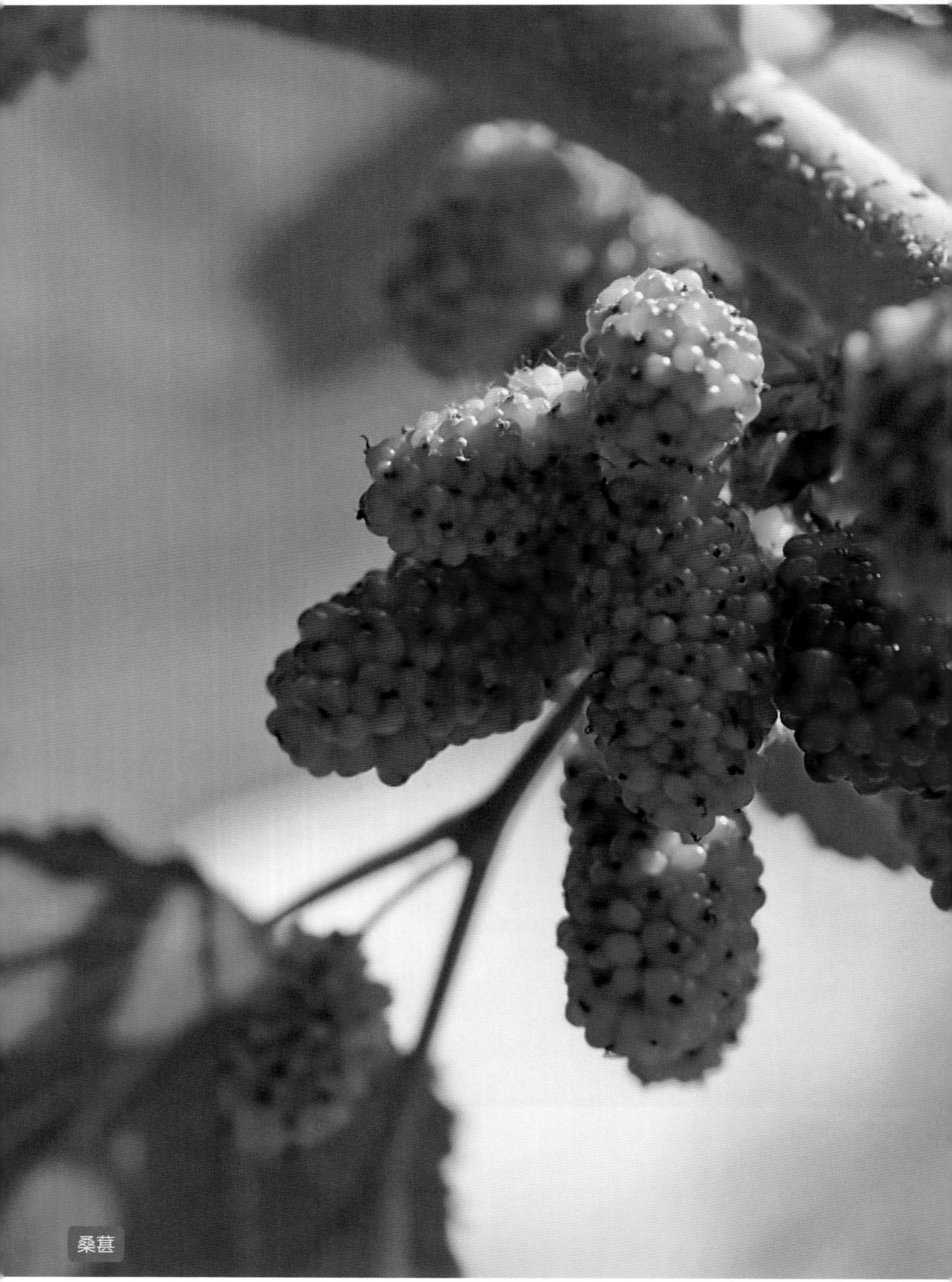
桑葚

桑枝

在中医看来，桑树的果、叶、枝、皮皆为良药，有春采桑枝，夏食桑葚，秋收桑叶，冬取桑皮之说。

采自春季桑树的嫩枝，味苦微辛，性平。具有祛风湿、利关节、行水气的作用。

来自自然的本草，经医者的智慧，神奇地转化为治病救人的良药。

桑葚

采自夏季桑树的果实，《本草纲目》称之为文武果。单食，止消渴，利五脏、关节，通气血，久服不饥，安魂镇神。

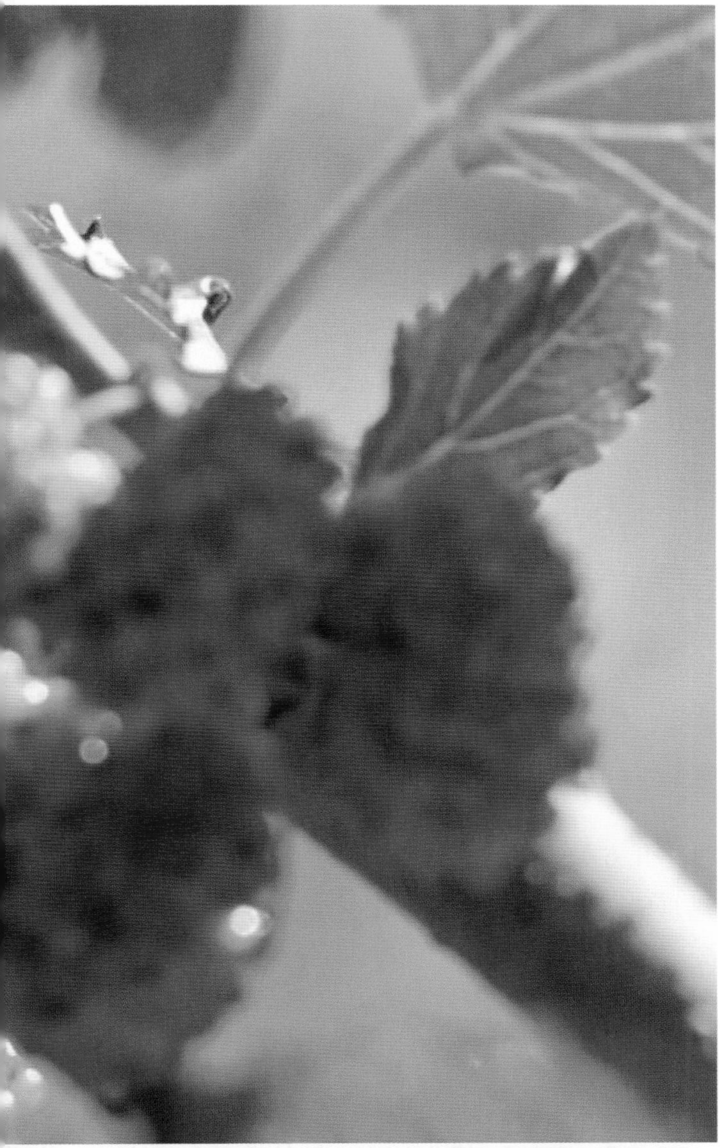

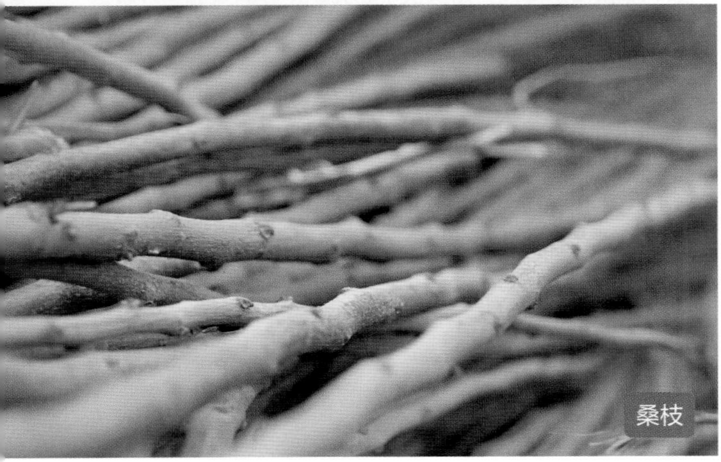

桑枝

桑白皮

采自桑树根部的外皮，《本草纲目》记载，长于利小水，及实则泻其子也。

功效：泻肺平喘，利水消肿。

霜桑叶

每年霜降后采收的桑叶叫霜桑叶，药性寒、苦、甘，常用于治疗风热感冒、肺热燥咳、头晕头痛等病症。

高忠英

全国名老中医

86岁，临床行医60余年，尤擅长治疗呼吸及消化系统疑难杂症。

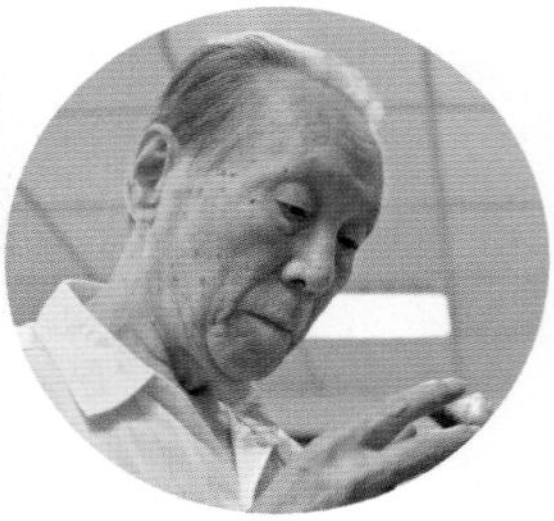

“板凳腿”

开方如下棋，每味药都如同棋子，一步走错，满盘皆输。在传统经方基础之上，高忠英特意加大了桑白皮的用量。

高忠英：肺气要足，要润，不能燥。整个这方子里头的药基本都是温性的，偏温，就怕引起肺燥。桑白皮清肺，有热能清热，它能约制这些温燥药，所以这个病人吃了以后就非常舒服。

桑白皮采自桑树根部的外皮，《本草纲目》记载，长于利小水，及实则泻其子也。

桑树在中国有着5 000多年的种植历史，自古被视作东方神木。在中医看来，桑树的果、叶、枝、皮皆为良药，有春采桑枝，夏食桑葚，秋收桑叶，冬取桑皮之说。

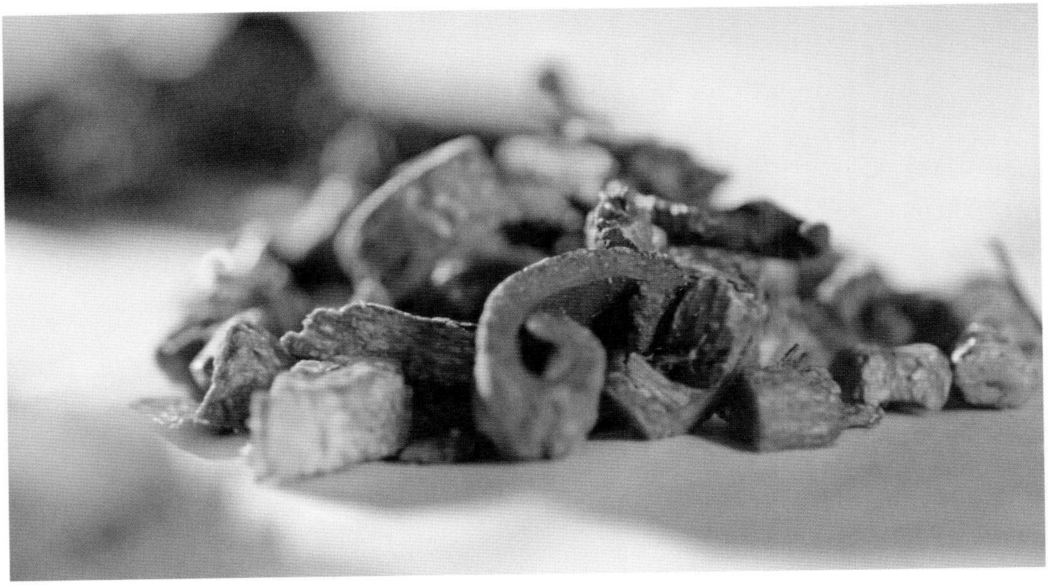

桑白皮（炮制品）

桑枝采自春季桑树的嫩枝，味苦微辛，性平。具有祛风湿、利关节、行水气的作用。

桑葚采自夏季桑树的果实，《本草纲目》称之为文武果。单食，止消渴，利五脏、关节，通气血，久服不饥，安魂镇神。

每年霜降后采收的桑叶叫霜桑叶，药性寒、苦、甘，常用于治疗风热感冒、肺热燥咳、头晕头痛等病症。

来自自然的本草，经医者的智慧，神奇地转化为治病救人的良药。

每一次当病人重新获得健康的时候，医者的心里是最为幸福的。多年来，高忠英一直保持着从父亲那里传承下来的习惯。方剂中的每味药都必须各尽其责，用药简练却疗效显著，因开方横竖排列状似板凳，同行戏称“板凳腿”。

高忠英：我父亲看病处方基本是十二味药，我到北京中医医院以后，基本开八味药。药少，就一定要抓住疾病的病机，直捣巢穴，迅速地解决问题。另外，药味少，便宜，减轻病人的经济负担，我父亲对我在这方面的教育比较深。

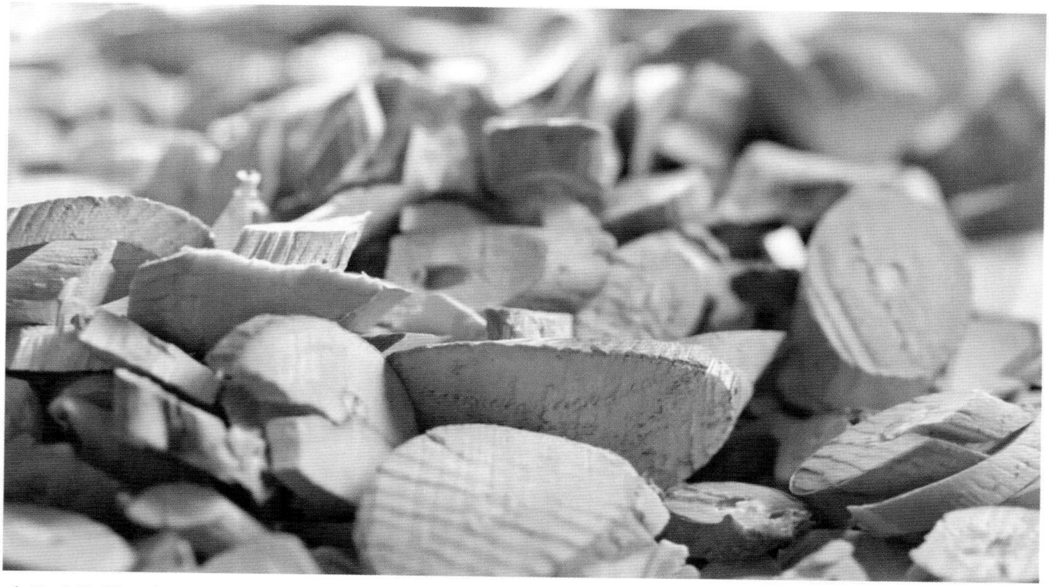
桑枝（炮制品）

一草一木，

虽无声却有情，

经医者的妙手，

带着泥土的暖、阳光的香，

像亲人，似朋友，一程一程，

延续着我们生命的快乐与美丽。

只要它们盛放，就是给予这个世界最好的礼物。

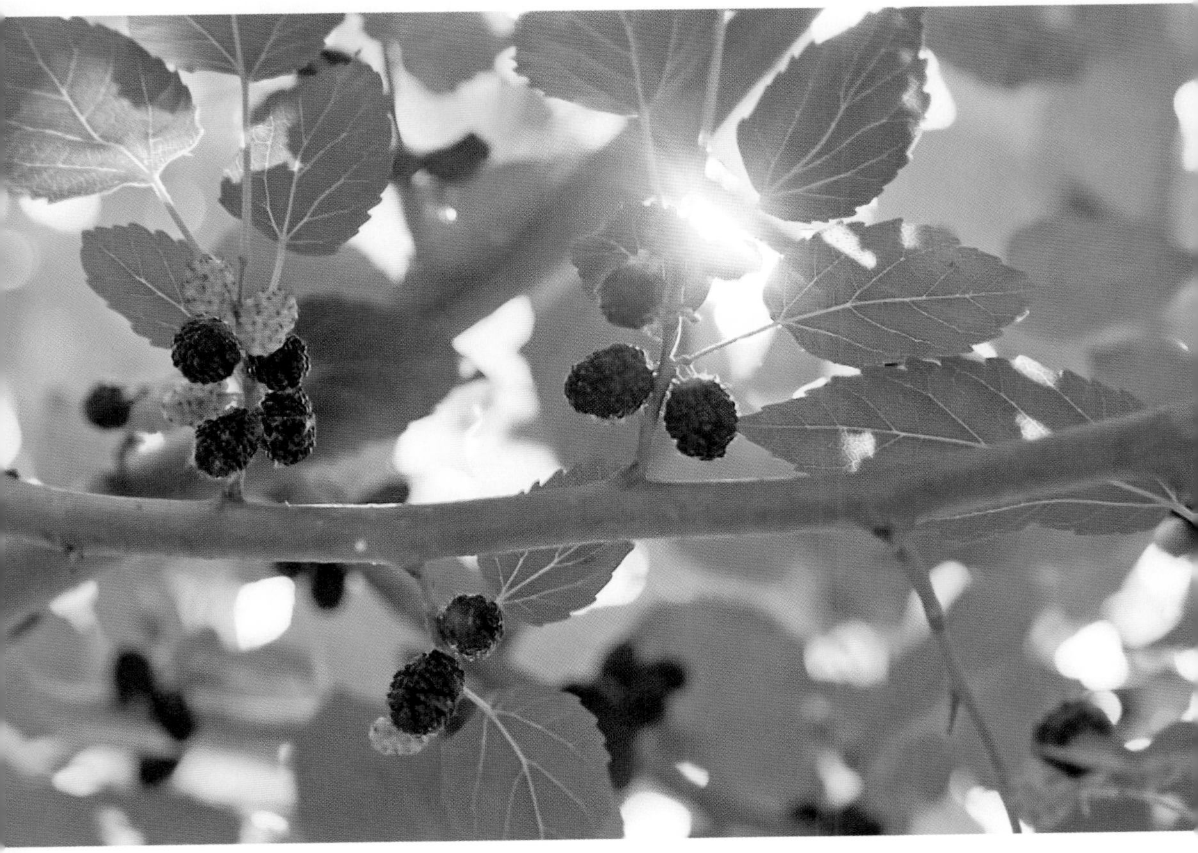
桑枝与桑葚

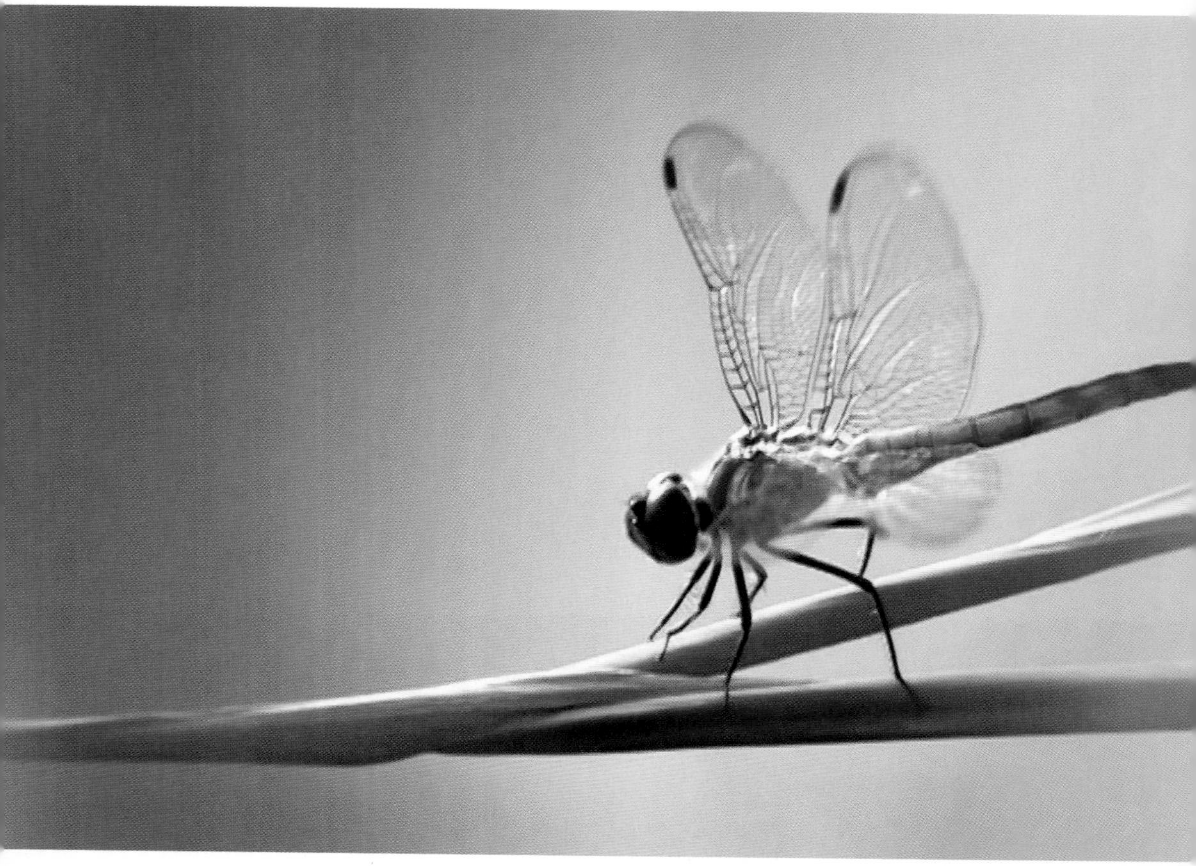

第三集

虫行

春夏秋冬，本草岁岁枯荣。

当时间流逝，我们才能感觉到那些原本安静的植物生动的一面。

但是总有特立独行者，它们不愿意宅居一地，或飞在空中，或沉入水底，或遁形草丛，或随遇而安，它们向往无拘无束的生活，但是又都能化身良药治病救人。

不为良虫，便为良药。

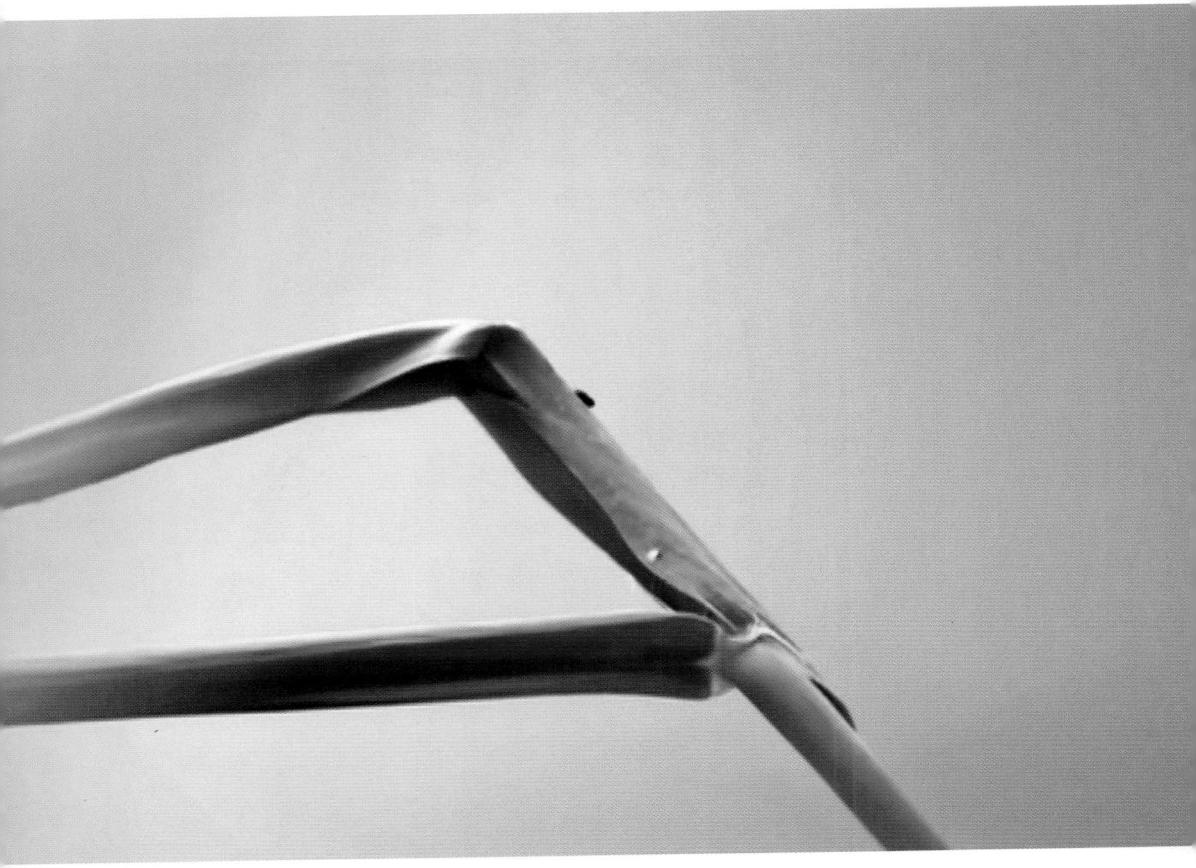

美洲大蠊

蟑螂，又名蜚蠊、滑虫、香娘子，味咸，性寒，《本草纲目》记载：『主瘀血，癥坚，寒热，下气，利血脉。』

水蛭

又名蛭蝚、至掌、蚂蟥，味咸苦，性平。《神农本草经》记载：『主逐恶血瘀血，月闭，破血瘕积聚，无子，利水道，生池泽。』

蜈蚣

性味辛温，有毒。《本草纲目》记载：『盖行而疾者，惟风与蛇，蜈蚣能治蛇，故能截风。』

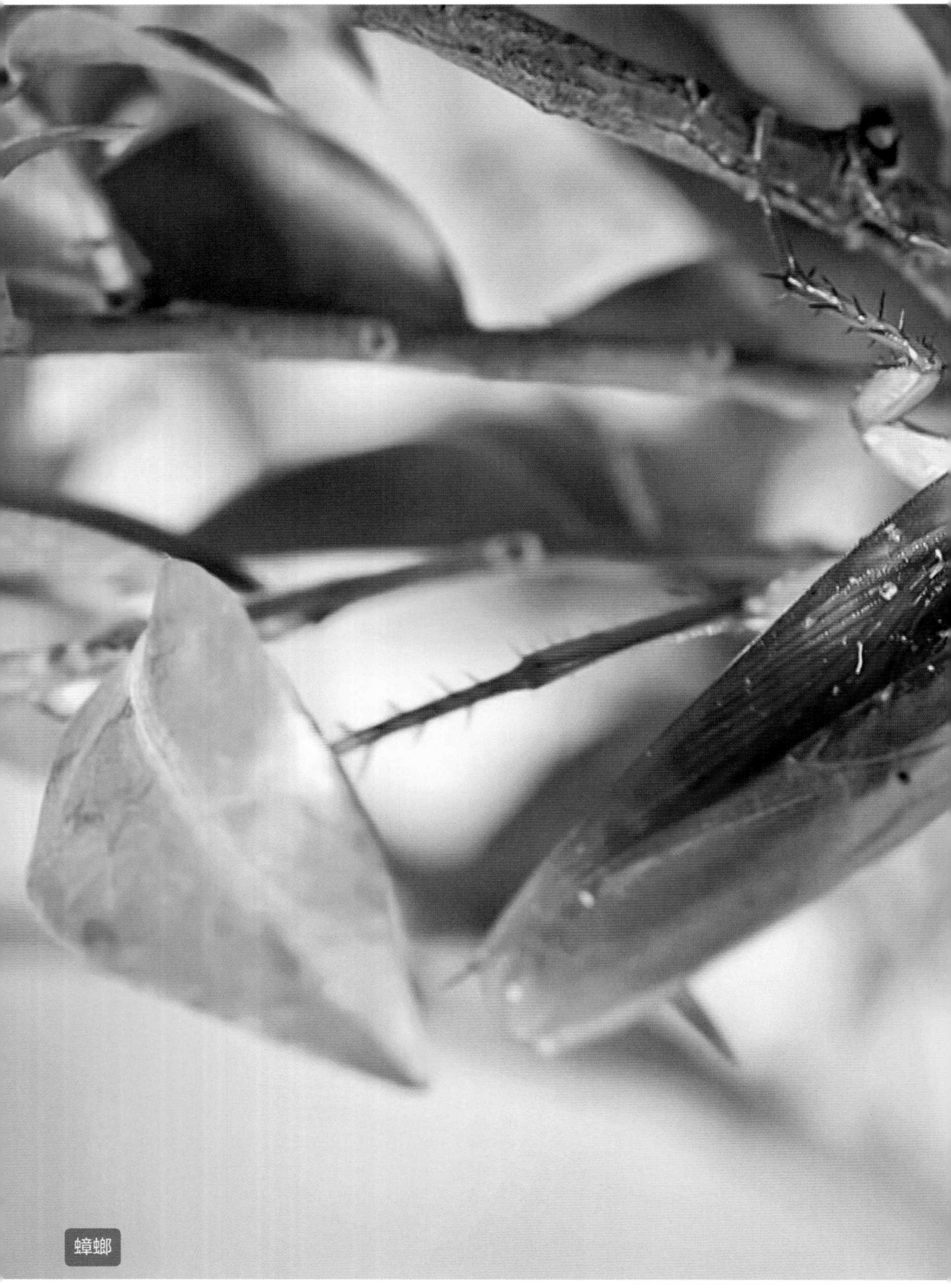
蟑螂

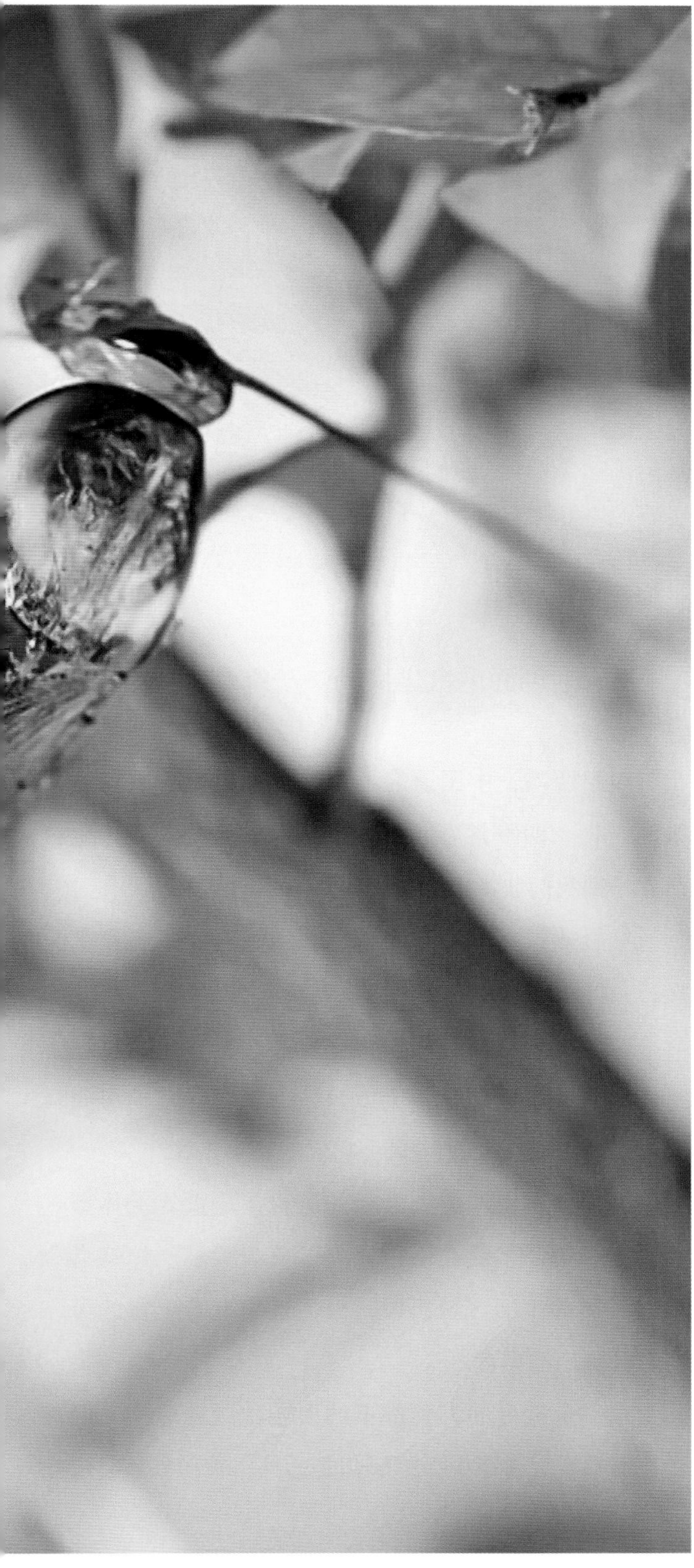

蟑螂（美洲大蠊）

蟑螂，又名蜚蠊、滑虫、香娘子，味咸，性寒，《本草纲目》记载：『主瘀血，癥坚，寒热，下气，利血脉。』

功效：主瘀血，癥坚，寒热，下气，利血脉。

蟑螂的药理作用

蟑螂有多元醇类和肽类物质，还有细胞生长因子，可以促进溃疡创面愈合。此外，可以通利血脉，增加溃疡局部血流量，提高溃疡的愈合质量。

美洲大蠊

美洲大蠊是世界上体型最大的蟑螂，生活在南极以外的所有大陆。

顽强的生命力及自我修复能力

即使没有任何食物仅靠喝水，一只蟑螂也能存活90天。

许多蟑螂即使在逃生中丢掉了触角，甚至一条腿，当它们蜕去外壳之后，失去的肢体又会奇迹般地长出来。

李军祥
北京中医药大学东方医院
消化内科主任

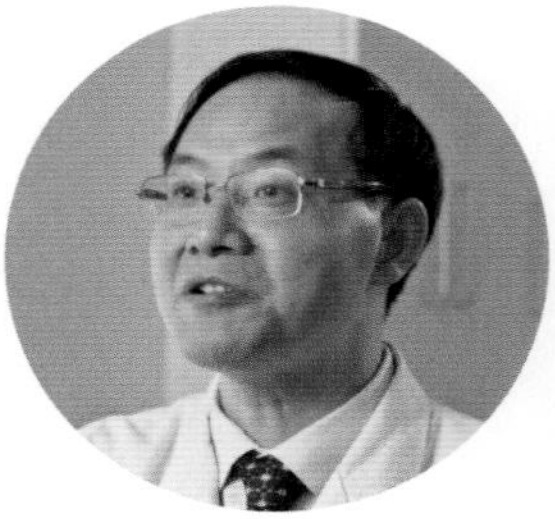

创面愈合之良药——蟑螂

四川西昌，中国著名的卫星发射基地，平均海拔两千米，四季常春。在这个高原城市的一角，生活着一种我们非常熟悉而又相对陌生的昆虫。

早晨八点，蒋彩霞和米瑟么保娘开始了工作交接，一群刚刚诞生的小生命就要转运到保育区。

这次转运的是刚刚孵化完成的两百多千克美洲大蠊卵荚，总数超过一千万只，而就在隔壁的房间里，同时生活着大约36亿个它们的兄弟姐妹。

这种学名叫作美洲大蠊的昆虫，是世界上体型最大的蟑螂，生活在南极以外的所有大陆。蟑螂喜欢在人类的生活区域出没，因为这里有着丰富的可以随时享用的美食。

几乎全世界的人类都不约而同地厌恶蟑螂，但是在医学研究者眼中，蟑螂却是另外一种形象。

药理学博士阿比阿西：好多老百姓都称蟑螂为“小强”，就是因为它有非常顽强的生命力，即使在断头的情况下，它仍可以生存7天以上。

北京通州的一座房子里，李冰正在给爱人孙国强做营养餐，厨房里收拾得整洁卫生。但是夫妻俩无论如何不会想到，他们这一生会和蟑螂结下不解之缘。

三十多年前，孙国强患上了严重的食管溃疡，这种病反反复复，孙国强饱受病痛的折磨。

孙国强：当时溃疡最严重的时候，什么都不能吃，最后实在没办法了，我爱人把吃的东西打成浆，过了筛子，我就只能喝那个东西。

当时的孙国强还是一名公交车司机，每天带着爱人精心准备的流食行驶在北京的大街小巷，虽然营养可以保证，但是和美食已经完全绝缘。

孙国强：那时候我特别瘦，才110～120斤。我估计别人要吃我的流食，可能吃不下去，但我没办法啊。

北京中医药大学东方医院消化内科主任李军祥至今依然记得当时的情形。

李军祥：我给他亲自做了一个胃镜，结果发现他食管里面有一个2厘米×2厘米的一个巨大的溃疡，并且溃疡特别深。

蟑螂的繁殖

如果食管溃疡继续发展下去，可能会穿透食管肌层，导致气管与食管之间形成通口，严重者甚至会危及生命。

在以往的治疗中，孙国强几乎已经尝试过所有的常规治疗，现在他急需的是一种能帮助创伤快速修复的药物，就在这时候，一种神奇的昆虫和他的生活发生了交集。

蟑螂是地球上最古老的昆虫之一，出现于4亿多年前的志留纪。

蟑螂有着惊人的繁殖速度，从卵荚孵化到发育成熟，繁衍后代，只需要7个月。它们有着超级顽强的生命力，哪怕没有任何食物仅靠喝水，一只蟑螂也能存活90天。

最不可思议的是蟑螂的自我修复能力，观察记录显示，许多蟑螂即使在逃生中丢掉了触角，甚至一条腿，当它们蜕去外壳之后，失去的肢体又会奇迹般地长出来。

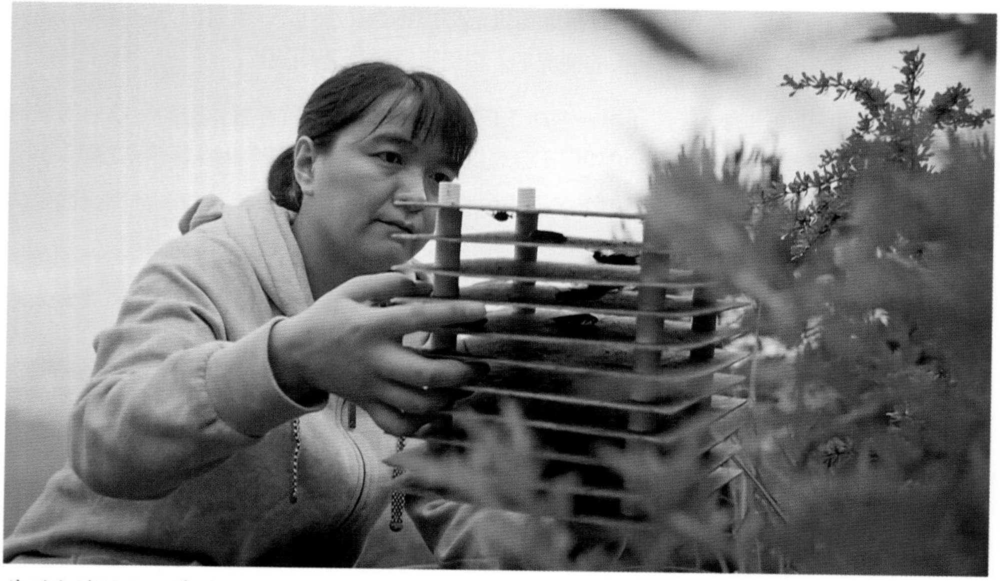

美洲大蠊的人工养殖

药理学博士阿比阿西：蟑螂有这样的修复作用，其实主要是由于它体内有非常丰富的促生长因子群。

二十世纪八十年代，中国医学工作者成功从美洲大蠊中提取到用于创面修复的有效成分。现在，保娘和蒋彩霞培养的美洲大蠊已经可以规模化地用于这种药物的生产，给更多难以愈合的严重创伤患者带来希望。

李军祥：**第一个方面，蟑螂有多元醇类和肽类物质，还有细胞生长因子，可以促进溃疡创面的愈合。第二个方面，它通利血脉，可以增加溃疡局部的血流量，提高溃疡的愈合质量。**

配合美洲大蠊提取物为主要成分的药物口服，李军祥佐以中药汤剂调理，从局部到整体，标本兼治。3个月后，2厘米 ×2厘米的溃疡彻底消失了，而且借助药物的预防辅助，孙国强的食管溃疡再也没有复发。

孙国强：真的很不可思议，你说怎么从蟑螂里提出来的东西就把我治好了呢？

人类对自然的认识没有穷尽，
未来，
那些形形色色、貌不惊人的昆虫或许
将给人们的生活带来更多的奇迹。

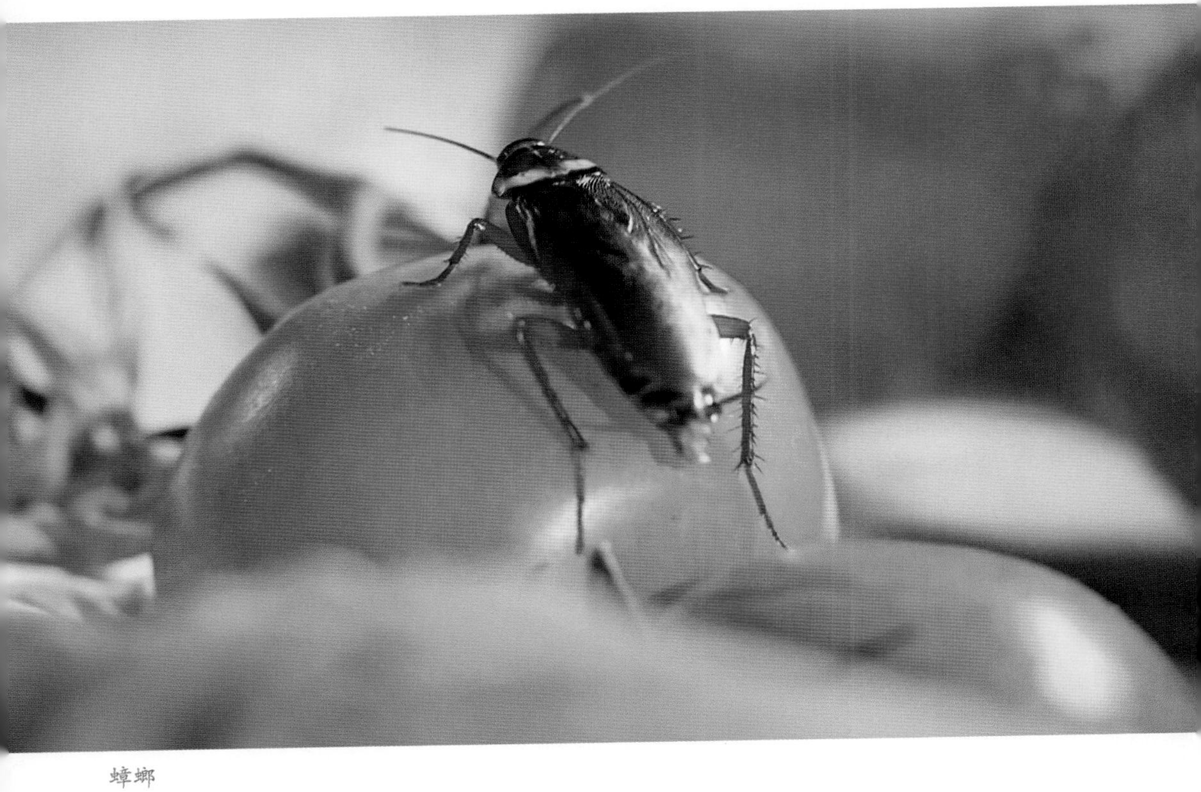

蟑螂

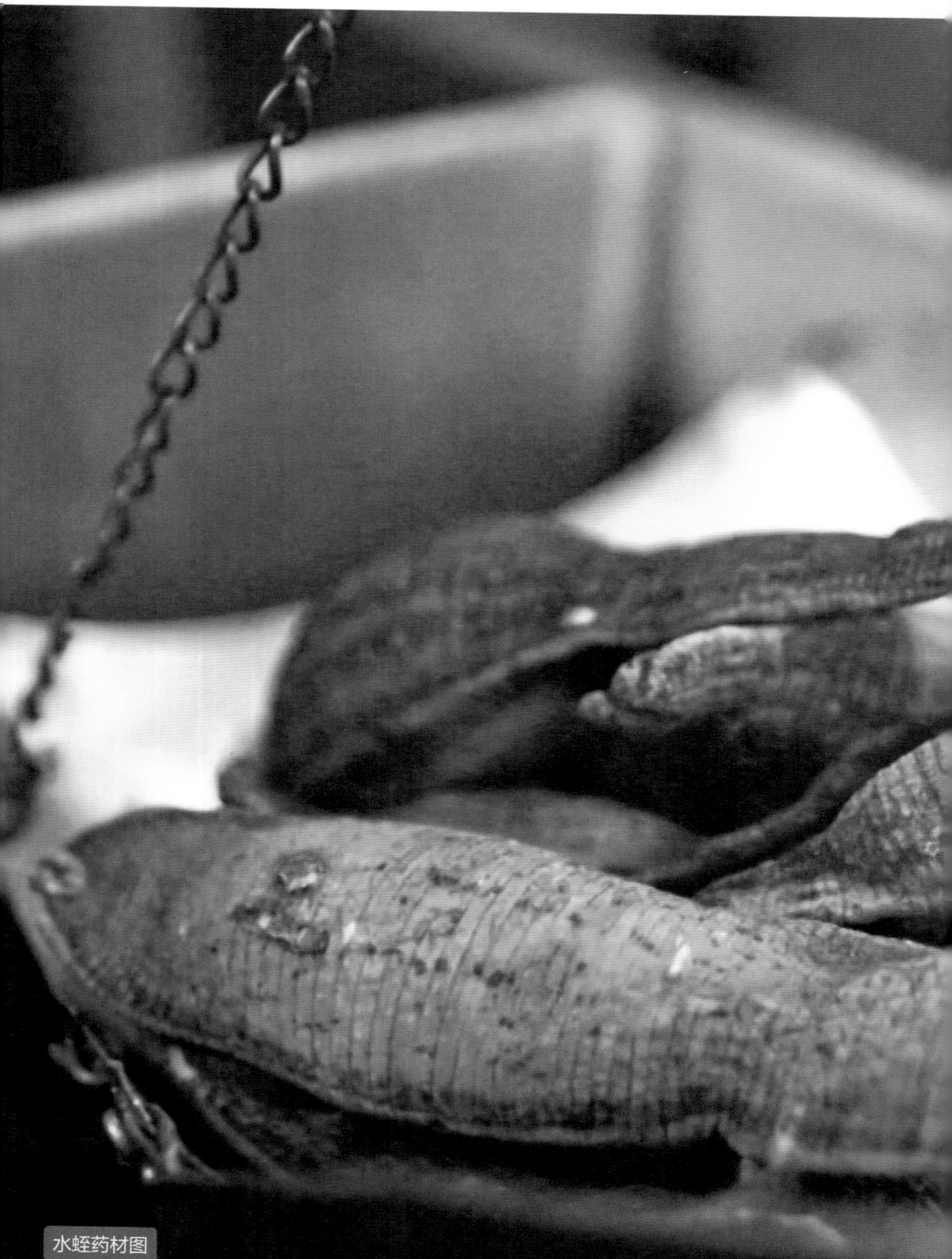

水蛭药材图

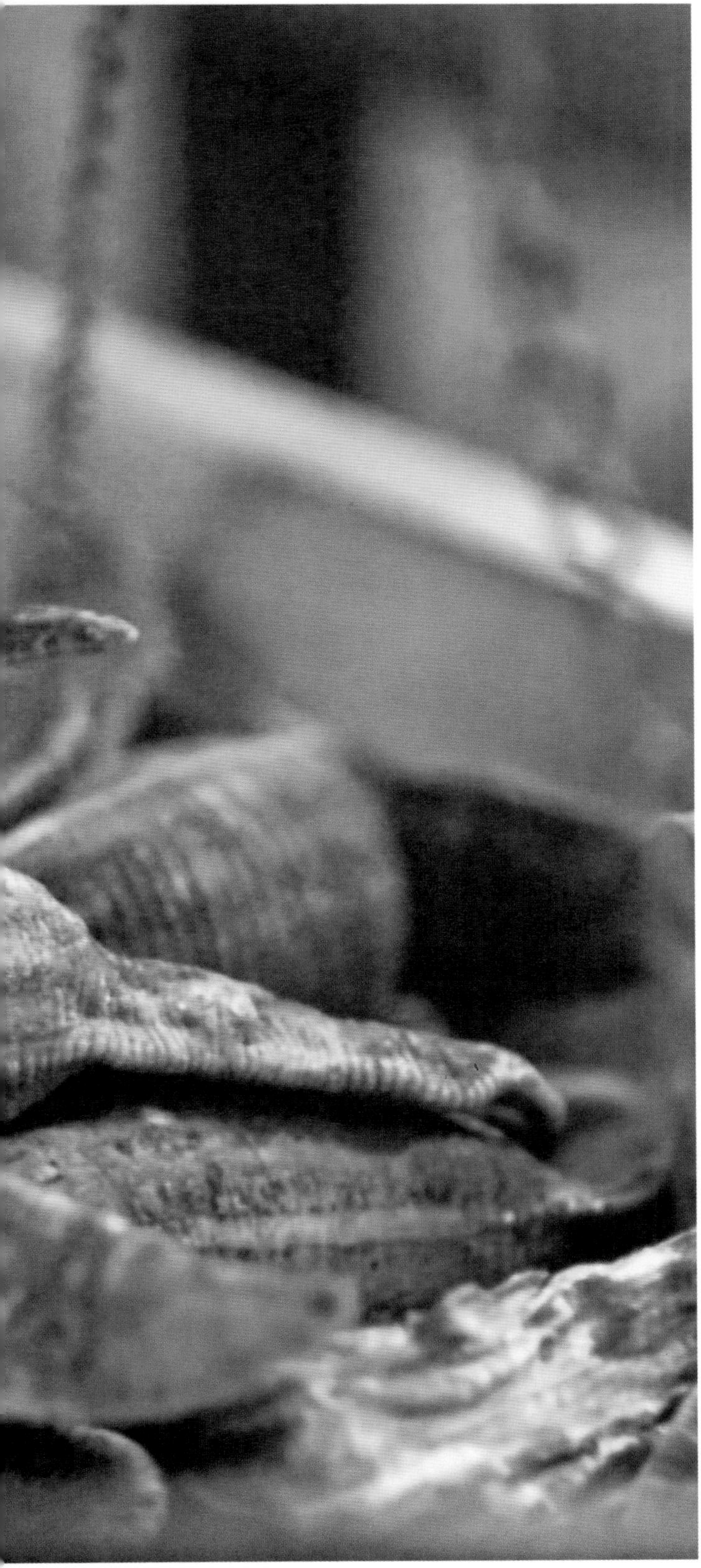

水蛭

水蛭，又名蛭蝚、至掌、蚂蟥，味咸苦，性平。

功效：破血通经，逐瘀消瘕。用于血瘀经闭，癥瘕痞块，中风偏瘫，跌仆损伤

清脑通络汤

十五味中药相须相使

水蛭　丹参　川牛膝　决明子　黄芪　天麻　川芎　赤芍

三七　桃仁　生杜仲　焦山楂　川断　菊花　生甘草

水蛭

《神农本草经》记载：『主逐恶血瘀血，月闭，破血瘕积聚，无子，利水道，生池泽。』

虫类入药的历史

虫类入药在中国已有2 000多年的历史。据《周礼》记载：『五药，草木虫石谷也。』在《神农本草经》《本草纲目》等医学典籍中先后记载的虫类药不下百余种。

张学文

国医大师

出生于中医世家，88岁，临床行医70年，尤为擅长脑中风治疗，是远近知名的中医急症高手。

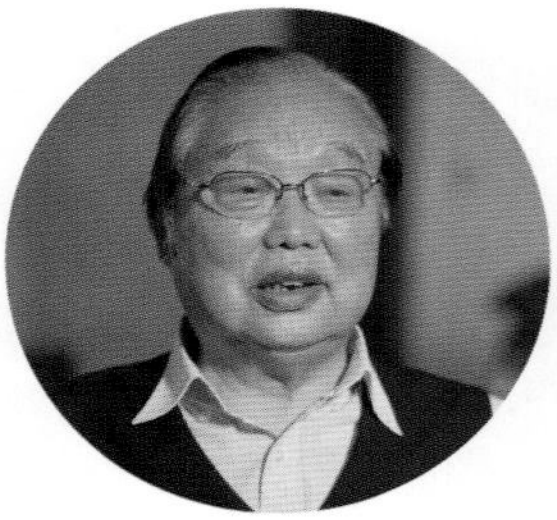

国医大师张学文妙用水蛭

微山湖，中国北方最大的淡水湖，生活着许多神奇的水生动植物。

每年惊蛰之后，在湖边的湿地旁，人们会寻找一种特殊的药材。

趁着夜色，王传茂和朋友老李开始了行动。这种动物喜欢隐蔽在安静的浅水域，白天沉入湖底，每到傍晚才会现身湖面，借着灯光，老李发现了目标。

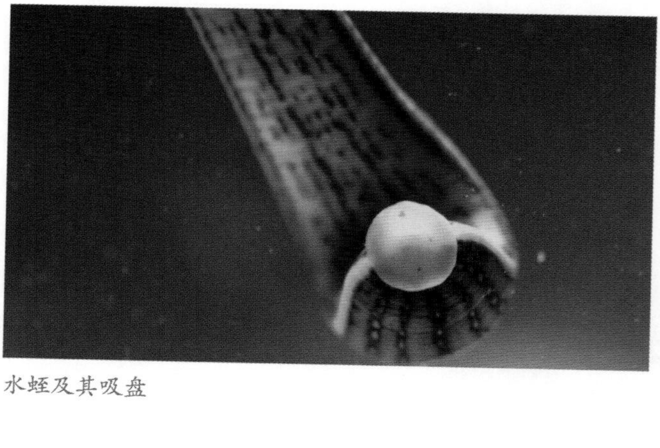

水蛭及其吸盘

水蛭的药用在中国有着悠久历史，微山湖一直盛产水蛭，这里的宽体金线蛭个头大，品质好。

水蛭吸食田螺

在人们的习惯认知中，吸血是水蛭的标志特性，但是宽体金线蛭与众不同。它们并不喜欢吸食动物血液，更偏好田螺这样的软体动物。

田螺天生自带防御系统，但并非坚不可摧。哪怕是出生不久的小水蛭，也能两三下找到田螺的弱点，用吸盘抓住外壳，见缝插针地把脑袋挤进田螺体内，慢慢吸食它们的体液。这样的攻防大战往往以水蛭的胜利告终。

水蛭体内有抗凝血的水蛭素，这是它们吸血和捕食的秘诀，也是作为一种独特的药材，能够治病救人的秘密所在。

张学文：我爷爷一贯跟我说，看病第一要细心，第二用药要细，更要细心。那时候用水蛭绝对不敢一下用太大量，通常五分、一钱、一钱五、两钱，这用量已经了不起了。现在慢慢地敢用量多一些，不是胆大，而是心里有数了。

在张学文的药方中，经常会出现水蛭的身影。这是一味颇有争议的药材，虽有活血化瘀之功，但历来文献记载其力峻，有毒，破血。因药力过于猛烈，医者不敢放手应用。

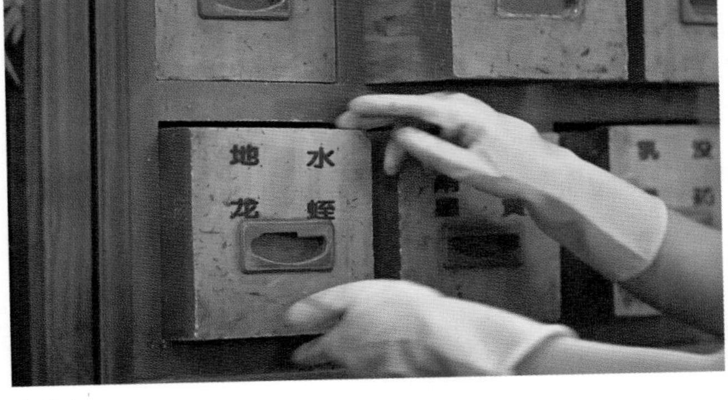

中药柜

11年前，王传茂夫妇刚刚开始水蛭养殖，而在千里之外的西安水流乡，水蛭改变了另一对夫妇的命运。

当时的周运利正沉浸在女儿考入大学的兴奋中，突发的脑出血打破了这个家庭的平静。

周运利：我记得我一到医院就进了CT室，一做完CT他就说脑出血18毫升。
周运利妻子：当时给他下了病危通知。
周运利：我妻子把大夫叫来，大夫拿着签子在我这个脚心一划，左边不动，没反应。

经过及时的抢救，周运利虽然脱离了生命危险，但是左边身体依然毫无感觉。偏瘫也称半身不遂，是脑出血最常见的后遗症，老周是家里的顶梁柱，他必须让自己尽快站起来。

张学文：**中医认为这个病的病因病机是肝热血瘀，脾气比较急、比较大，肝就有热。有热以后血液流通不畅，加之外部的因素，比如生气、劳累、跌伤等，突然之间就出血了。从中医角度来讲，他当时是瘀血，总体治则还是应该清肝热，祛瘀生新。水蛭，是很好用的一味化瘀药，并且还能在适当情况下止血。瘀血去了，新血就可以慢慢增起来。**

水蛭行血止血、祛瘀生新；丹参增强活血化瘀之功；川牛膝补益肝肾、活血利水，且引火引血下行；决明子清肝明目泻下，调节血压；此外加以黄芪、天麻、川芎、赤芍、三七、桃仁、生杜仲、焦山楂、川断、菊花、生甘草。十五味中药相须相使，这就是张学文自创的清脑通络汤。

除了每天早晨、中午煎服两次，周运利还用第三次熬煮后的药水和药渣浸泡擦拭身体，从表及里加速药力对肢体的作用。

周运利：三天以后，我早上起来感觉皮肤发麻得很。又过了几天我就能感觉到痛了，不是光麻了。
周运利妻子：半个多月以后，我就看着他的身体，一天比一天好。
周运利：那时候手就基本能动了，能站起来。有时我扶着我家的墙，就能慢慢移动。

张学文：**祛邪的药大多都伤正。他用药时间长了以后，正气不够了，我还要用药把正气给他恢复一下，健脾胃，能吃能喝才能有恢复健康的资本。**

伴随周运利病情逐渐好转，张学文调整用药，在清脑通络汤基础之上加入鹿衔草、路路通、胆南星三味中药，以扶持患者自身体内的正气。

周运利：我就说，张教授你给再开10副药吧，开一个月嘛，我这来一次不容易啊。他说药吃多了就是毒，吃完这20副就好了，你不用吃30副。

经历了一次命运的反转，周运利夫妇又开始了新的生活。

微山湖畔，王传茂夫妇正在想办法，用完全的人工养殖来应对野生水蛭的减少。

为了培育这些神奇的动物药材，
人们倾尽全力，不辞辛劳，
但是很多时候，
大自然的神奇造化，
依然是人力无法替代的。

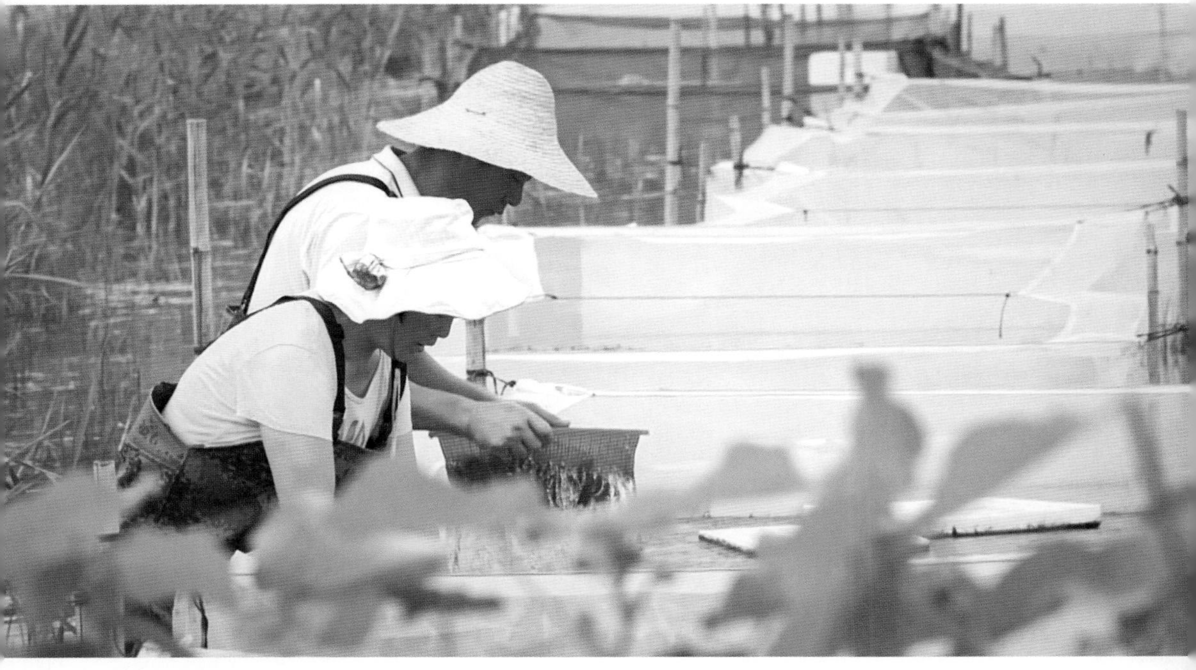

人工养殖水蛭

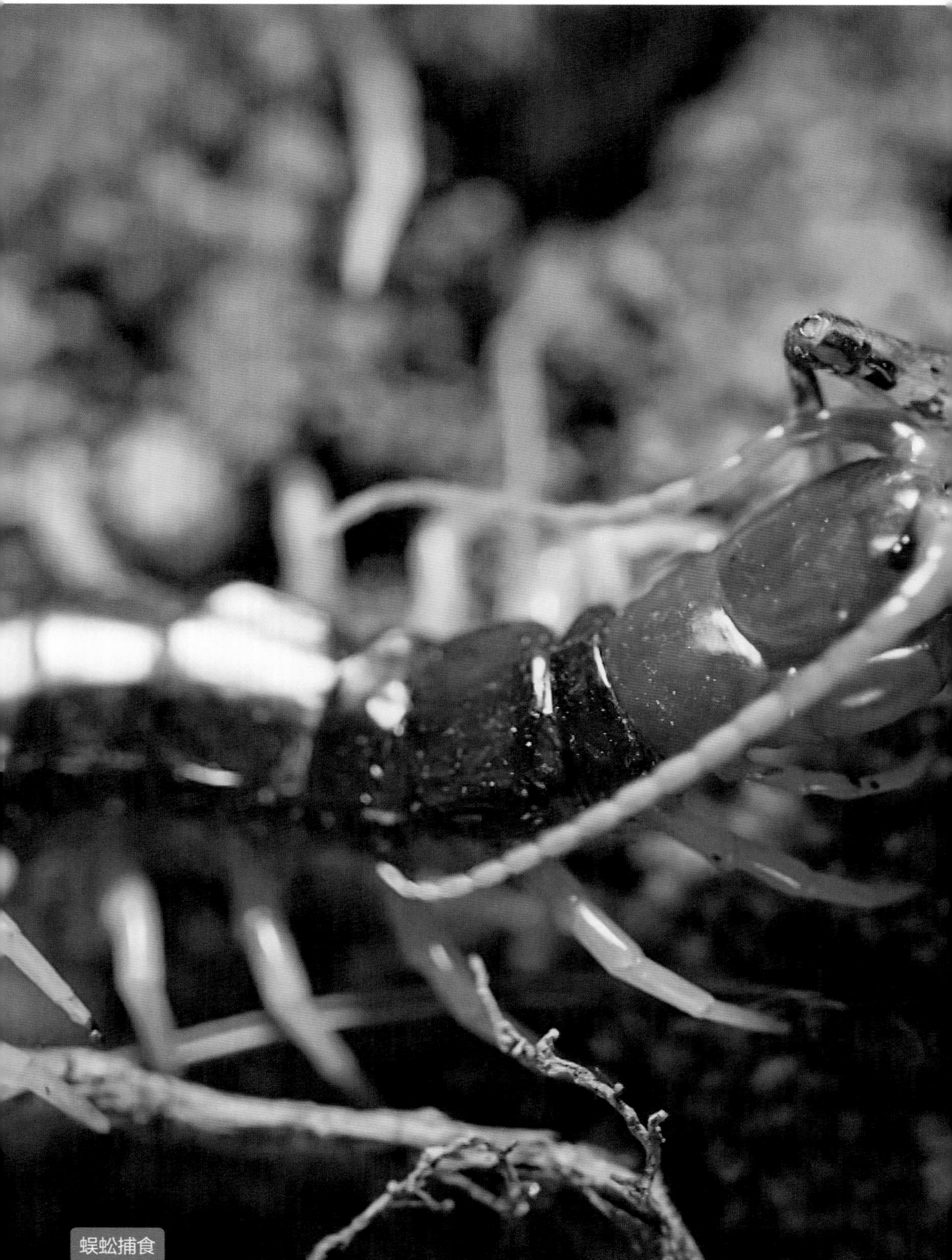
蜈蚣捕食

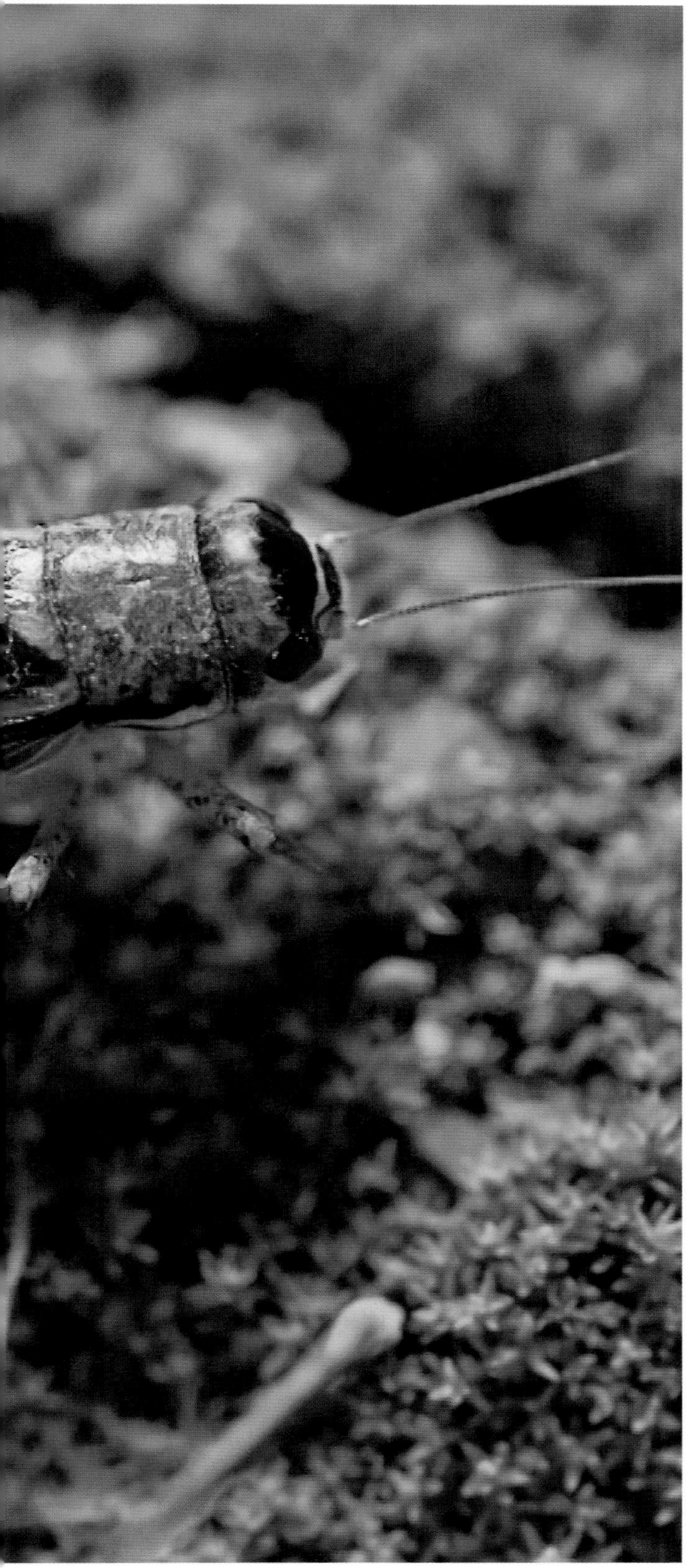

蜈蚣

蜈蚣，性味辛温，有毒。《本草纲目》记载：『盖行而疾者，惟风与蛇，蜈蚣能治蛇，故能截风。』

功效：息风镇痉，通络止痛，攻毒散结。

益肾蠲痹之法

蜈蚣 全蝎 熟地黄 当归 丹参 甘草 乌梢蛇 地龙

土鳖虫 僵蚕

蜈蚣

蜈蚣和蝎子同为有毒之物，都具有息风镇痉的功效，但它们各有所长。蜈蚣性温，走窜之力最速，因此搜风解毒力更强。全蝎性平，通络止痛，攻毒散结，两药研磨成粉，合用缓解关节僵肿疼痛。

动物药特点

第一，药性走窜，能通络，在人体中无处不到，能够深入精髓；第二，属于蛋白质，与人体的组织成分比较接近，人体比较容易接受。

朱建华

国医大师朱良春学术继承人

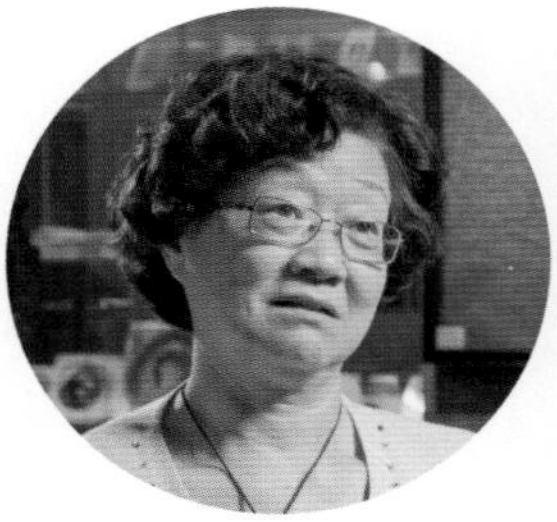

薪火相传：国医大师朱良春妙用虫类药

虫类入药在中国已有2 000多年的历史。据《周礼》记载："五药，草木虫石谷也。"在《神农本草经》《本草纲目》等医学典籍中先后记载的虫类药不下百余种。

现代医学研究表明，那些在治疗过程中起到独到作用的虫类药材，普遍富含氨基酸、多肽、多糖类、脂肪类、生物碱等多种活性成分。

江苏南通的良春中医药临床研究所，是国医大师朱良春生前所创。在中医界，朱老以善用虫药治疗疑难杂症蜚声海内外。

今年75岁的朱建华，是朱良春的二女儿，和父亲的经历一样，与中医都是因病结缘。

朱建华：我在乡下插队的时候，右肋部长了很大一个包块。西医觉得要开刀，还要切两根肋骨，而我父亲考虑我们在农村劳动，手术多有不便，所以就用了中医方法治疗，也就是长期吃我父亲给我开的中药。然后慢慢地我的病就被治愈了。

行医80年，朱良春最为关注的是一种顽缠难愈的慢性病，中医称之为“痹证”。

朱建华：痹与“把开关闭合”的那个“闭”是一个读音，就是指气血不流通，经脉被痹阻了。不通畅、不流通了，就叫痹。

40岁的赵娟和丈夫经营一家小型制线厂，一旦有了急活，她常常既是老板，又是工人。

加班加点的忙碌，赵娟身体的疼痛愈演愈烈，相伴而来的是四肢关节部位肿胀僵硬，甚至连基本的活动都成了问题。

益肾壮督治疗痹证

通过检查确诊，赵娟患上了类风湿关节炎，在中医看来，这正是典型的痹证。

赵娟：刚开始不舒服的时候，就是手抬不起来，然后就是肘关节，然后是手指，然后到了膝盖，最后全身的关节都开始疼痛了。

朱建华：朱老是怎样认为呢？他认为人的一生之本，就是靠人的阳气，当阳气亏虚的时候，人体就容易感受外邪。他打了一个比方，就好像油进入了面粉里面，和在一起，胶着难解。

朱良春认为，治疗痹证，首先需要益肾壮督。《黄帝内经》记载，肾主骨生髓为先天之本。骨关节之病，要从肾入手治疗。人体背后的一条经络，称为督脉，总督一身阳气。阳气虚，外邪入。益肾壮督，是治疗痹证之根本。

朱建华：我们的治疗大法，就是益肾壮督治其本，蠲痹通络治其标。

病情来势凶猛，要快速达成蠲痹通络，绝非一般草木之药所能奏效，按照朱良春的行医经验，必须在血肉有情的虫药中遍寻搜剔钻透祛邪之物。

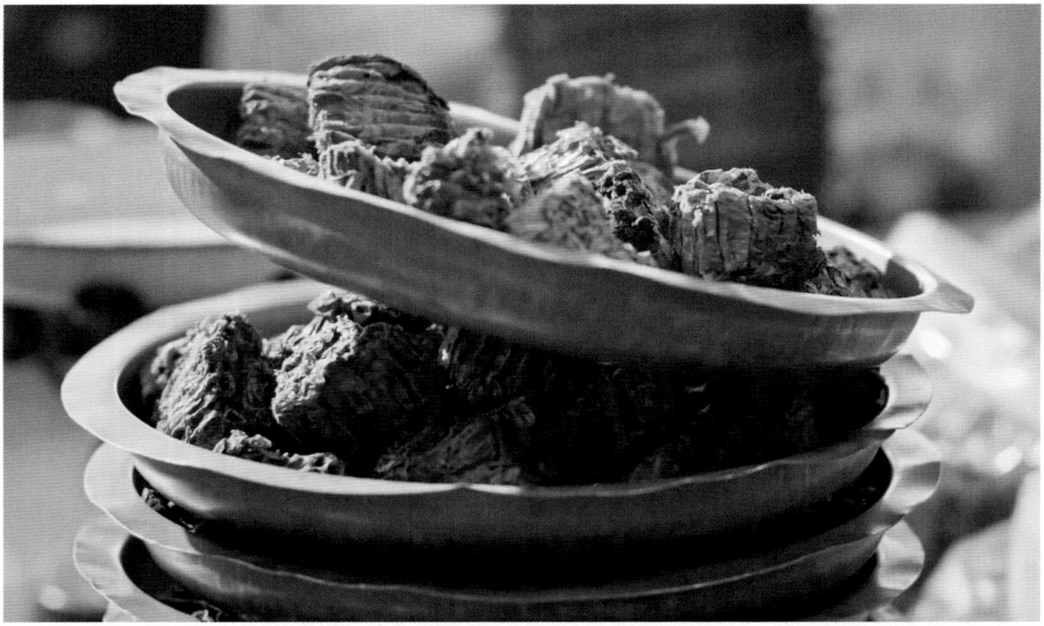

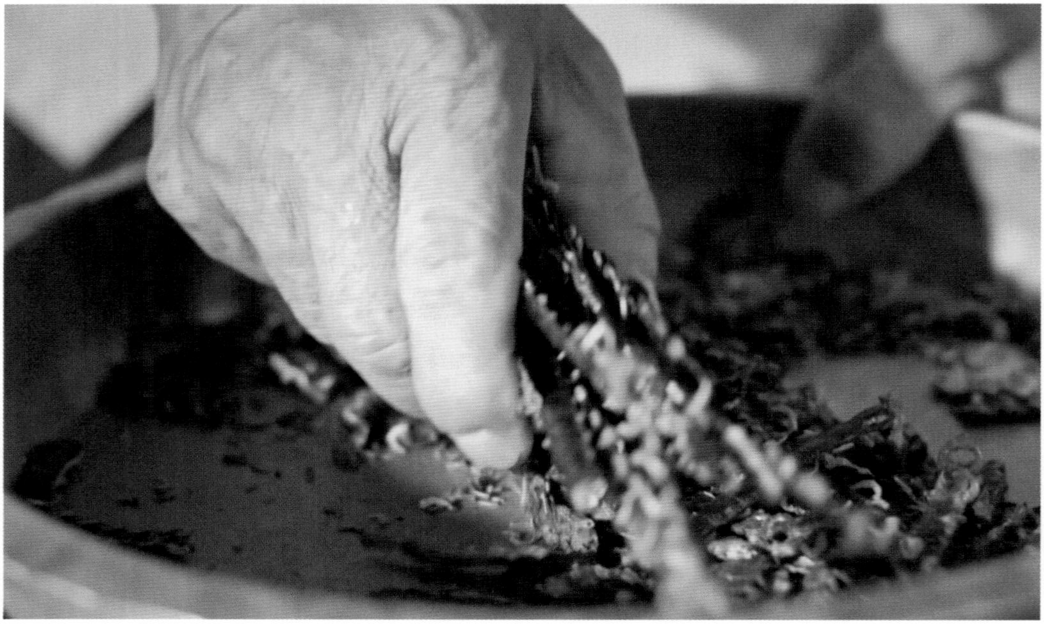

蜂房和蜈蚣炮制品

湖北京山，江汉平原到鄂中丘陵的过渡带，四季分明，降水充沛，对那些喜欢温湿气候的本草来说，这里是理想的栖身之地。

钟儒华和妻子周爱华正在自己的百草园采收药材，从事药材贸易的钟儒华在这里培育着上百种药材，但并不是每一种都会乖乖地任人采摘。

立秋后的夜晚，地面热气很快消退，草丛里的蟋蟀开始了吟唱。

藏身于地缝和树缝中的少棘巨蜈蚣悄悄现身，刚刚繁衍了下一代的它们急需补充能量。

这种多足类节肢动物身长超过15厘米，是这片山头最危险的猎手。

身手敏捷的蟋蟀并不好对付。一旦发起攻击，速度和突然性决定着成败。

21对步足让蜈蚣健步如飞，但是最关键的还是这对颚足，负责抓住猎物，注射毒液。

即使是个头巨大的猎物也逃不出致命的毒液，这是少棘巨蜈蚣生存的秘密武器，也让它们被历代医者所青睐。

蜈蚣，性味辛温，有毒。《本草纲目》记载："盖行而疾者，惟风与蛇，蜈蚣能治蛇，故能截风。"

朱建华：动物药有它自己的特点。第一点是它的药性走窜，能通络，在人的身体里面无处不到，它能够深入到人的精髓；第二点，它也算是一个异体蛋白，跟人的体质比较接近，人体也比较容易接受。

依照父亲朱良春的益肾蠲痹之法，朱建华给赵娟开出了药方。蜈蚣和蝎子同为有毒之物，都具有息风镇痉的功效，但它们各有所长。蜈蚣性温，走窜之力最速，因此搜风解毒力更强。全蝎性平，通络止痛，攻毒散结，两药研磨成粉，合用缓解关节僵肿疼痛。

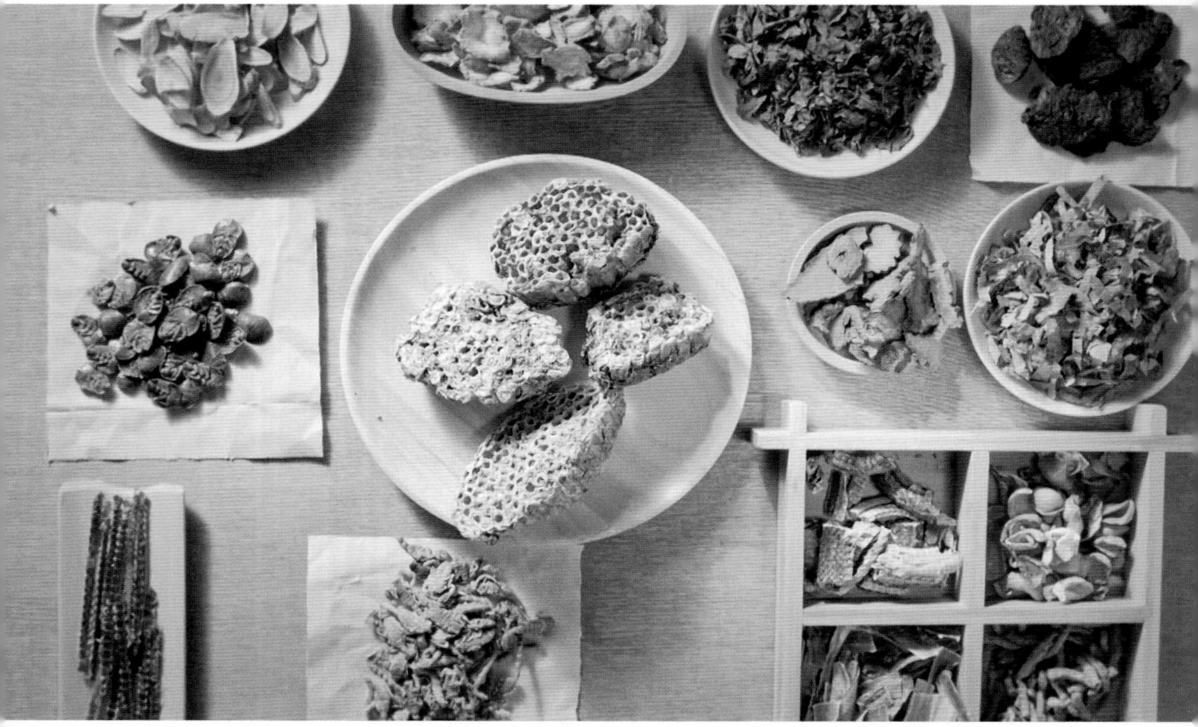

朱良春益肾益蠲痹法之用药

此外，用熟地黄、当归、丹参、甘草等植物药补肾培本，乌梢蛇、地龙、土鳖虫、僵蚕等大队虫药搜风逐邪，散瘀涤痰，标本兼治，协同加强。

接受了三年治疗之后，赵娟的关节疼痛大大缓解，复查结果显示病情明显好转。

朱建华：完全用中药，就是朱老的经验，既要帮你扶正，又要帮你祛邪。

几年来，朱建华和兄弟姐妹们一直在努力完成父亲的遗愿，首先建立一座中医药文化博物馆，让世人更深刻地了解祖国古老医学的博大精深，同时把父亲八十年的行医经验，集结成书，完全奉献给社会。

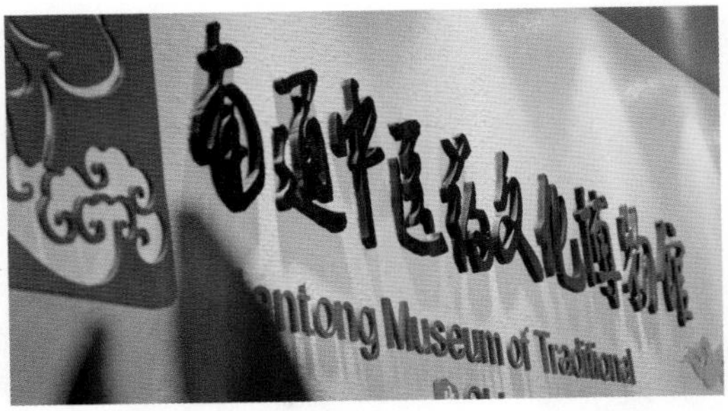

南通中医药文化博物馆

朱建华：他（朱良春）把自己的一生，把自己的生命都跟中医药事业紧紧联系在一起，即使是生病期间都没有忘记中医药事业，这件事令我特别感动。

在多年行医生涯里，朱建华一直牢记着父亲的教诲，世上只有“不知”之症，没有“不治”之症。

作为医者，
需要穷尽一生去探索生命与自然的奥秘，
天地有情，
总会找到那些隐藏在大千世界中的治病救人的良药。

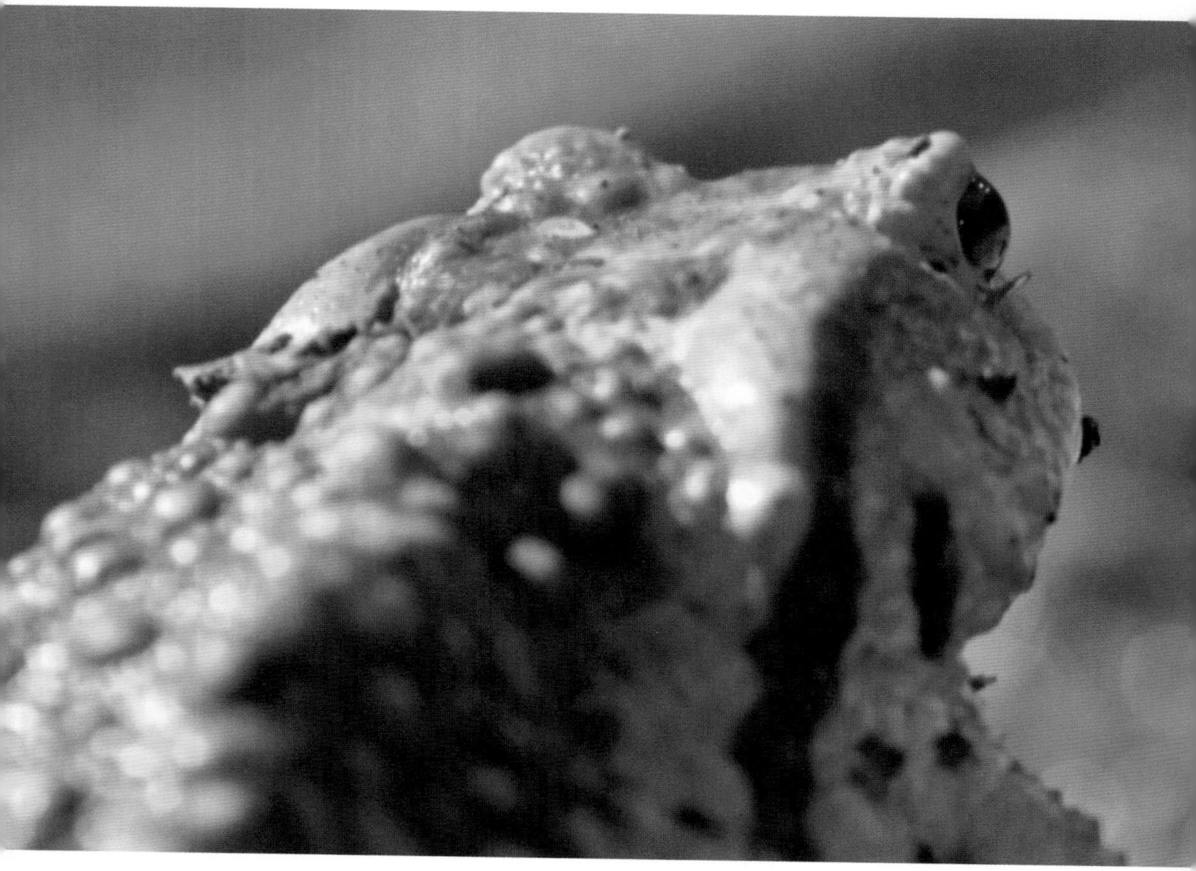

第四集 毒攻

上古神农尝百草，日遇七十二毒。人类对本草的认知体系，正是在一次次毒与药的分辨中建立完善起来的。

在高明的医者眼中，药物的毒烈特性也许正是某种顽疾的克星。药物毒物，宛如一枚硬币的两面；夺命救命，均在一念之间。

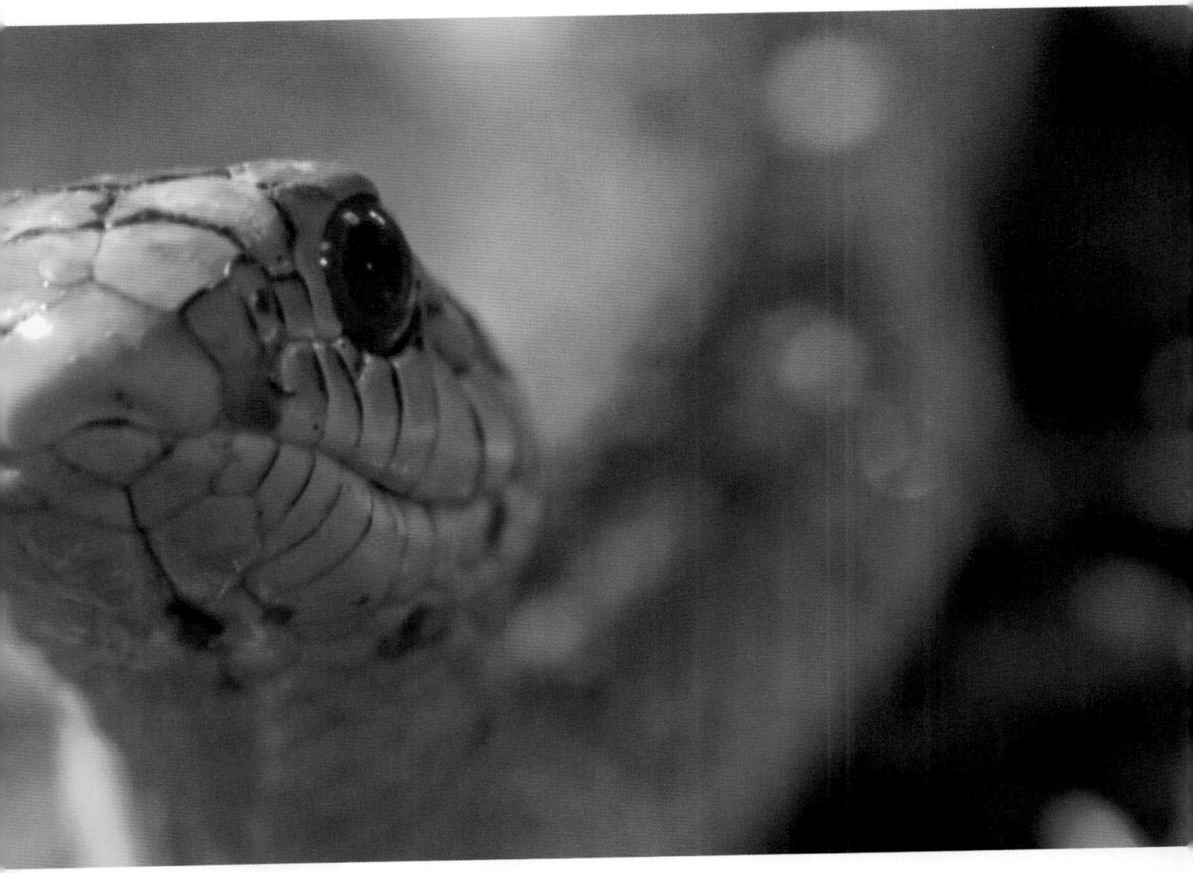

配伍 减毒

《中医方剂大辞典》1 000余首含有蟾酥的方剂中，牛黄是最常和蟾酥一起出现的药物配伍。牛黄中诸如牛磺酸一类的特殊活性氨基酸，可以通过改变心肌细胞异常的离子水平，减少蟾酥大剂量或者超量使用所导致的心律失常，从而保护心脏。

附子的炮制减毒

通过蒸制、煮制、炒制，经过水火既济的加工衍化，附子当中的乌头碱可分解为各种类型的乌头胺，不但原有的毒性大大降低，而且具有抗心律失常、调节血压、抗休克、抗寒冷及提高耐缺氧能力、保护心肌等作用。

化风丹中有毒药物的炮制

化风丹整体配方包含21种药材，涵盖了动物、植物、矿物、化学原料四大类，其中毒性药有6种，15种药材需要单独进行炮制。

佐太的制作

用水银和200种珍贵原料对8种金属和8种矿物经过特殊炮制加工，最终得到一种生产名贵藏药的主要原料——佐太，也被称为『众药之王』。

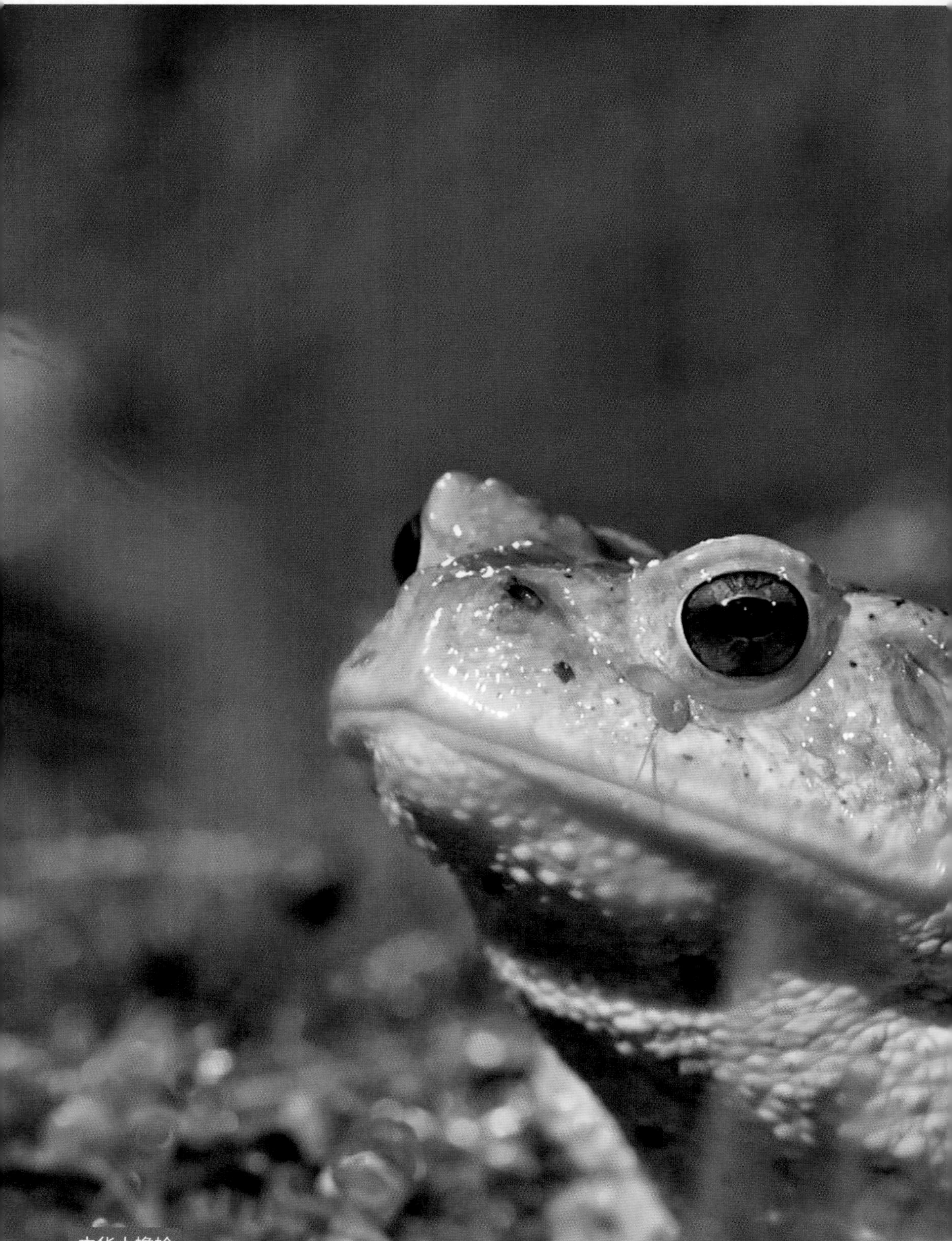
中华大蟾蜍

牛黄

黄牛或水牛的胆囊结石，又名丑宝，味甘性凉。《本草纲目》记载：『痘疮紫色，发狂谵语者可用。』

功效：清心，豁痰，开窍，凉肝，息风，解毒。

蟾蜍

《本草择要纲目》记载：『蟾蜍，土之精也，上应月魄而性灵异。穴土食虫，又伏山精，制蜈蚣，故能入阳明经，退虚热，行湿气，杀虫，而为疳病痈疽诸疮要药也。』

功效：解毒，止痛，开窍醒神。

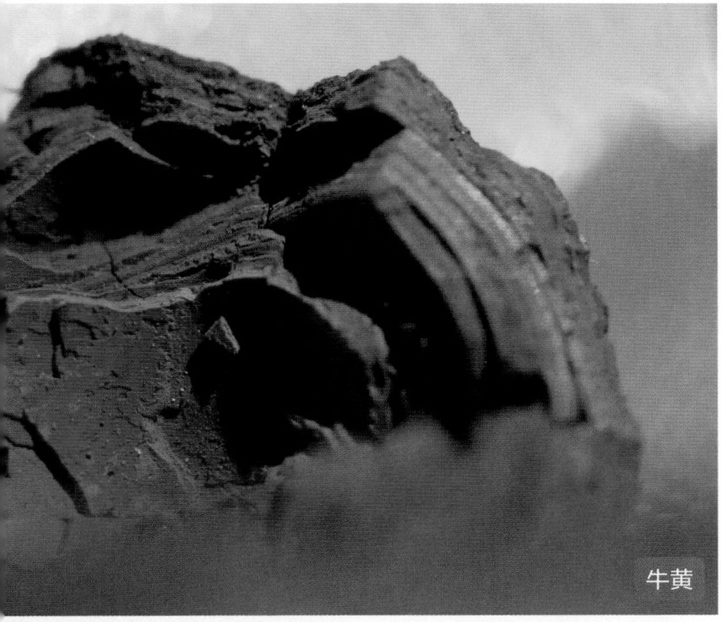

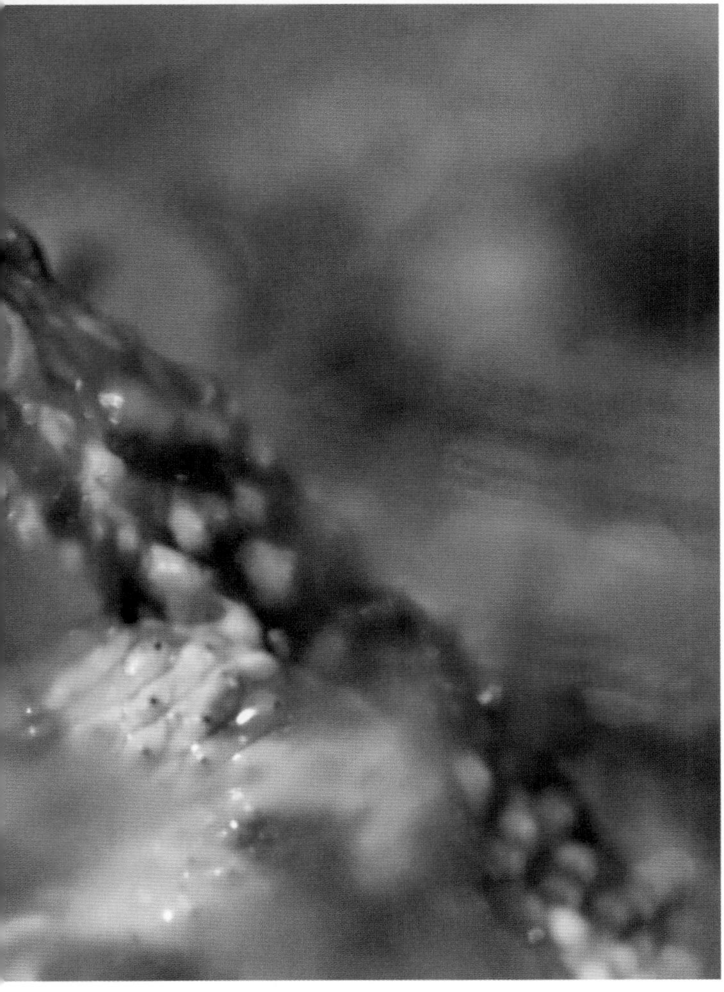

蟾酥

性辛温，有毒。归心经。
功效解毒，止痛，开窍醒神。
用于痈疽疔疮，咽喉肿痛，
中暑神昏，腹痛吐泻。

马宏跃
南京中医药大学教授

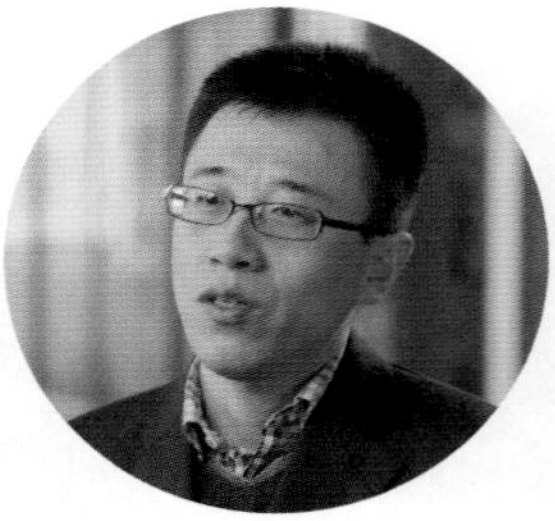

配伍减毒

自然的演化让每一个物种拥有各自的生存策略，对于隐蔽在草丛和池塘中的中华大蟾蜍而言，毒液则是一种最为有效的防御武器。

凭借绝佳的动态视力，蟾蜍的这一次捕猎轻松得手。

沉浸在饕餮大餐中的蟾蜍，丝毫没有察觉到危险正在一步步逼近。盯上它的是一条正在寻找猎物的王锦蛇。

一次力量悬殊的对决，蟾蜍似乎危在旦夕。

但是故事的结局却发生了逆转：看似弱小的蟾蜍潇洒地扬长而去，貌似强大的王锦蛇却只能望着它的背影兴叹。

危机四伏的自然界，无形的防御有时比尖牙利齿更具有威慑力。蟾蜍天生携带特殊的毒液，足以让王锦蛇麻痹甚至毙命，这也成就了一味与众不同的药材——蟾酥。

夏玉明兄弟经营着一家蟾蜍养殖基地，每年夏秋两季正是采集蟾酥的最佳时间。

提取蟾酥并不会伤及蟾蜍的性命，但是这些生龙活虎的中华大蟾蜍显然不会乖乖地束手就擒。

在正式提取流程开始之前，老夏首先打来井水，给竹篓中的蟾蜍洗个澡。耳后的位置就是蟾蜍全身毒液最集中的地方，用锡制的提取器力量适度地一夹，喷出的白色浆液正是让王锦蛇畏惧的毒液。

数万只蟾蜍才能刮取一千克左右的白色膏体，经过模具加工和充分晾晒，它们才能最终成为一片片棕褐色的蟾酥。

马宏跃：我们现在已经从中药蟾酥里面发现了近百种各种构型的甾烯类成分，包括数百种甚至上千种不同序列的肽和蛋白，可以缓解毒素引起的过度炎症反应。

江南地区自古乃温湿之地，传染性疾病容易大规模流行。在与疾病的对抗交锋中，古代医者以蟾酥、麝香、珍珠等六味药物配伍，研制出消炎解毒的良药——六神丸。拥有160多年历史的六神丸，其制作技术至今依然属于国家级别的绝密技术。

马宏跃：六神丸主治时疠白喉、烂喉丹痧、喉风喉痈。这些都属于烈性的传感病，死亡率非常高，所以在没有抗生素的年代，六神丸发挥了很大的作用。它的很多作用和蟾酥这味药材是密切相关的。

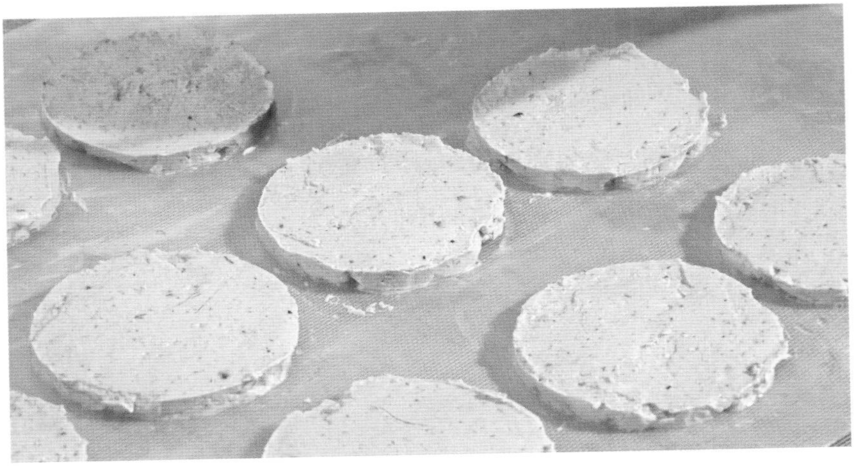

蟾酥加工与晾晒

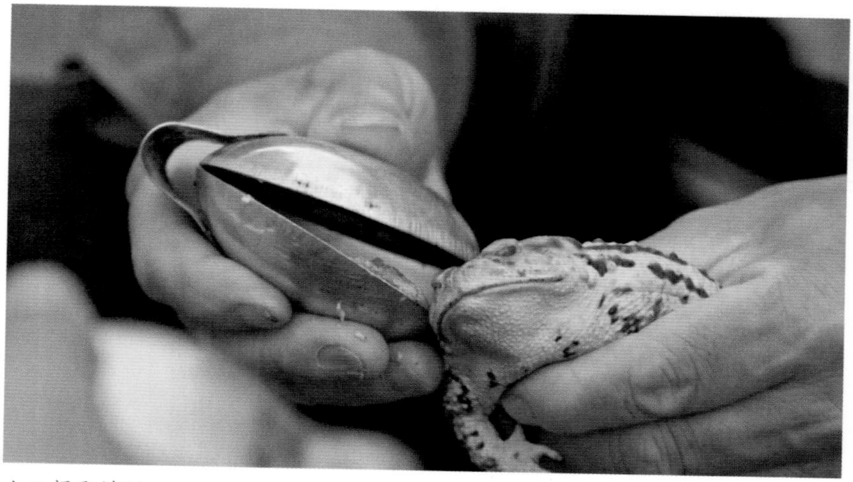

人工提取蟾酥

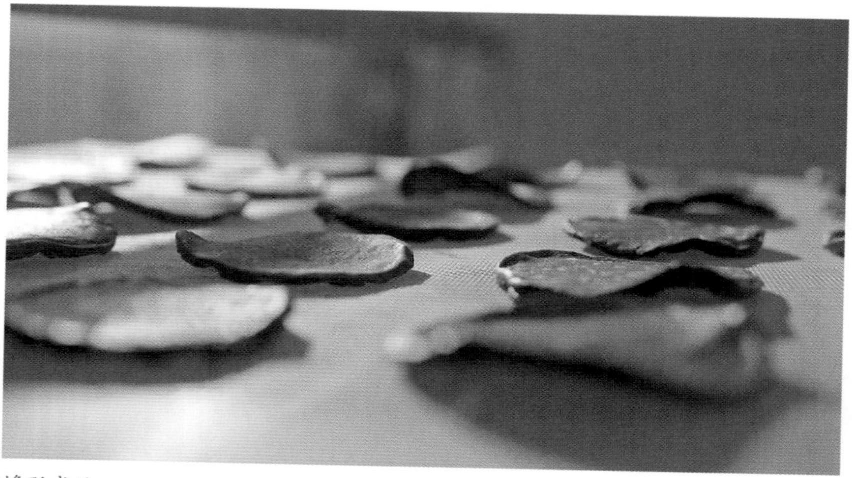

蟾酥成品

在马宏跃看来，含有蟾酥的六神丸，既要发挥有效药性，又要达到安全无害用药的目的，除了对药量的精准控制之外，通过组方配伍以减毒是最为常用的方法。

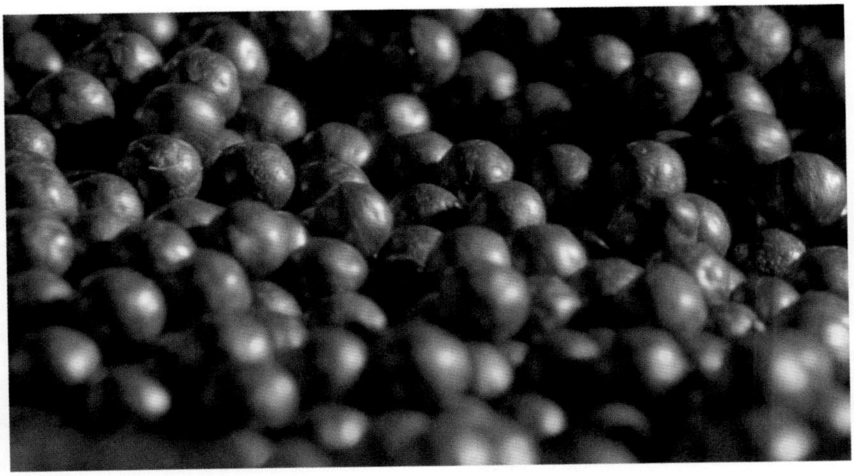

六神丸

马宏跃:《中医方剂大辞典》有十万余首方剂，我们进行检索，能够找到有1 000余首方剂里面是含有蟾酥的。我们发现非常有意思的一点就是，牛黄是最常和蟾酥一起出现的药物配伍。

牛黄，为黄牛或水牛的胆囊结石，又名丑宝，味甘性凉。《本草纲目》记载："痘疮紫色，发狂谵语者可用。"

马宏跃：牛黄中诸如牛磺酸一类的特殊活性氨基酸，可以通过改变心肌细胞异常的离子水平，减少蟾酥大剂量或者超量使用所导致的心律失常，从而保护心脏。

古代医者对于本草的认知来源于大量临床经验积累，以及从师父到弟子的口传心授。现代医学研究则可以在实验室中破解那些看似玄妙的奥秘。未来，这些徘徊在毒与药之间的本草，将为人类应对疾病提供更为安全有效的呵护。

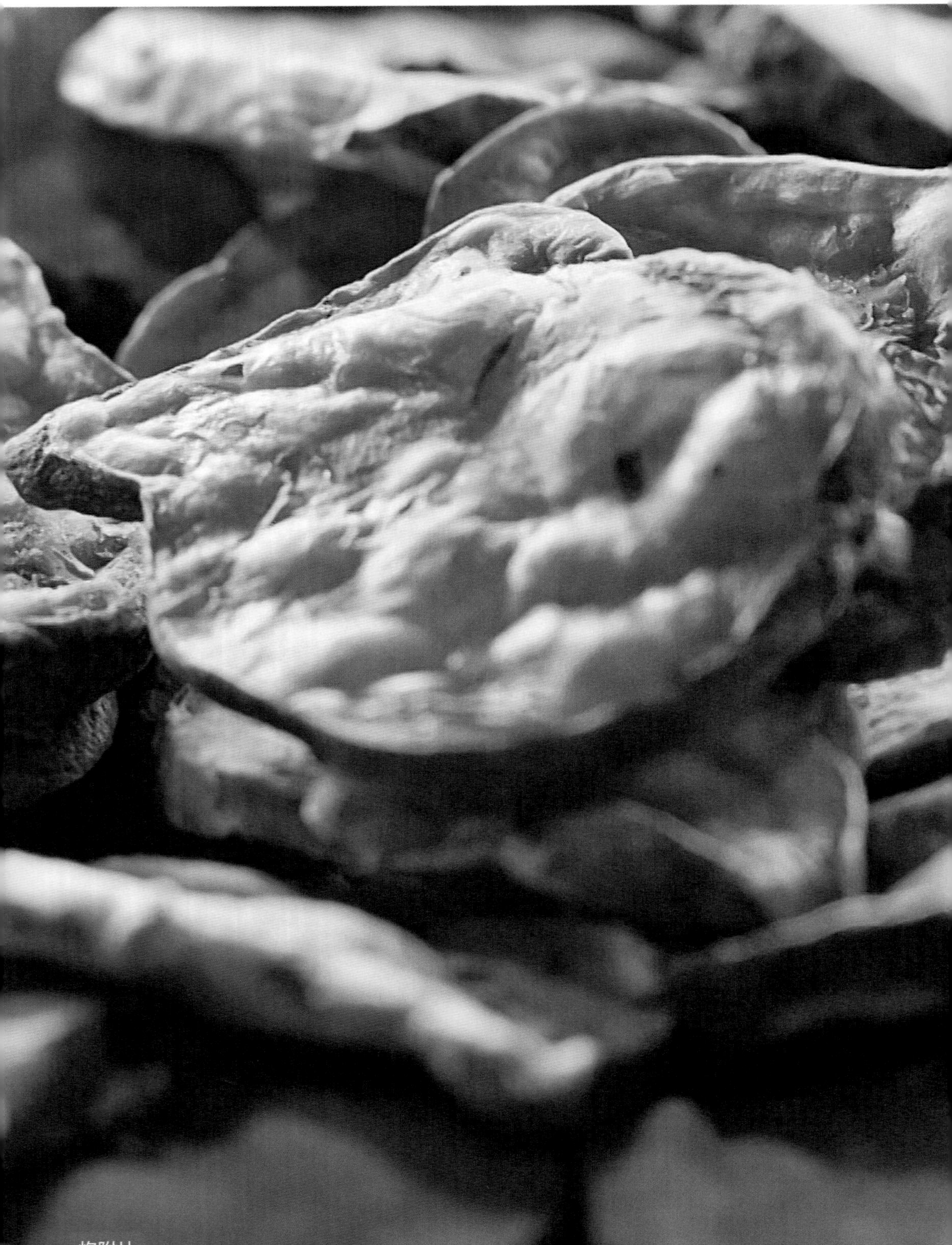

炮附片

附子

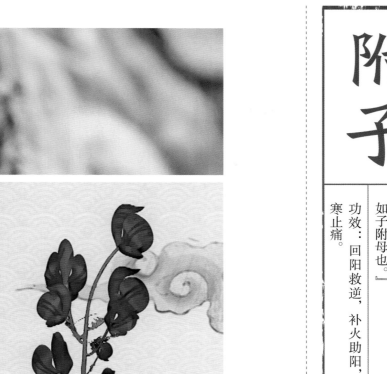

《本草纲目》记载：『初种为乌头，象乌之头也。附乌头而生者为附子，如子附母也。』

功效：回阳救逆，补火助阳，散寒止痛。

附子的毒性

附子中含有的乌头碱为剧毒成分，普通人服用生附子3到4克就会出现心慌、心悸症状。

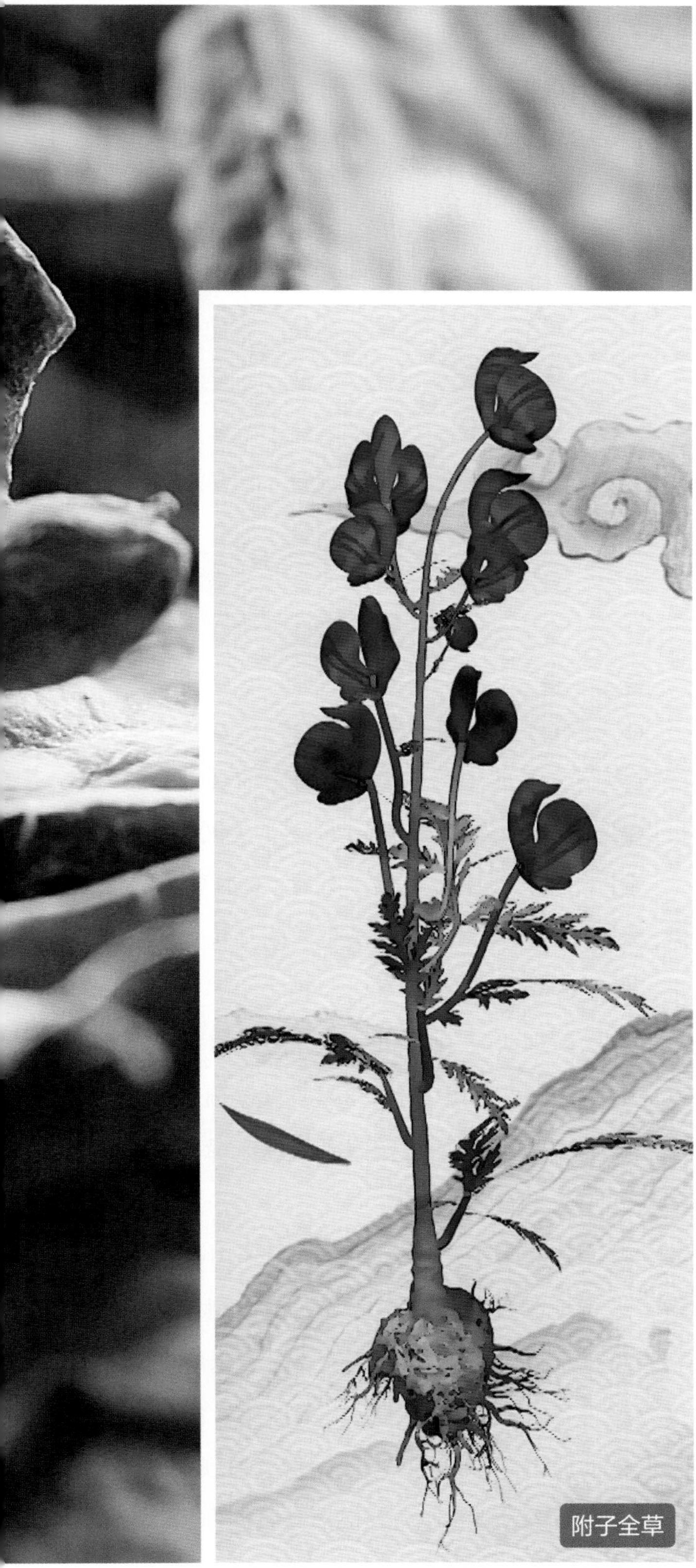

附子全草

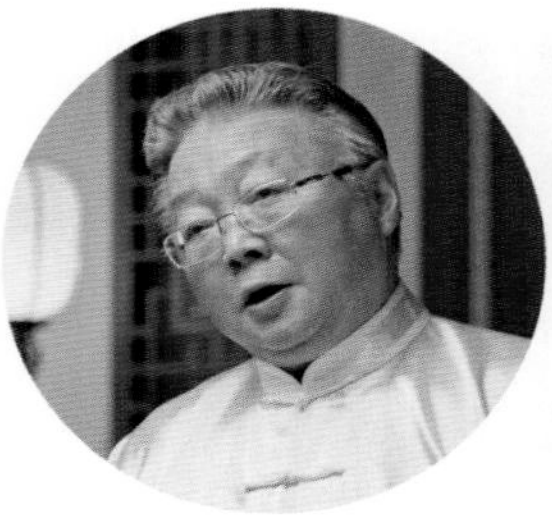

祖父吴佩衡在世时，以擅用附子治疗危重病患闻名乡里，人称『吴附子』，这一雅号传到吴荣祖已经接近一百年。

云南吴氏扶阳派第三代传人，全国名中医

吴荣祖

炮制减毒

伴随着一场细雨，寒气渐浓。在云南当地，用经过炮制去毒的中药材附子与羊肉一起炖煮食用，可以温中散寒，为阴霾的日子赋予了生气与温暖。

附子，味辛甘，大热，有毒。《本草纲目》记载：“初种为乌头，象乌之头也。附乌头而生者为附子，如子附母也。”

现代药理研究表明，附子中含有的乌头碱为剧毒成分，普通人服用生附子3~4克就会出现心慌、心悸症状。《中国药典》规定附子的临床标准用量最高不超过15克。

为了祛除附子之毒，历代医家采用各种方式对附子进行炮制以降低其毒性。无论蒸制、煮制、炒制，经过水火既济的加工衍化，附子当中的乌头碱可分解为各种类型的乌头胺，不但原有的毒性大大降低，而且具有抗心律失常、调节血压、抗休克、抗寒冷、提高耐缺氧能力及保护心肌等作用。

附子

味辛甘，大热，有毒。《中国药典》规定附子的临床标准用量最高不超过15克。

炮制减毒

通过蒸制、煮制、炒制，经过水火既济的加工衍化，附子当中的乌头碱可分解为各种类型的乌头胺，不但原有的毒性大大降低，而且具有抗心律失常、调节血压、抗休克、抗寒冷及提高耐缺氧能力、保护心肌等作用。

吴荣祖：附子有有毒的一面，同时也有有效的一面，能够管控它的毒性且发挥它的疗效的医生，就是高手。

这一天，患者吴丽萍再一次找到吴荣祖复诊，她所患的是一种极为罕见的病症——系统性硬化症，这是一种以局限性或弥漫性皮肤增厚或纤维化为特征的全身性自身免疫病。

吴荣祖：这个病目前可以诊断，但没有有效的治疗方法，可能会越来越严重，从皮肤、软组织的硬化，逐渐出现呼吸道、肺的硬化，最后发展到心、肝、肾的硬化，最终人就去世了。

在吴荣祖看来，吴丽萍属于中医典型的阳虚证，身体内寒气郁积，就像冬天的河水凝固成冰，必须借助热性药物把自身的阳气扶持起来，才能融化经年日久的寒冰。

吴荣祖：“阳气者，若天与日。”阳气就好像太阳一样。“失其所，则折寿而不彰，故天运当以日光明。”天地就靠日光来照亮，人就要靠阳气来支撑。

针对吴丽萍的症状，吴荣祖采用了东汉医家张仲景《伤寒论》中的四逆汤，附子、干姜、甘草配伍，为古今回阳救逆第一方。
附子辛甘大热，温肾壮阳，祛寒救逆；干姜辛温，与附子相配，可增强回阳之功；甘草温养阳气，缓和姜附燥热之性。在传统经方基础之上，吴荣祖加入吴茱萸散寒降逆，加入茯苓、桂枝、白术以补中健脾，为了增强扶阳效果，吴荣祖在常规用量的基础上加大了附子的剂量。

吴丽萍：我的第二次生命是他给的。没有他，我很可能早就不在这个世上了。

“附片”二字一气呵成，是吴荣祖自幼从爷爷那里学到的本领。每一次书写，他的心中都能够感受到自己身上的责任与担当。令他欣慰的是，39岁的儿子吴文笛已经继承起家族的传统，成为吴氏扶阳派第四代传人。

附子是一味药，但是它的谐音是父和子，一个父亲对一个儿子的传承，一个学术代代相传的传承的过程。

四逆汤方解

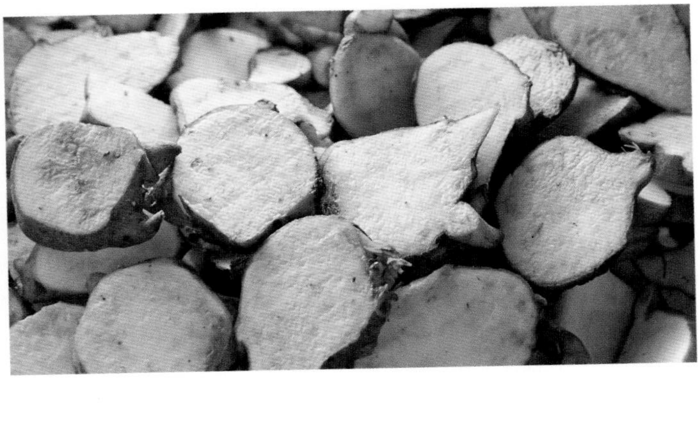

生附片

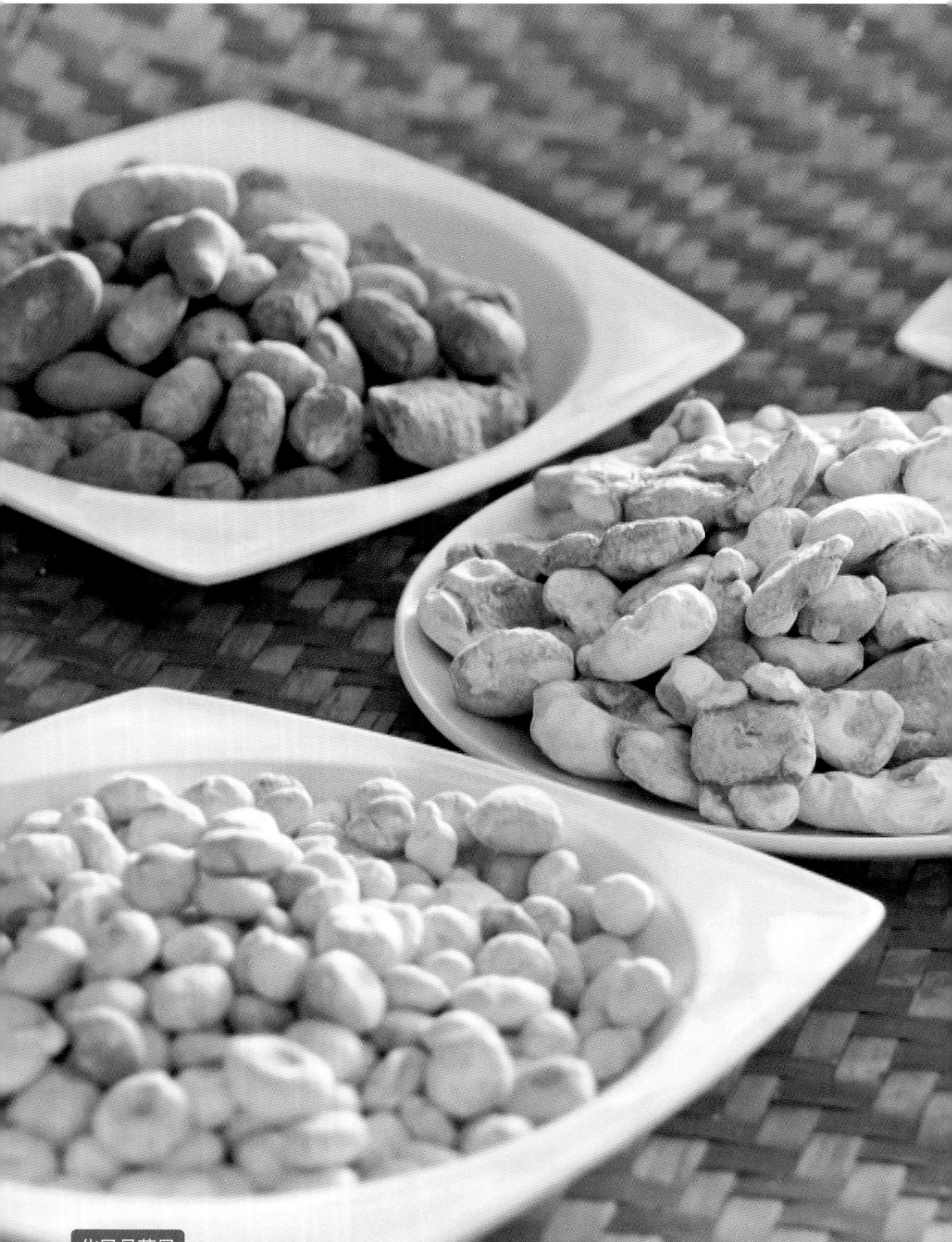

化风丹药母

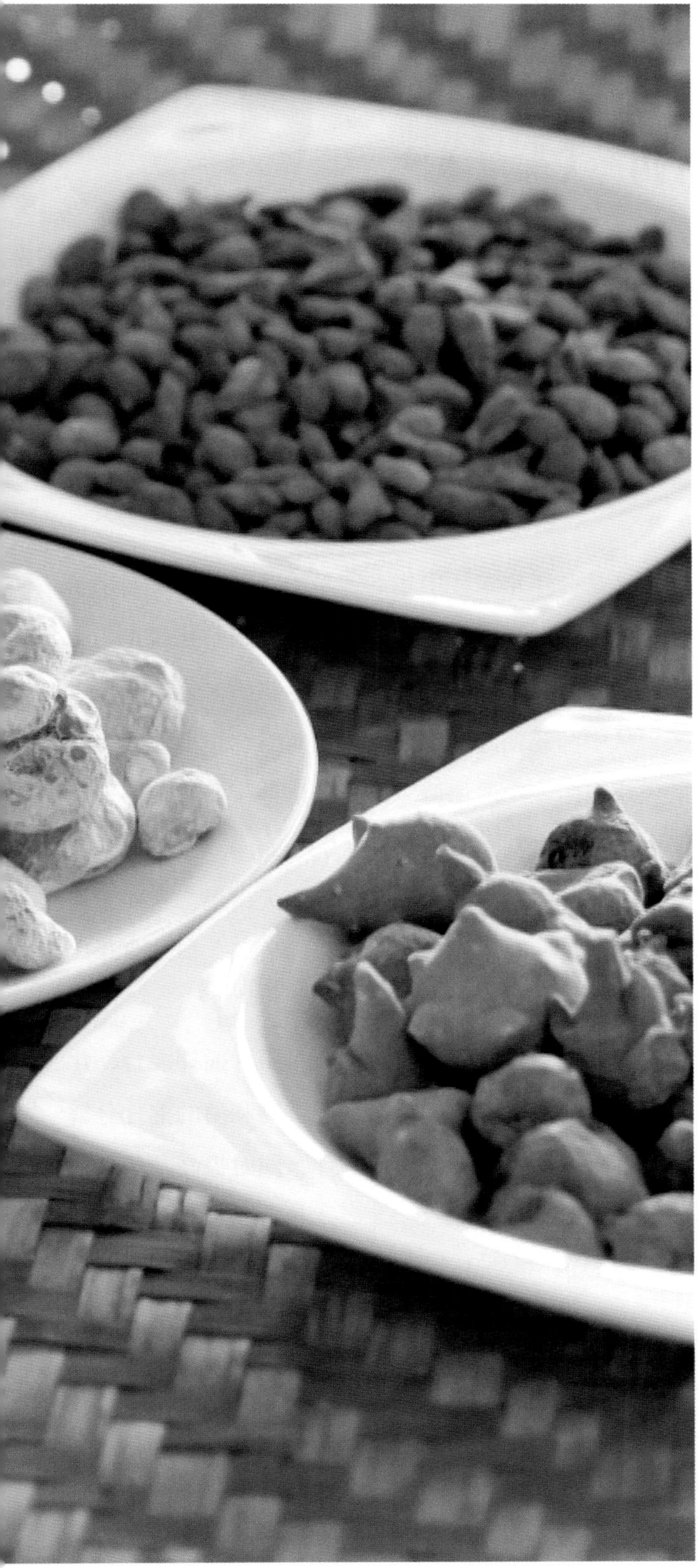

化风丹

化风丹整体配方包含21种药材，涵盖了动物、植物、矿物、化学原料四大类，其中毒性药就有6种，15种药材需要单独进行炮制。

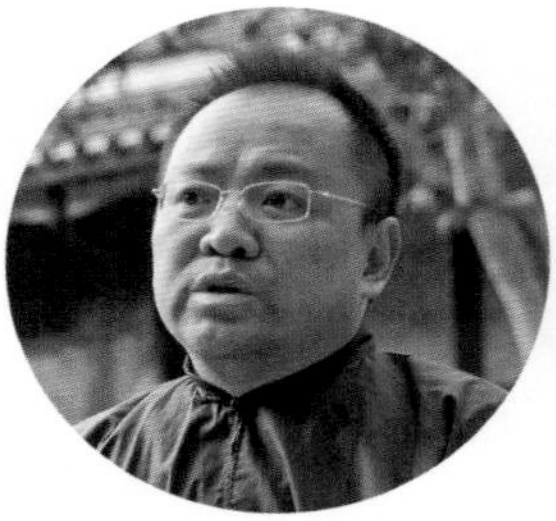

廖元和堂化风丹第十二代传人

化风丹技艺非物质文化遗产传承人

廖小刚

化风丹中有毒药物的炮制

又是一年年末，中华老字号的廖元和堂又迎来了新一批次的制药时节。廖小刚是廖元和堂化风丹的第十二代传人，也是化风丹技艺的非物质文化遗产传承人。从中国元朝起，廖氏先祖针对黔北川南民间多发的风痰痹阻、中风偏瘫、癫痫失语等疾病，苦心孤诣研制出中药丸剂——化风丹。

半夏、川乌、白附子、郁金和天南星，这些看似普通的药材，其中有四种含有毒性成分，但却是化风丹组方之君药，也称药母。

将五种药材研磨成粉，倒入牛胆汁搅拌混合，化风丹借鉴白酒发酵工艺，通过微生物和酶的催化分解作用，降低植物本身天然的毒性，同时提高其药性。

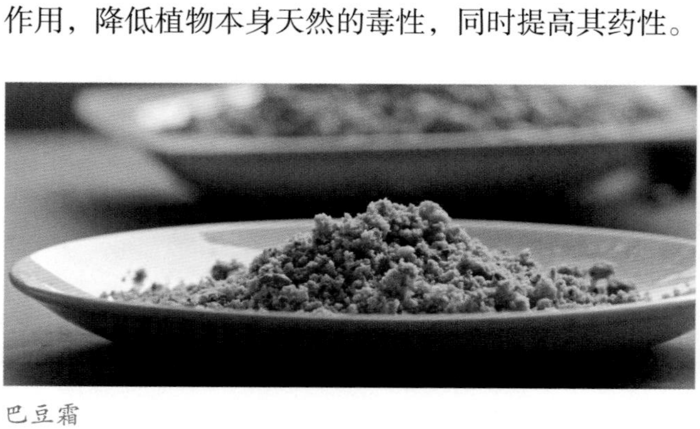

巴豆霜

化风丹药母的炮制

将半夏、川乌、白附子、郁金和天南星五种药材研磨成粉，倒入牛胆汁搅拌混合，通过微生物和酶的催化分解作用，降低植物本身天然的毒性，同时提高其药性。

巴豆的炮制

将去壳之后的巴豆捣碎榨干，用吸油纸包裹后用重物压制，如此反复七八次。

朱砂的炮制

朱砂在炮制过程中不可加热，否则会增加氧化效果，使原有的毒性不降反升，必须采用传统炮制中的水飞法。

廖小刚：发酵的过程在中药炮制里面是比较稀有的，我们通过牛胆汁把这几味药发酵，这个叫药母，是化风丹所独有的，可以说是大方里面的一个小处方。

三个月后，发酵成功的药母终于出缸了。接下来需要将其搓成球状，静置阴干，再放入用棕榈树皮做成的袋子中慢慢风干。

作为组方核心部分的药母，可以强劲地激发人体自身的排毒功能。化风丹整体配方包含21种药材，涵盖了动物、植物、矿物、化学原料四大类，其中毒性药就有6种，15种药材需要单独进行炮制。

廖小刚：从古至今中国有一个理念，就是治重症需要猛药，廖家的老祖宗几百年前就想到了要用一些家族特有的炮制方法、一些特殊的制作工艺，来制作这个成品。

那些普通人闻之色变的毒物，最终经过炮制变身成为济世活人的良药，廖小刚从小到大都在耳闻目睹这样的故事，对他而言，那些毒物并不可怕，相反却有一种亲切感。

巴豆霜，是中草药巴豆榨出巴豆油之后的残余成分，可以将人体内的毒素更为有效地排出体外。

巴豆，性味辛温，有大毒。《本草纲目》记载："此物出巴蜀，而形如菽豆，故以名之。"

将去壳之后的巴豆捣碎榨干，即使是常年制作化风丹的廖小刚父子，在每次炮制之前都必须做足准备工作。

廖小刚：我们在做巴豆霜的时候，如果不小心溅到脸上，就会导致脸肿、眼睛肿，所以从剥巴豆开始，就要在手上、脸上不停地擦豆浆。

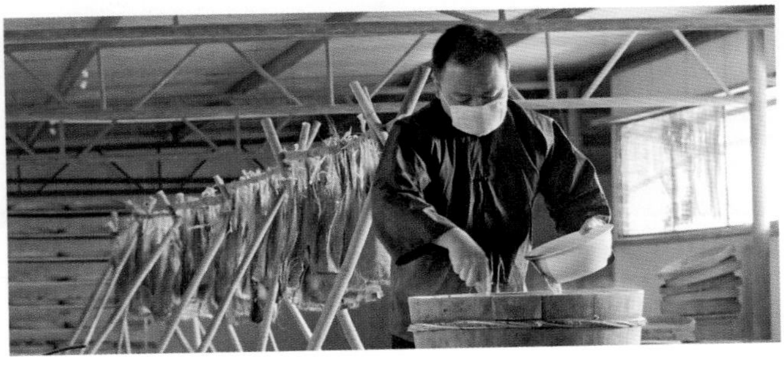

巴豆霜的制作

为了让巴豆油脂降低到可用范围，捣碎的巴豆粉末还需要用吸油纸包裹后用重物压制，如此反复七至八次，炮制过程才算真正完成。

水飞朱砂

经过几十道工序的化风丹终于成型，这个时候需要在药丸的外表加上一层包衣，也就是将研磨好的药粉包裹在粗加工的素丸上。包衣的组成也是两味药材——朱砂和麝香。

朱砂在炮制过程中不可加热，否则会增加氧化效果，使原有的毒性不降反升，必须采用传统炮制中的水飞法。

廖小刚：我们要用药碾子把朱砂矿碾细，研磨到非常细的时候加水，然后把它倒在水里面不停地搅动，使轻的物质浮上来、重的东西沉下去。

如此研磨水飞的过程需要重复三次以上，直到将不溶于水的毒性物质完全沉淀过滤，这种传统工艺可以有效分离微米级药物颗粒。

廖小刚：朱砂进入人体可以安神镇静，缓解躁动，让人安静下来。麝香是干什么的呢？通窍，打通经络。先通过朱砂安神、镇静，然后麝香进入身体里面，把经络打通。

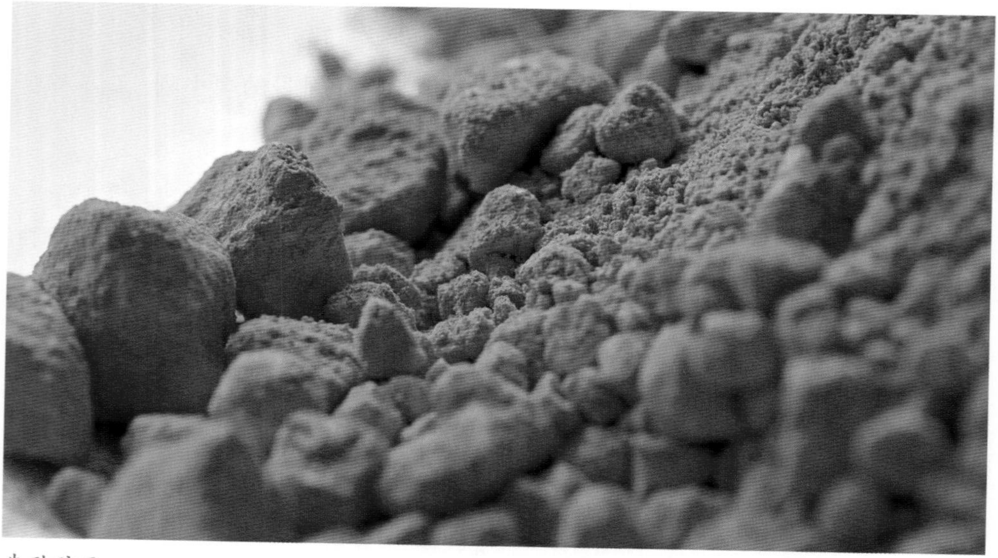

朱砂矿石

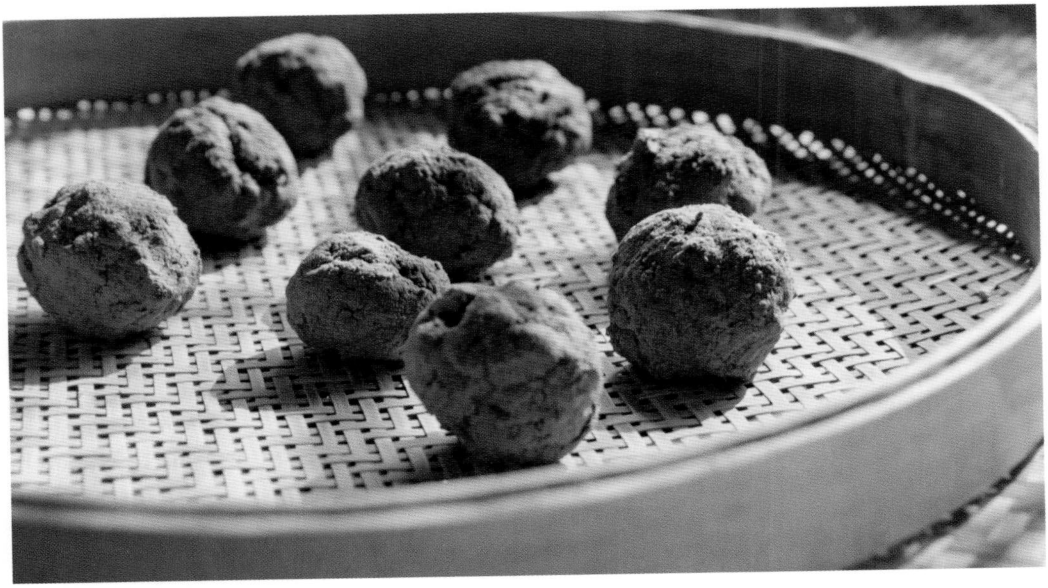

化风丹药母静置风干

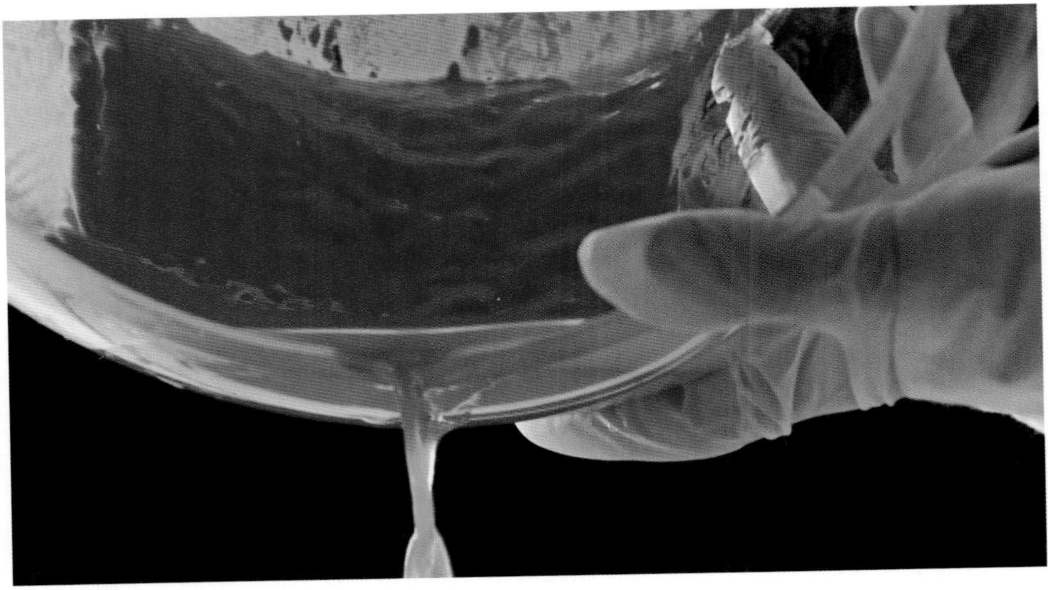

水飞朱砂

佐太

在藏医药中，用水银和200种珍贵原料对8种金属和8种矿物经过特殊炮制加工，最终得到一种生产名贵藏药的主要原料——佐太，也被称为『众药之王』。

临床应用

佐太粉末可以用于制作传统藏药中治疗消化道、心脑血管和神经系统疾病的四大珍宝药——坐珠达西、仁青常觉、仁青芒觉、七十味珍珠丸。

国医大师

尼玛（1933—2022）

主任医师，从医60余年，著名藏医药学家

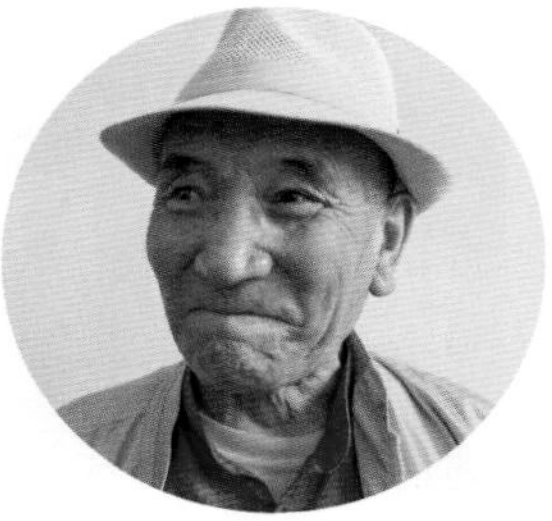

佐太的制作

位于青海湖边的曲什那村，一次节日般隆重的欢迎庆典即将举行。年逾八旬的尼玛被评选为第三届国医大师，这让全村人无比骄傲。和每一次回到村里一样，慕名而来的求医者挤满了尼玛的家，而老人哪怕是劳顿了一天，也从不拒绝。

被人们敬仰的尼玛，不仅医术高超，而且掌握着藏药中最顶级的一种炮制技艺——神秘的水银洗炼法。

公元8世纪，藏医大师宇妥·云丹贡布编著了《四部医典》这本著名的藏医药经典，第一次记载了用水银加工药物的方法。诵读《四部医典》不仅可以熟悉医药理论，也能帮助药工们战胜对水银的恐惧，专心于做药。

水银又名灵液，姹女，《本草纲目》记载“水银乃至阴之毒物，因火煅丹砂而出，其状如水似银，故名水银。水银是化学元素汞的俗称，是常态下唯一以液态存在的金属。

在藏医药中，用水银和200种珍贵原料对8种金属和8种矿物经过特殊炮制加工，最终得到一种生产名贵藏药的主要原料——佐太，也被称为“众药之王”。因为水银洗炼的特殊性，所有的工作都在严格封闭的车间里进行。多吉和他的同事已经一个多月没有回家了。

制作佐太的原料

青海省藏医药研究院，人们正在通过实验制定八金八矿的制作标准。裁剪成3厘米见方的黄铜片，涂抹上特殊的敷料，再用纱布包裹好，放入装有木炭灰的坩锅中，一层层用炭灰隔离，用泥土密封，进行煅烧。

几天之后，小心翼翼地打开纱布，刮去敷料，原本坚硬而有韧性的金属变得松脆，随意就能掰碎，并碾磨成粉。

按照类似方法，金、银、红铜、铁、锌、铅、锡都可以煅烧成灰，成为制作佐太的原料。

50多天过去，多吉和同事们即将完成佐太的炼制。细致的过筛晾晒之后，由200多种珍贵原料制作而成的佐太粉末就要接受最后的考验。

这是尼玛第38次制作佐太，他将按传统方式作出鉴定。

（浮力测试）：含有水银的话，不可能浮在水面上，肯定会沉下去。

充分炼制后的粉末不再含有比水重的金属水银，毒性被去除。

佐太粉末将用来制作传统藏药中治疗消化道、心脑血管和神经系统疾病的四大珍宝药——坐珠达西、仁青常觉、仁青芒觉、七十味珍珠丸，那些原本没有生命的矿物终将以一种特有的方式进入人的生命旅程。

在没有现代实验手段的古代，人们不惜以身试毒。随着生物科技的发展，今天的医学工作者们用更安全有效的研究方法进一步破解自然界的密码，为获取人类的健康创造更多的可能。

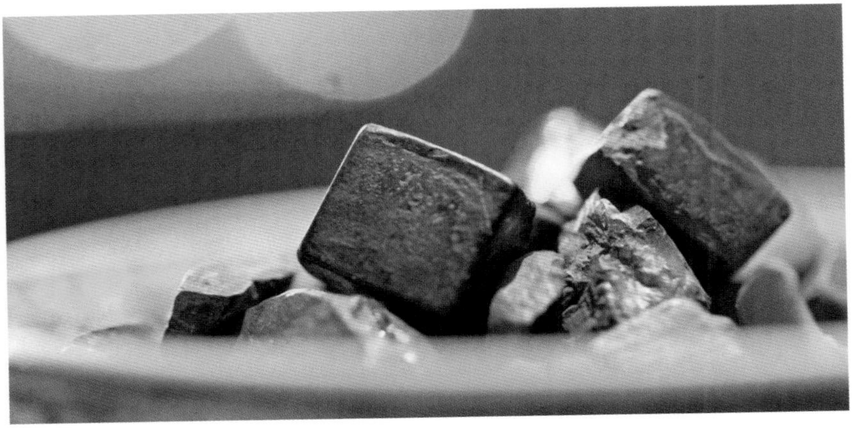

佐太

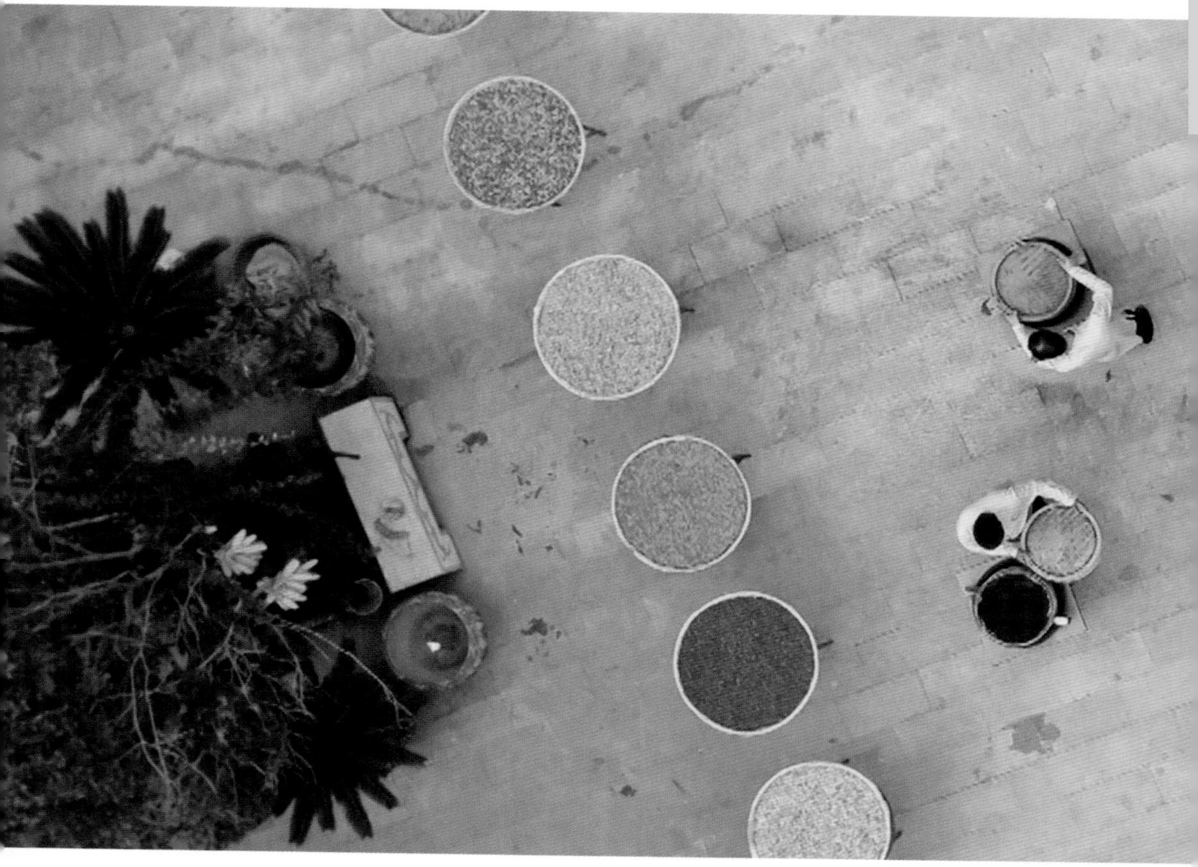

第五集 搭档

人有七情六欲，本草亦如是。

中药临床配伍，有单行、相须、相使、相畏、相恶、相反、相杀，此为药之七情。每一味药材，都像是一个鲜活的生命，有着彼此不同的秉性偏好。远隔千山万水，往往却能在一剂济世良方中成为最合拍的搭档。

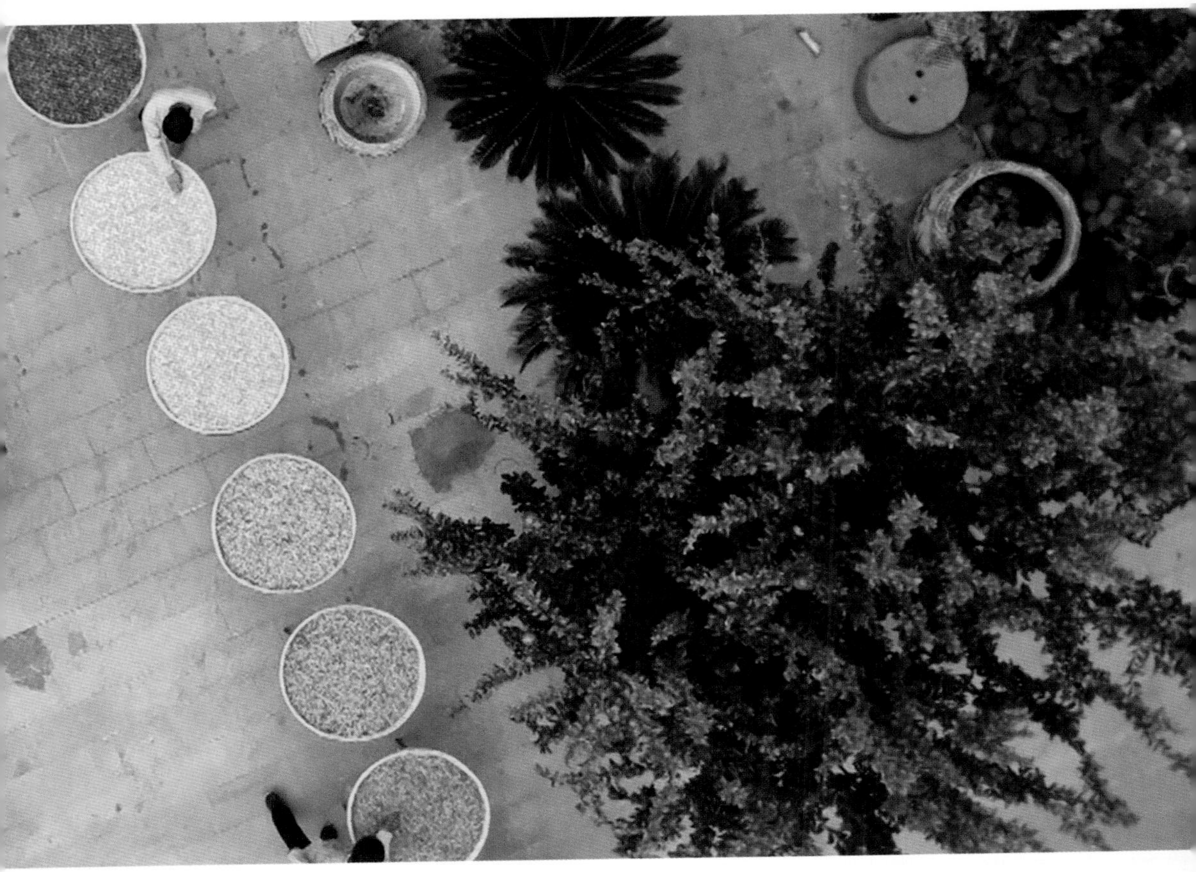

全蝎、白僵蚕

通络、祛风、止痛的全蝎，须配伍另一味虫药——僵蚕，治风化痰，散结行经，才能达到理想的治疗效果。

女贞子、旱莲草

女贞子冬至前后采摘，秉天地至阴之气；旱莲草夏至前后采摘，承天地至阳之气。两药合用，补腰膝，壮筋骨，强阴肾，乌髭发。

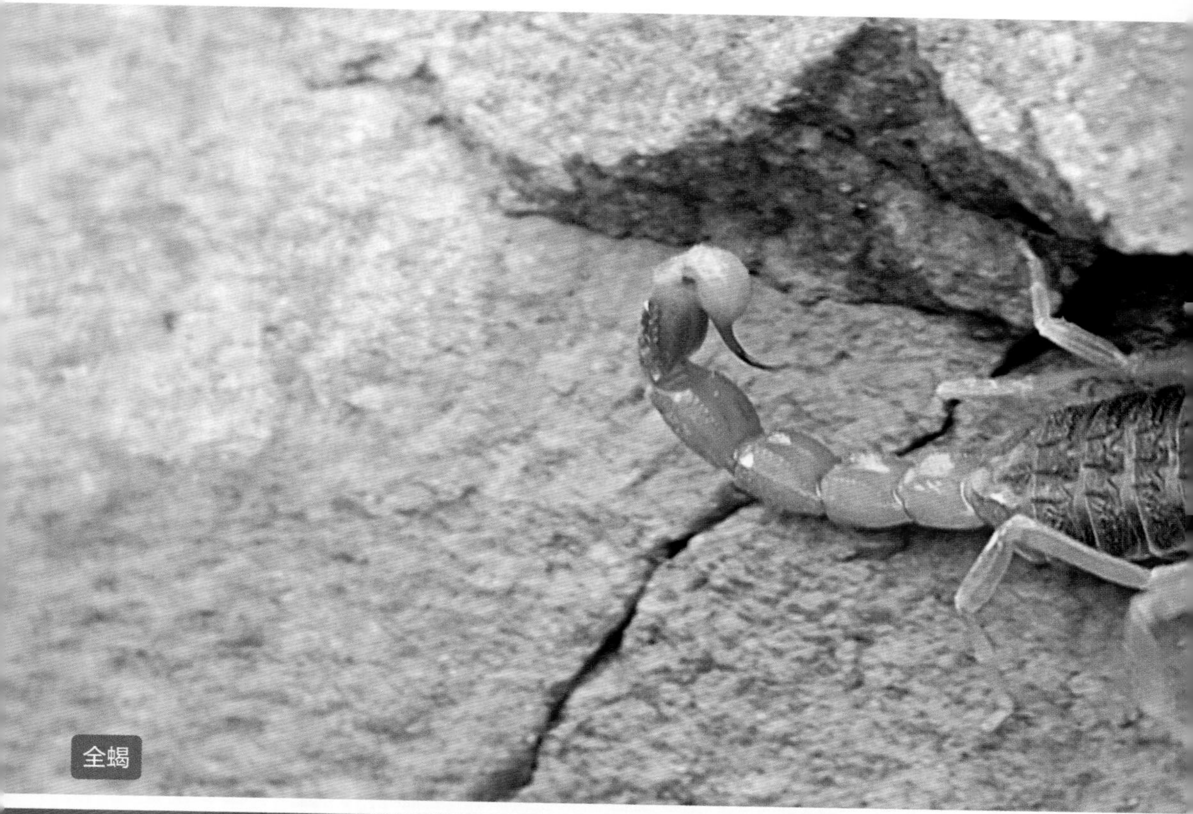
全蝎

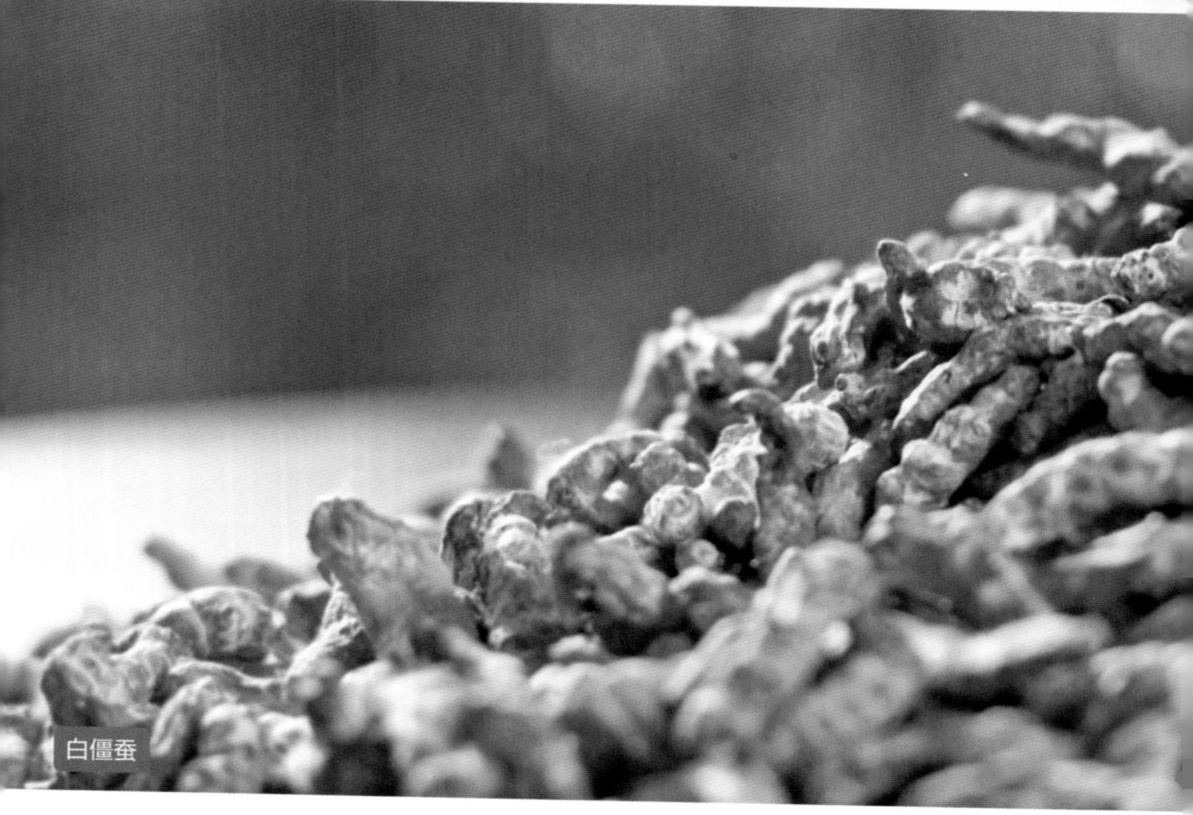
白僵蚕

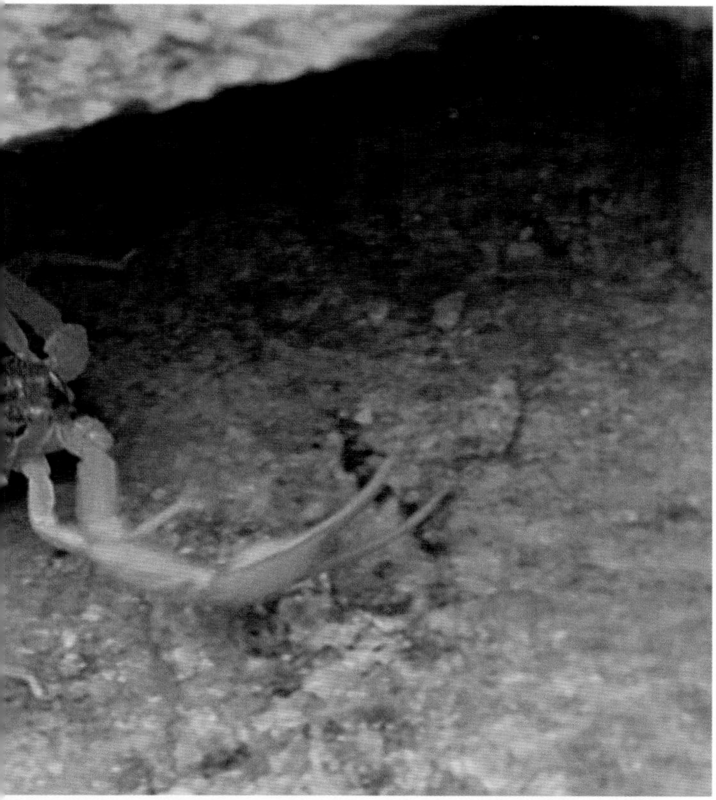

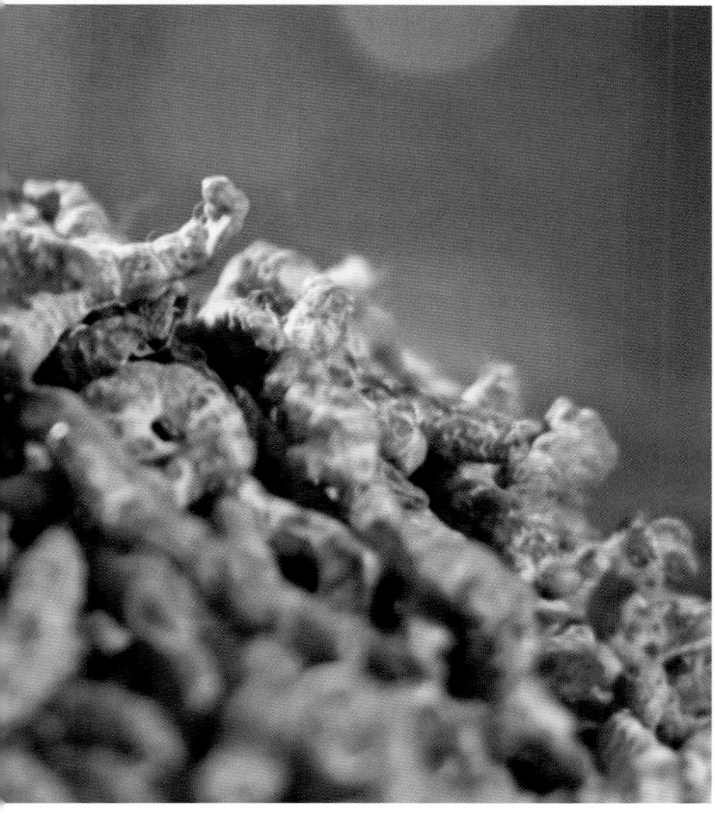

全蝎 白僵蚕

通络、祛风、止痛的全蝎，
须配伍另一味虫药——僵蚕，
治风化痰，散结行经，
才能达到理想的治疗效果。

全蝎

全蝎，又名主簿虫、杜白，全虫入药，《本草纲目》记载：蝎产于东方，色青属木。蝎乃治风要药，俱宜加而用之。

功效：息风镇痉，通络止痛，攻毒散结。

白僵蚕

白僵蚕，又名僵蚕，天虫。《本草纲目》记载：僵蚕，蚕之病风者也。治风化痰，散结行经，所谓因其气相感，而以意使之者也。

功效：祛风定惊，化痰散结。

松山峪，燕山南麓一座安静的小山村，时值盛夏，草丛中一种凶险的毒虫也到了最活跃的时候。

55岁的乔永珠带着儿子、孙子一起上山捉蝎。跟蝎子打了三十多年交道的乔永珠对蝎子的生活习性已经了然在胸。

蝎子习惯昼伏夜出，但是雨过天晴后的蝎子一定不会继续停留在潮湿的洞穴里。

这是在中国大陆最常见的东亚钳蝎，每年的七八月是东亚钳蝎求偶产子的时节。

一只雄蝎终于找到了心仪的雌蝎，它用触肢把雌蝎拉到僻静的处所，然后雄蝎触肢的钳会夹着雌蝎的钳，彼此拖来拖去，这样的求偶行为可持续数小时，甚至数天。

雄蝎的一生只能交配两次，雌蝎每受精一次，可连续生育4年，直到生命结束。

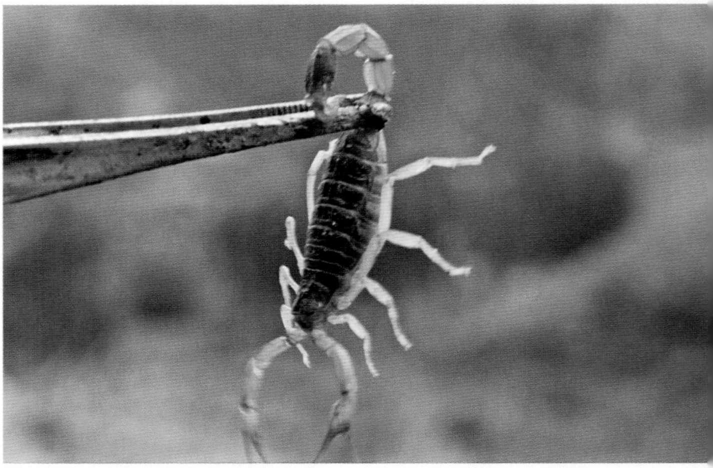

全蝎

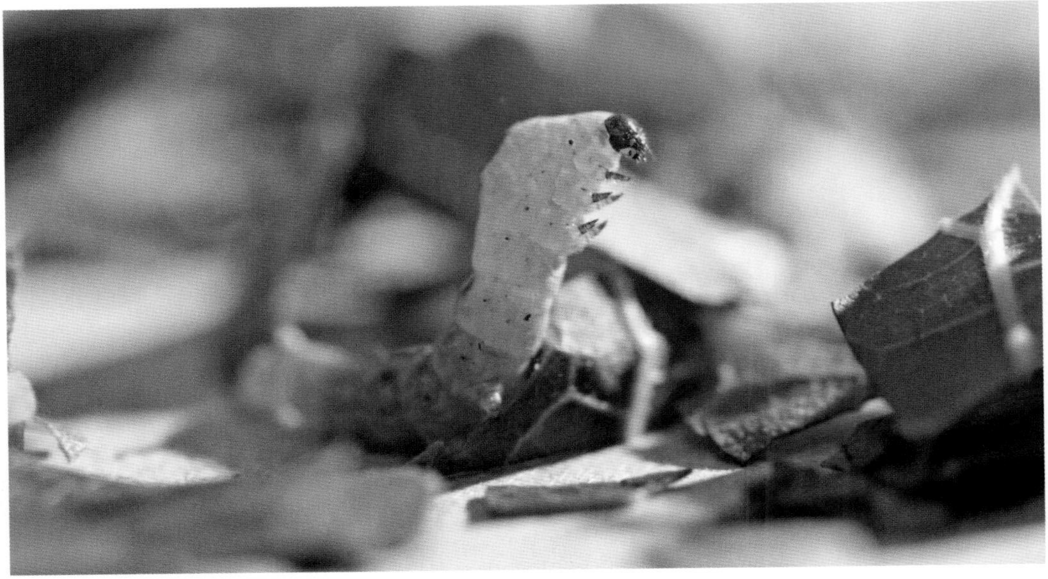

蚕

夏季入伏后，平均气温高达35℃以上，受精后的雌蝎迎来了分娩时刻。

刚刚出生的幼蝎，不到几分钟，就会顺着母亲的附肢爬上母亲的后背，在这里经历大约一周的摇篮生活之后，幼蝎就可以脱离母体独立生活了。

在人们的常规认知中，蝎子是一种残忍好斗的动物，藏有剧毒的尾刺是身体的最末节，也是蝎子身上最凶险的部位，蝎子的毒液就是从尾刺的尖端射出的。

相对蝎子迅猛的动作来说，它的进食仪态却极其温和，眼前的这只小昆虫，进餐过程足足持续了六小时。蝎子是食肉动物，土鳖虫、蟋蟀、小蜈蚣都可以成为它的盘中餐。

乔永珠一直在等待着合适的捉蝎时间，刚刚生产完幼仔的蝎子，体内已经放空，此时是最佳的入药时机。

一上午的时间，乔永珠祖孙三人就捕获了数十只蝎子。

把捕捉到的蝎子清洗干净，放入沸水中熬煮，然后加入食盐，等到蝎子肚子完全瘪下去之后，捞出冲洗晾干，至此，一种山野中的毒虫已经变身成为一味息风通络的良药。

70岁的杜和颂，退休前在安徽合肥一家电力设计院工作。2017年年初，他突然感到头晕、手麻、胸闷，尤其是胸前区有强烈的紧束感。考虑到自己多年的高血压病史，杜和颂不敢掉以轻心，立即到医院检查。

杜和颂：**做了心电图检查，说我下壁心梗。就是说我这个心梗的位置是偏低的，如果高的话，就可能很危险了。**

心肌梗死是冠状动脉血供急剧减少或中断，引起相应的严重而持久心肌急性缺血性坏死的现象。

医生：**中医认为心肌梗死属于心痹，所以治疗的时候，就是滋水涵脉、通阳化痰、逐痹通脉，这三种方法要综合地加以运用。**

心肌梗死原理

针对杜和颂的病情，医生采用传统经方“瓜蒌薤白白酒汤”，这个方子出自东汉张仲景《金匮要略》。

在原方主药瓜蒌、薤白基础上，医生加入降香、丹参，以通血脉、祛瘀阻，此外辅以干地黄、夏枯草、天麻镇肝潜阳，最后的画龙点睛之笔，是医生加的三味药：葛根活血通脉，全蝎息风通络，僵蚕化痰散结。

医生：我最后加了三味药，其中有一对药对，就是全蝎和僵蚕。根据我多年的临床应用，也根据新安王氏内科几代医家的临床应用情况来看，它是一个解决心血管和脑血管病变非常好的药对，是一个经典的药对。

新安医学植根于深厚的徽文化，新安理学、徽州书院、徽派建筑、歙砚徽墨等等，古徽州人创造了令人惊叹的文化奇观。

数百年来，这里儒医辈出，所谓“天下名医出新安”，在歙县，父子相袭、兄弟相授、祖孙相承、世代行医的情况比比皆是。王氏内科起源于清嘉庆道光年间，如今已传承至第六代。

中医开方，尤为注重药物之间的配伍。同一味药与不同的“伙伴”组合，药效或许完全不同，为了让一味药更好地发挥药效，往往需要给它找个合适的搭档，组成“药对”。

在医生的药方中，通络、祛风、止痛的全蝎，须配伍另一味虫药——僵蚕，才能达到理想的治疗效果。

医生：全蝎有很好的疏通作用，它缓解痹阻不通的功效是非常突出的。胸闷、气短、心前区憋闷疼痛这些症状都是痹阻不通所导致的。气机不通、气血不畅都是因为痹阻。为什么要用僵蚕呢？因为它有很好的化痰散结作用，所以它有利于痹阻不通的病变改善。

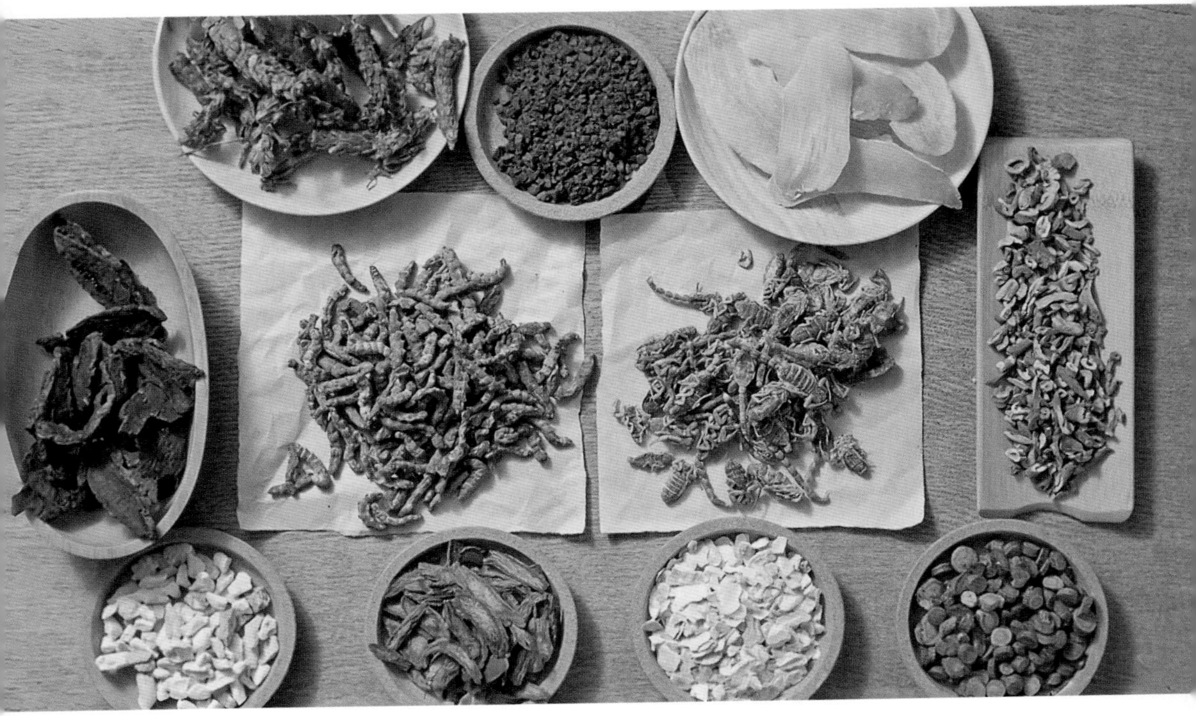

瓜蒌薤白白酒汤加味

位于浙江湖州的南浔古镇，这些造型典雅的深宅大院、亭台楼阁，还能让人依稀想象出当年的繁华胜景。明清时期，南浔就是著名的丝绸重镇。

生产丝绸，当然离不开这种天赐神虫——蚕。中国是世界上最早开始养蚕、缫丝和织绸的国家，然而蚕对人类的贡献远远不止于此。

刚刚孵化出的蚕，身体呈褐色或黑色，形如蚂蚁，因此被称为蚁蚕。蚁蚕孵出后几小时，就可以进食桑叶了。

用羽毛笤帚扫下蚁蚕，轻轻移到蚕座上，这个过程称为收蚁。蚕宝宝的食量很大，长得极快，体色也逐渐变淡。

几天后，蚕宝宝食欲消退，头胸部昂起，不再运动，进入了休眠期。睡眠中的蚕即将迎来蜕皮，蜕皮后的蚕宝宝就进入了下一个龄期。

在完全成熟之前，蚕宝宝一共需蜕皮四次，长到五龄，历时二十多天，之后才能吐丝结茧。

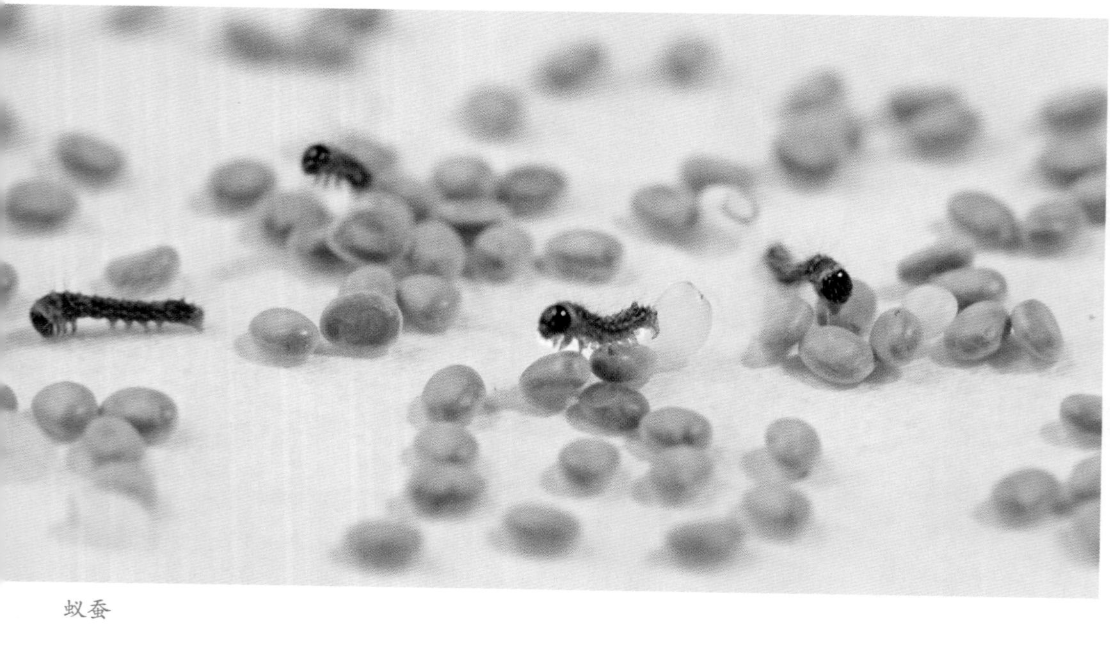

蚁蚕

伴随秋季来临，气温下降，在江南湿润的气候条件下，一种名叫“白僵菌”的细菌悄悄滋长，当蚕宝宝长到四五龄时，很多免疫力弱的幼蚕就会感染“白僵菌”死亡，从而形成一味名贵的中药材——白僵蚕。

要让自然成形的僵蚕成为良药，还需要古法的炮制技艺。将麦麸放入锅内，待升温冒烟后，放入白僵蚕进行炒制，等僵蚕颜色从白色变为黄色时，盛出筛去麸皮，这就是中药炮制中的“麸炒僵蚕”。

现代医学研究认为，白僵蚕主要成分有蛋白质、脂肪，以及大量草酸铵、白僵菌干菌丝等，具有抗惊厥、抗凝、催眠、抑菌等作用。

而蝎子的毒液含多种蝎毒素，对中枢神经系统、心血管系统等有相应的改善和保护作用。

天地万物，本草生灵，一切似乎都在冥冥中被莫名的因缘所牵引。当南北相隔1 200公里的全蝎与僵蚕相遇，它们就成为医者手中绝佳的搭档。

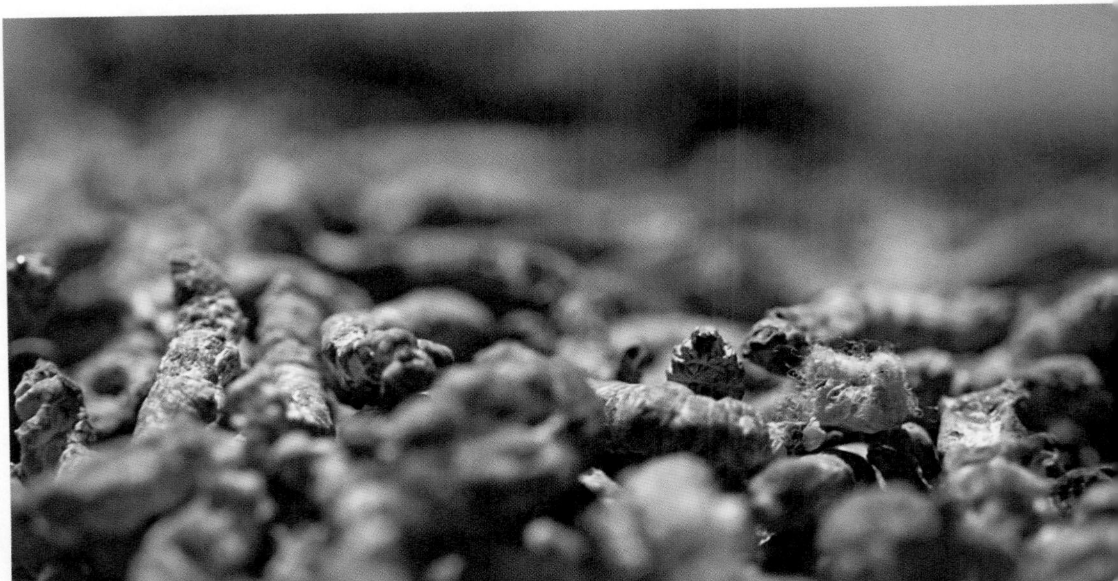

麸炒僵蚕

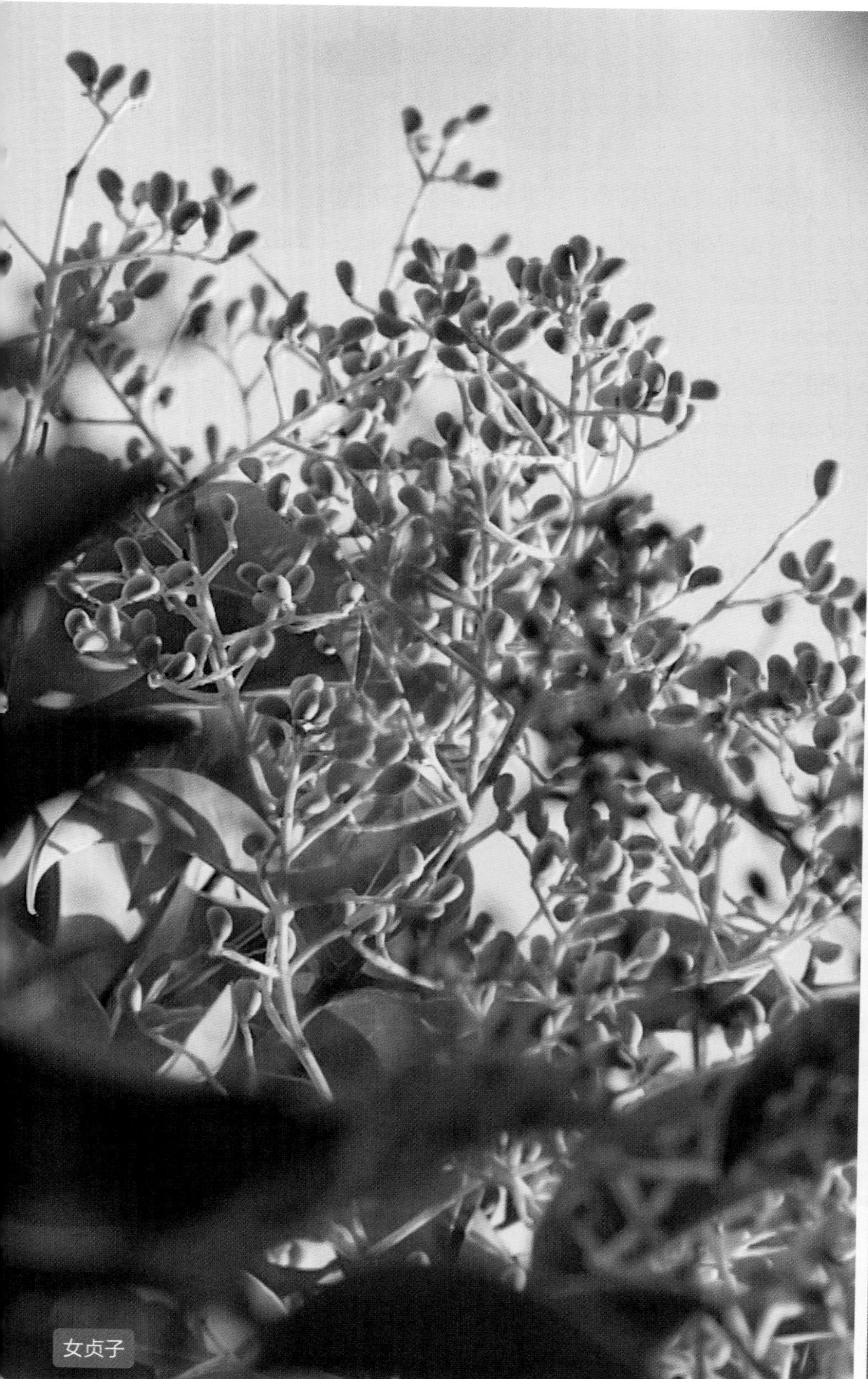
女贞子

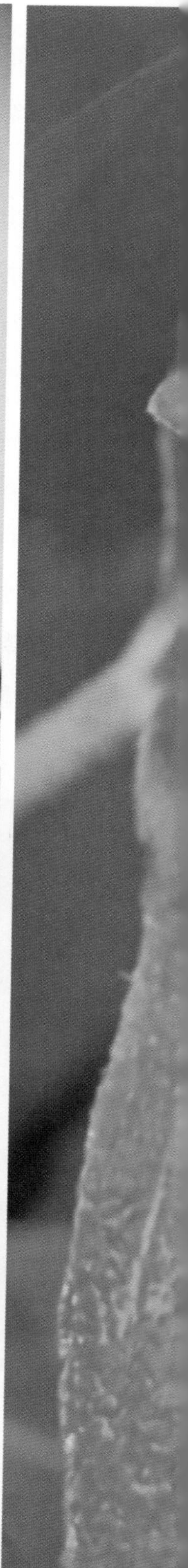

女贞子　旱莲草

女贞子冬至前后采摘，秉天地至阴之气；
旱莲草夏至前后采摘，承天地至阳之气。
两药合用，补腰膝，壮筋骨，强阴肾，乌髭发。

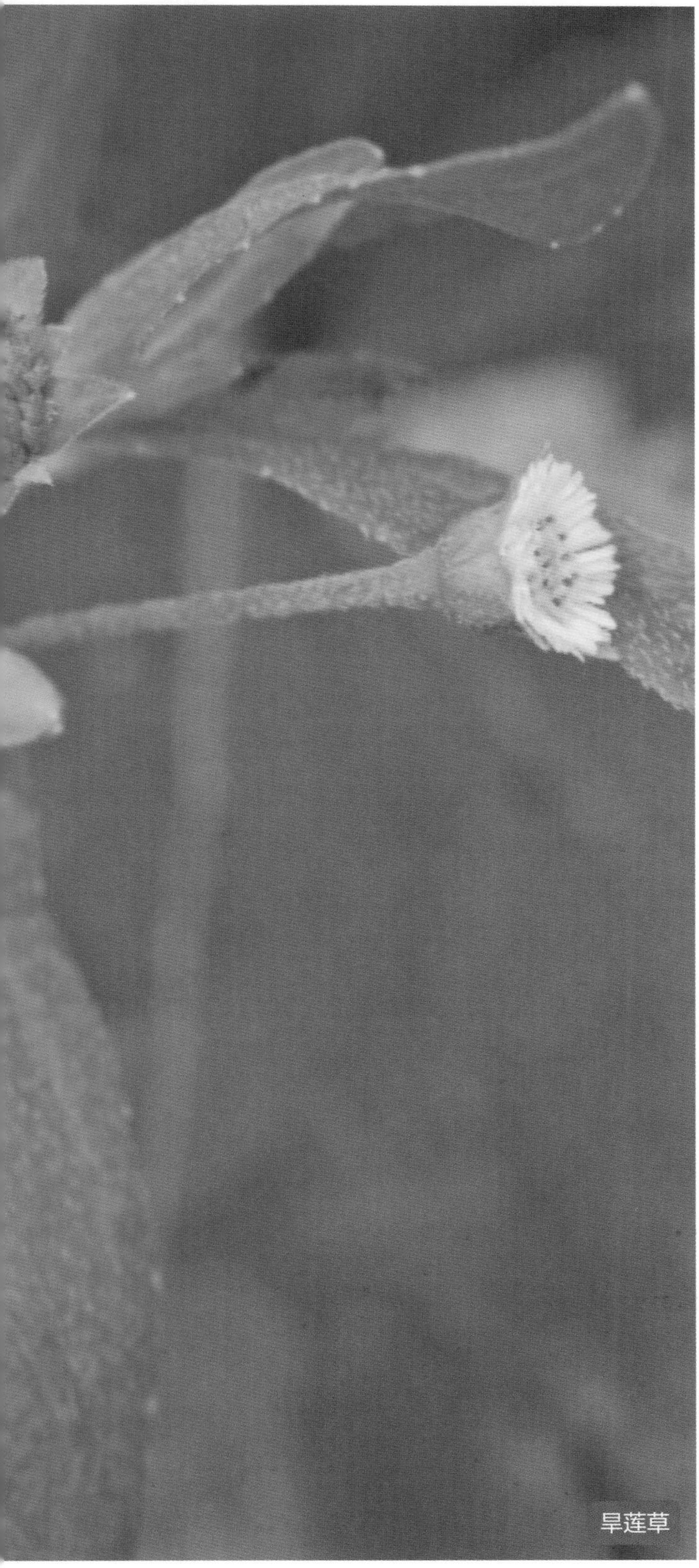

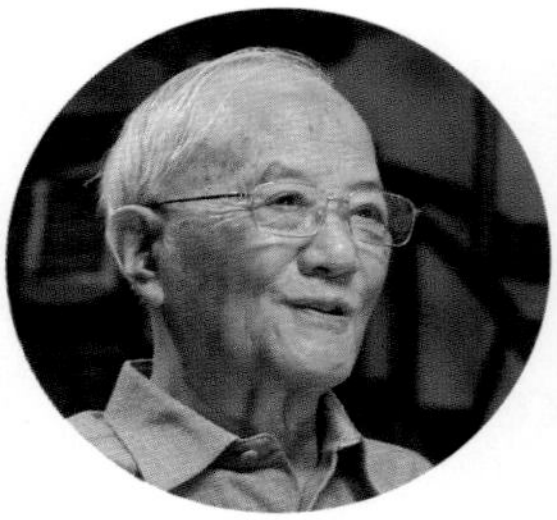

91岁，行医60余年。因为祖辈父辈都是当地名医，徐经世自幼就见惯了太多的生老病死，遂立志从医。

国医大师

徐经世

国医大师徐经世：二至丸

安徽亳州，是东汉著名医学家华佗的故里，也是全球最大的中药材集散中心。即便是城市中的绿化树，也选择的是非常独特的药用植物——冬青树。

《本草纲目》中记载：“此木凌冬青翠，有贞守之操。故以女贞状之。”

冬青树又名女贞树，它的果实则是一味中医里用于滋阴补肾的良药——女贞子。

女贞子

女贞子，味甘、苦，性凉，《神农本草经》这样描述其功效：补中，安五脏，养精神，除百疾。

旱莲草

旱莲草，全草入药，《本草纲目》记载：细实颇如莲房状，故得莲名，可乌须发，益肾阴。

34岁的徐皖琴是两个孩子的妈妈，最近一直被反复发作的口腔溃疡困扰，联想到生完第二个孩子之后的生理周期失调，徐皖琴怀疑自己患上了某种妇科疾病。

徐皖琴：我一直认为，是不是自己子宫出了毛病，然后就去做检查，做B超，都去做了。检查后，各项妇科指标都是非常正常的。

找不到病因，无法对症治疗。正在一筹莫展之时，她打听到一个信息。

徐皖琴：我们徐家有徐氏宗祠，再加上我弟弟原来在安徽中医药大学，他说可以找徐经世医师看看。

徐经世：干涩，睡眠、情绪不好，这是阴虚内热的表现。阴虚内热，水火失交，通俗来讲，就是火旺了，水少了。

中医认为，阴阳和合，化生万物，人体亦然。正常的生理活动，全依靠人体内的“阳气”和“阴精”保持协调，只有阴阳平衡，气血充和，脏腑和谐，人才能生机勃勃。所谓阴虚内热，水火失交，则是由于体内阴液亏虚，水不制火所导致的阴阳失衡。

徐经世：表为阳，里为阴；脏为阴，腑为阳。阴阳不平衡，就会生病。那我们怎样来平衡它？

二至丸，方名出自清代汪昂撰《医方集解》，由女贞子和旱莲草两味药材配伍而成，原文记载：“补腰膝，壮筋骨，强阴肾，乌髭发。价廉而功大。”

为了获取最佳的药效，女贞子的采摘必须要等到冬至前后果实变为青黑色。为了减弱它的寒凉之性，还需要经过特殊的炮制流程：首先用黄酒将女贞子拌匀，再加盖焖润，上笼屉蒸透，直至黄酒被女贞子吸尽，果实的表面色泽完全黑润之后，取出晾干方可入药。

阴阳和合

这株生长在河边的并不起眼的植物，就是二至丸中的另一味药材——旱莲草，亳州当地人俗称为“烂脚草”。

旱莲的名称是相对于水莲而言的，因为揉搓它的茎叶时，有黑色的汁液流出，所以又称为“墨旱莲”。同女贞子冬至采收相对应，每年夏至前后，是采收旱莲草入药的最佳时节。

按照《医方集解》的说法，女贞子冬至前后采摘，秉天地至阴之气；旱莲草夏至前后采摘，承天地至阳之气，两药合用，故称二至丸。

徐经世：中医强调配伍。女贞子是补肝肾，滋养肝肾的；旱莲草除了有滋养肝肾的作用，还有清热的作用。两味药起到一个相辅相成的作用。

现代药理研究表明，女贞子含有齐墩果酸、特女贞苷甘露醇、亚油酸、女贞子素等成分，具有强心、利尿和保肝作用。

两者同用，常用来治疗肝肾阴虚，失眠心烦，耳鸣头晕，腰膝酸软等病症。

徐经世：病人眼干、手心发热。眼归哪儿管？眼归肝所管辖，治疗当然要从肝来考虑。肝火过旺，肾水不足，津液不能滋养，引起眼干。必须要柔养、滋养肝，生水滋阴。

五行

中医奉行“天人相应”，用自然界中的五种物质：金、木、水、火、土，对应人体的五脏。经验丰富的医者会利用五行的生克规律，通过调整五脏间的强弱关系来达到治疗的目的。

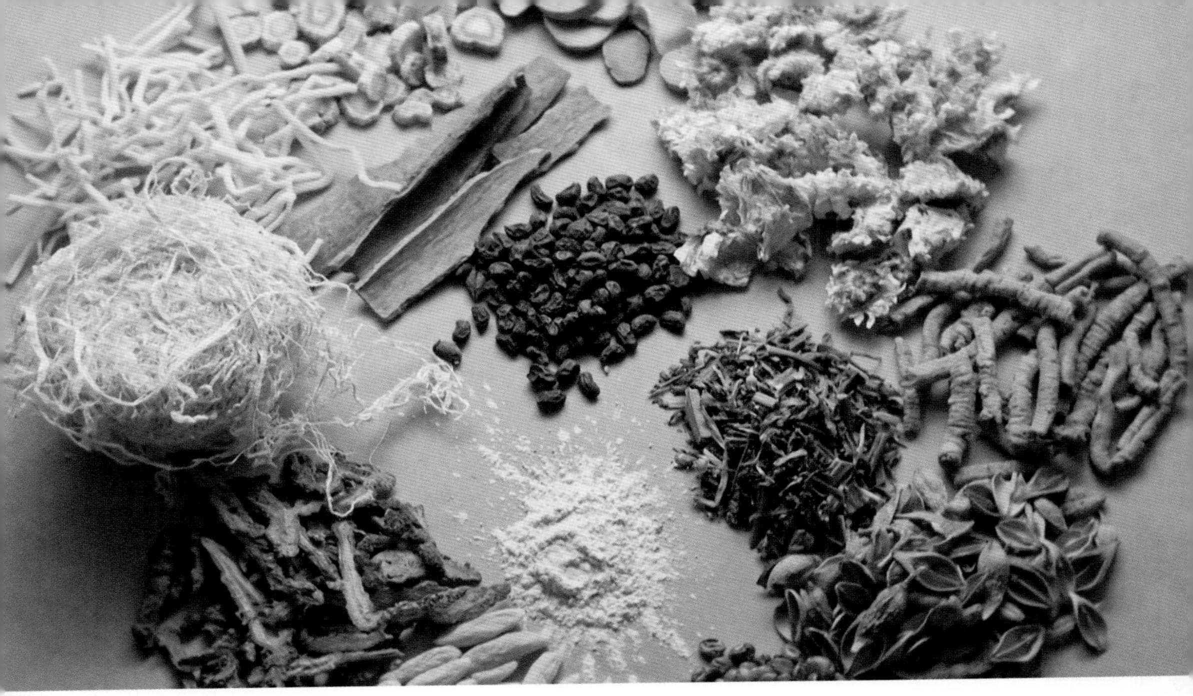

交泰丸及其加减组方

徐经世：肝属木，脾属土，肺属金，心属火，肾属水。在正常情况下，它们处于平衡状态。一旦失去平衡，就产生病理变化了。

徐经世以女贞子和旱莲草所组之二至丸为主方，配伍北沙参、杭麦冬柔养肝阴，辅以黄连、肉桂所组成的“交泰丸”交通心肾，佐以连翘清泻心火、琥珀粉安神兼以活血，以淡竹茹清热安胃、调和诸药，十四味药，共奏养阴清热、安神助眠之功。

在徐经世看来，
中医不仅仅是治病救人之术，
更是一种高屋建瓴的思维方式，
那些不可触摸的玄机背后，
蕴藏的就是最接近这个世界本源的自然法则。

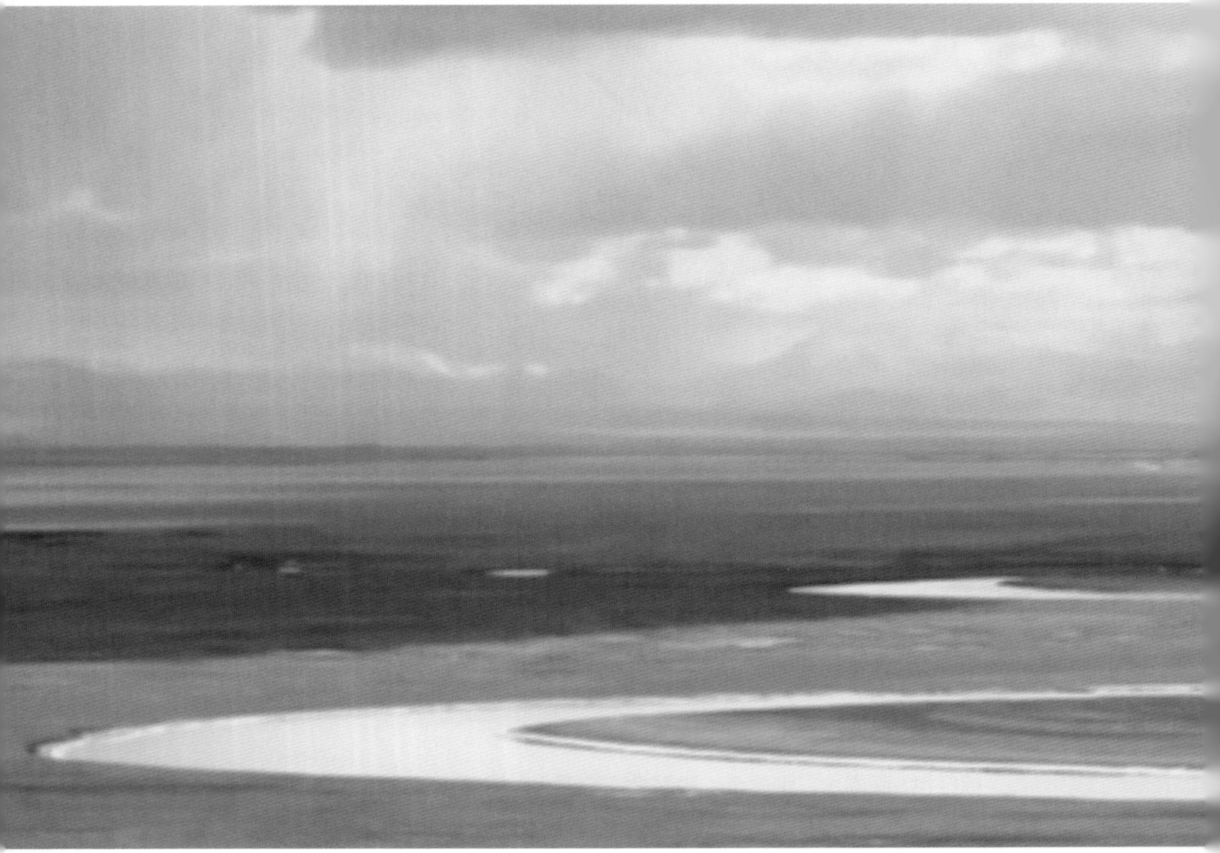

第六集

因缘

大千世界，人与人的相遇是一种缘。医者和患者经由本草而相识，也是一种缘。我们相信，世间一切的偶然都是缘。

相似的容颜，相同的名字，相聚本草王国，也是经历漫长时间沉淀后结下的累世之缘。

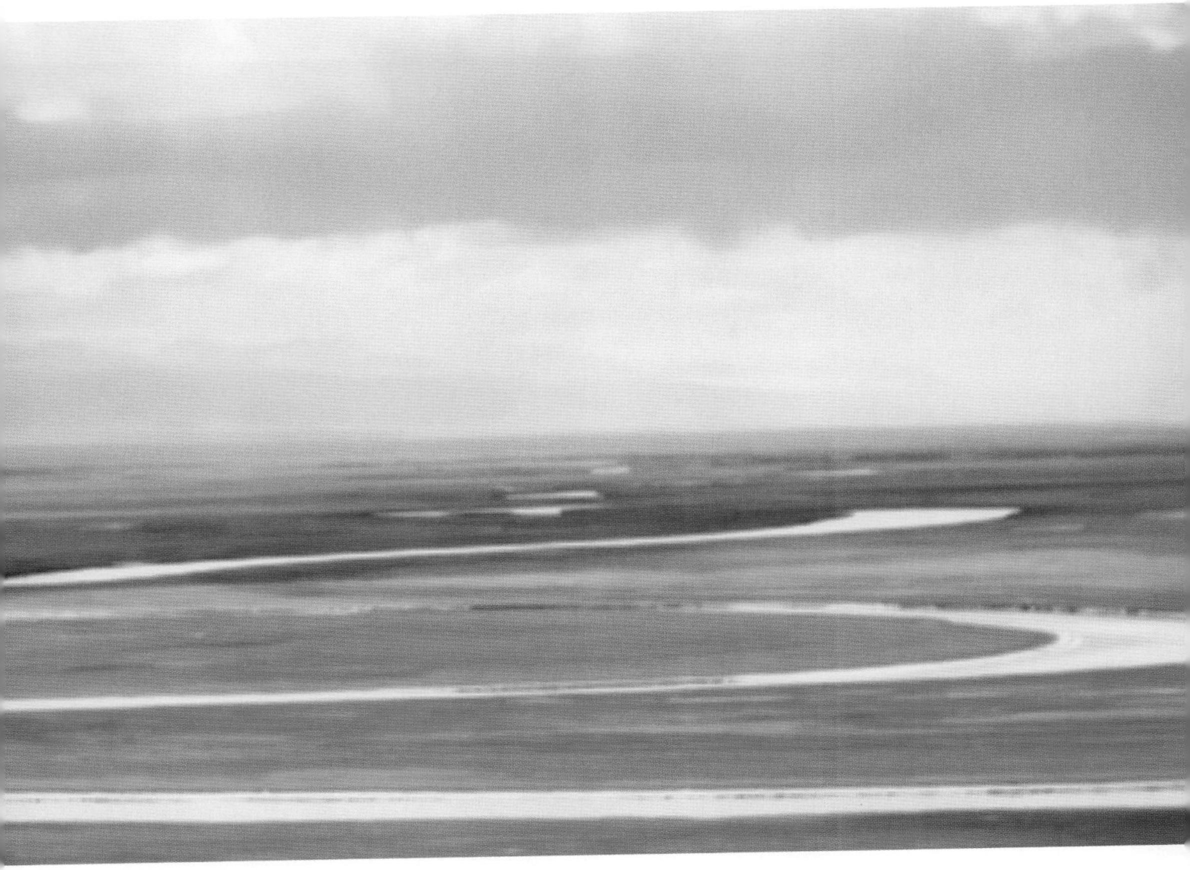

参

在本草的王国里，以参为名的药物不胜枚举。一字之差，差之千里。

芍药

芍药的根入药有赤芍与白芍之分，赤芍入药是连根带皮切片，白芍则是用水焯过之后，把表皮去掉再炮制入药。两者虽属同科同种，主要药理成分都是芍药苷，但是在中医临床使用中功效却完全不同。

决明

草决明与石决明，一个生在海底，一个长于原野，但是在医家的手中，有着异曲同工之妙。

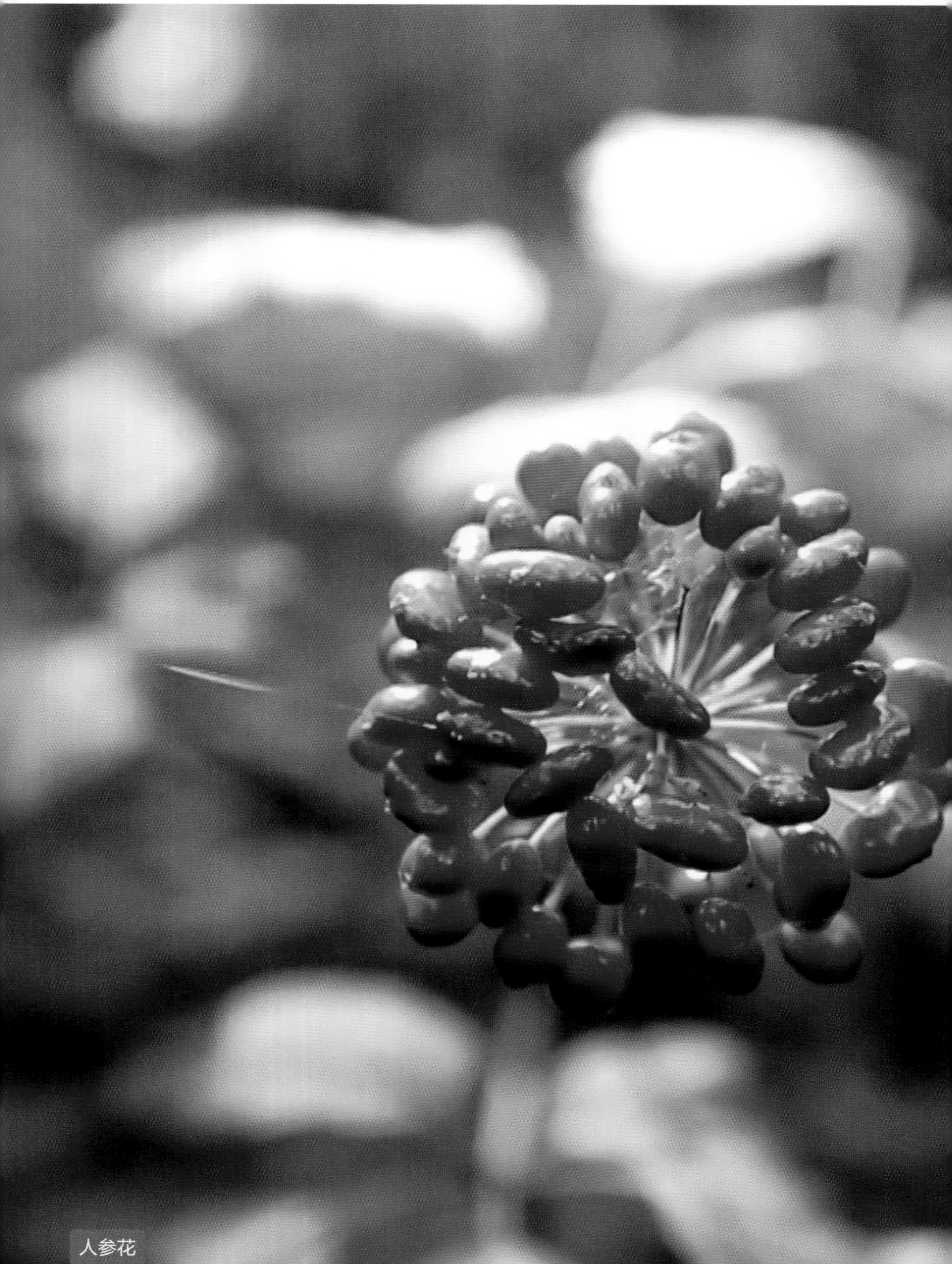
人参花

参

在本草的王国里，
以参为名的药物不胜枚举。
一字之差，差之千里。

五参丸

人参一两，苦参一两半，沙参一两，丹参三分，元参半两。
主治心虚热不能饮食，食即呕逆，不欲闻人语。

——《千金翼方》

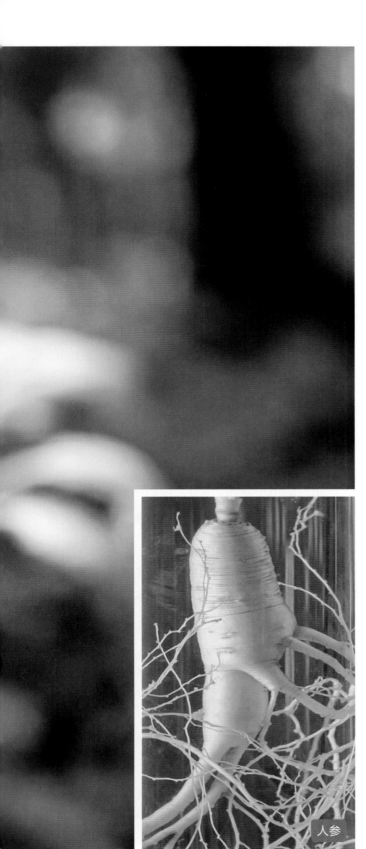

人参

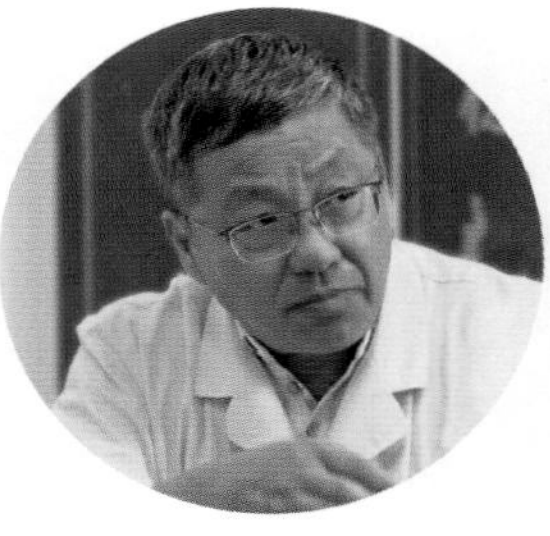

王新陆

国医大师，全国名中医

75岁，临床行医50年，齐鲁内科时病流派传承人。

参有不同，功效各异

在中国传统文化当中，人参被认为滋补上品，甚至是包治百病起死回生的灵药。

《神农本草经》记载：“人参味甘，主补五脏、安精神、定魂魄、止惊悸、除邪气，明目、开心、益智，久服轻身延年。”

在本草的王国里，以参为名的药物不胜枚举。一字之差，差之千里。

山西运城中条山，800公顷的原始森林，刘创录已经翻山越岭走了两天，他要给卧病在床的表哥乔金管寻觅珍贵的党参来滋补身体，但是山中的野生党参极为稀少，要找到如同大海捞针。

党参属桔梗科多年生草本植物，与属五加科的人参功效类似，但是药力较弱，古今方剂中用人参治疗但是病情较轻者，医家多以党参代之。

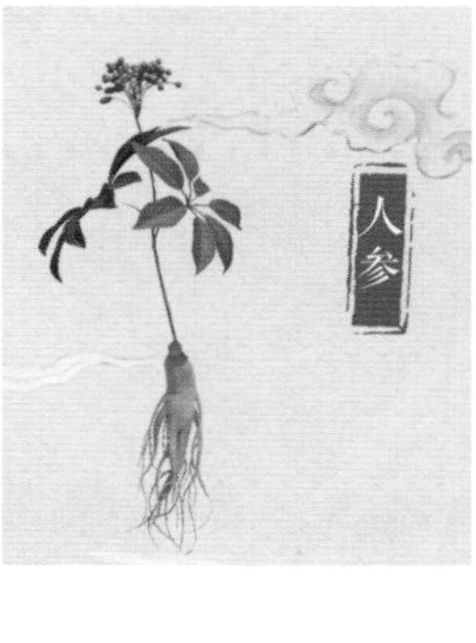

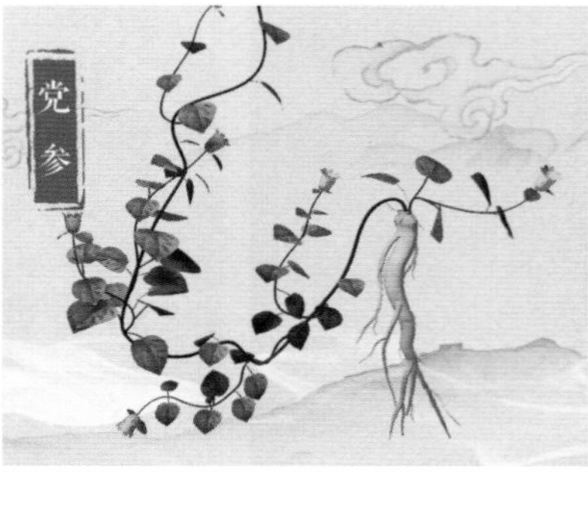

人参

《神农本草经》记载：『人参味甘，主补五脏、安精神、定魂魄，止惊悸，除邪气，明目、开心、益智，久服轻身延年。』

功效：大补元气，复脉固脱，补脾益肺，生津养血，安神益智。

党参

桔梗科多年生草本植物，味甘，性平。

功效：健脾益肺，养血生津。

在清代以前的医学典籍里，尚无党参的记载，党参也是因为清代以来山西上党的道地产区而得名。

党参喜爱生长在低矮潮湿的山谷，这里是杂草丛生的瘴疠之地，党参具有独特的芳香气味，熟悉这一点的人都知道，凡是党参生长的地方，就会有蛇出没。

刘创录一路“打草惊蛇”，小心翼翼地搜寻地上的踪迹。

寻参第三天的刘创录，终于在一片杂草丛中，从树上缠绕的枯枝上顺藤摸瓜，找到了几株多年生党参。

这一天，患者侯奇芳再一次登门复诊。

64岁的侯奇芳，在生病之前是一家建筑公司的总工程师。因为工作忙碌，废寝忘食是一种常态。

侯奇芳：我来的时候，就是昏昏沉沉的，有点不清醒，是我儿子把我背进来的。

侯奇芳：我作为总工要负责安全、进度、质量、勘探、设计、施工管理，所以经常加班，十一二点睡觉是很寻常的事。

高强度的工作加上频繁的饮酒应酬，还有长期以来的身体透支，所有这一切，最终一下子爆发出来。

王新陆：过劳加上长期饮酒造成肝脏损害，然后出现了脾胃功能损伤，造成气的损伤，因为气是需要靠后天之本来濡养的。后天之本是什么呢？就是脾胃的功能，靠它来吸收营养。肝不好、胃不好的人吸收的营养就少，所以气就弱，然后就形成一个恶性循环。

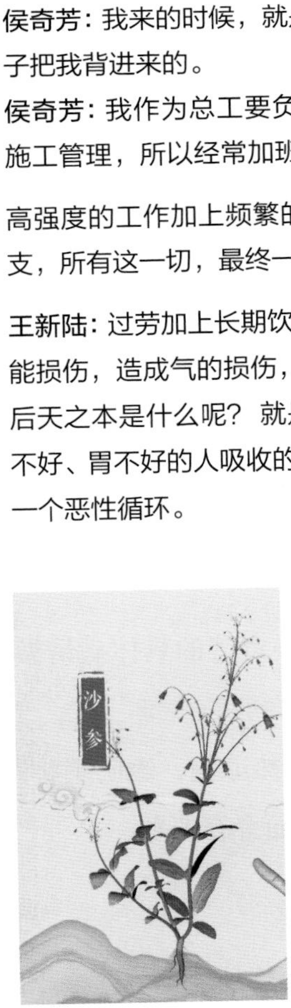

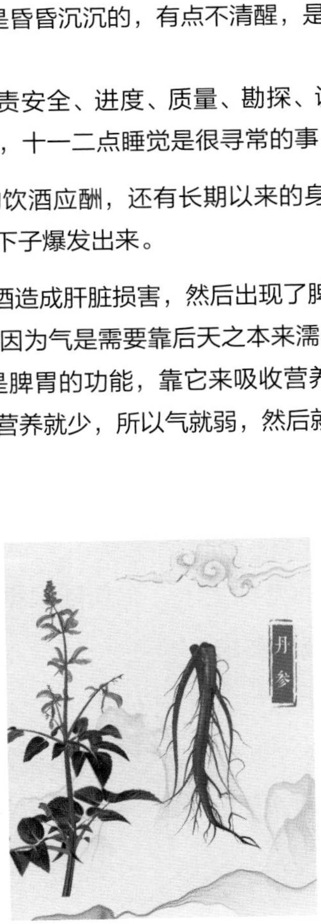

沙参

沙参，又名白参，味苦，微寒。《本草纲目》记载，主血结惊气、除寒热、补中、益肺气。

功效：养阴清肺，益胃生津。

丹参

丹参入药的根茎呈现出鲜红的颜色，故古代医者取代表红色的『丹』字来命名。

功效：通经止痛，清心除烦，凉血消痈。

脑梗死、胃溃疡、肝硬化，几乎侯奇芳体内各个脏器都不约而同地亮起了红灯。

针对患者的复杂病情，王新陆想到了中国古代名医孙思邈所著《千金翼方》中的五参丸，人参、沙参、丹参、元参、苦参，五参齐聚一方。

作为中药的沙参有着南北之分，并不具备人参、党参的补气功效，但是却有养阴清肺、润燥生津的作用。

沙参，又名白参，味苦，微寒。《本草纲目》记载，主血结惊气、除寒热、补中、益肺气。

王新陆：沙参不分南北都有养阴和宣散止痛的作用。过去结核病多的时候，凡是结核咳嗽治疗时一定会用沙参，现在只要有阴虚时间比较长的咳嗽我们都会用沙参。再一个就是胃阴亏、胃痛、胃溃疡的病人，沙参都用得多。

五参丸当中的另一味药材——唇形科植物丹参，与沙参一样，也是徒具参名，却不具人参功效。

丹参入药的根茎呈现出鲜红的颜色，故古代医者取代表红色的丹字来命名，辨识度极高。丹参也被称为血参。

王新陆：丹参其实是活血化瘀的药，但是它又能除烦安神，还可以活血止痛，通则不痛。

五参丸当中还有另外两种以参为名的药材：元参可清热凉血，滋阴降火；苦参味苦性寒，可清热燥湿。

在孙思邈五参丸的基础之上，王新陆根据侯奇芳的具体病情做出加减，开出一剂加减五参汤。

以党参替人参补中益气，养脑安神；元参清热凉脑，滋阴生津；丹参活血化瘀；沙参益胃生津；因患者气虚胃寒而舍弃苦参。

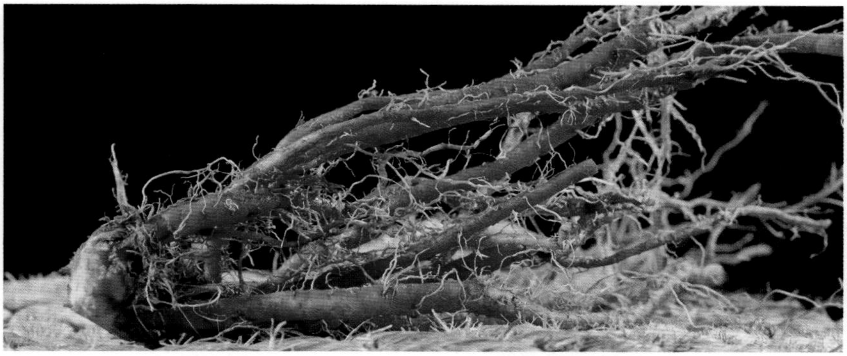

丹参药材

党参鸡汤

同一个方剂根据患者具体情况加减调整用药，因人而异，这正是中医千百年来的不传之秘。

王新陆：如果病人是以血瘀为主的，那我肯定用丹参30克，放在第一位；如果病人是气虚为主的，我肯定用党参30克，放第一位；如果病人有心阴亏虚、胃阴亏虚的话，我肯定是用沙参15克，放第二位。这就是我在根据病情对用药及用量做出适当的调整。一定要去调整人的阴阳平衡、五脏平衡，然后“有者求之，无者求之，盛者责之，虚者责之”。

经过王新陆治疗之后的侯奇芳，身体状况有了明显好转，疾病让他对生命有了重新的认知。

每一段人生都会经历年轻与衰老、得意与失落，

就像植物的生长与衰败。

尊重天地，淡泊宁心，

这也是自然医学秉承的养生处世法则。

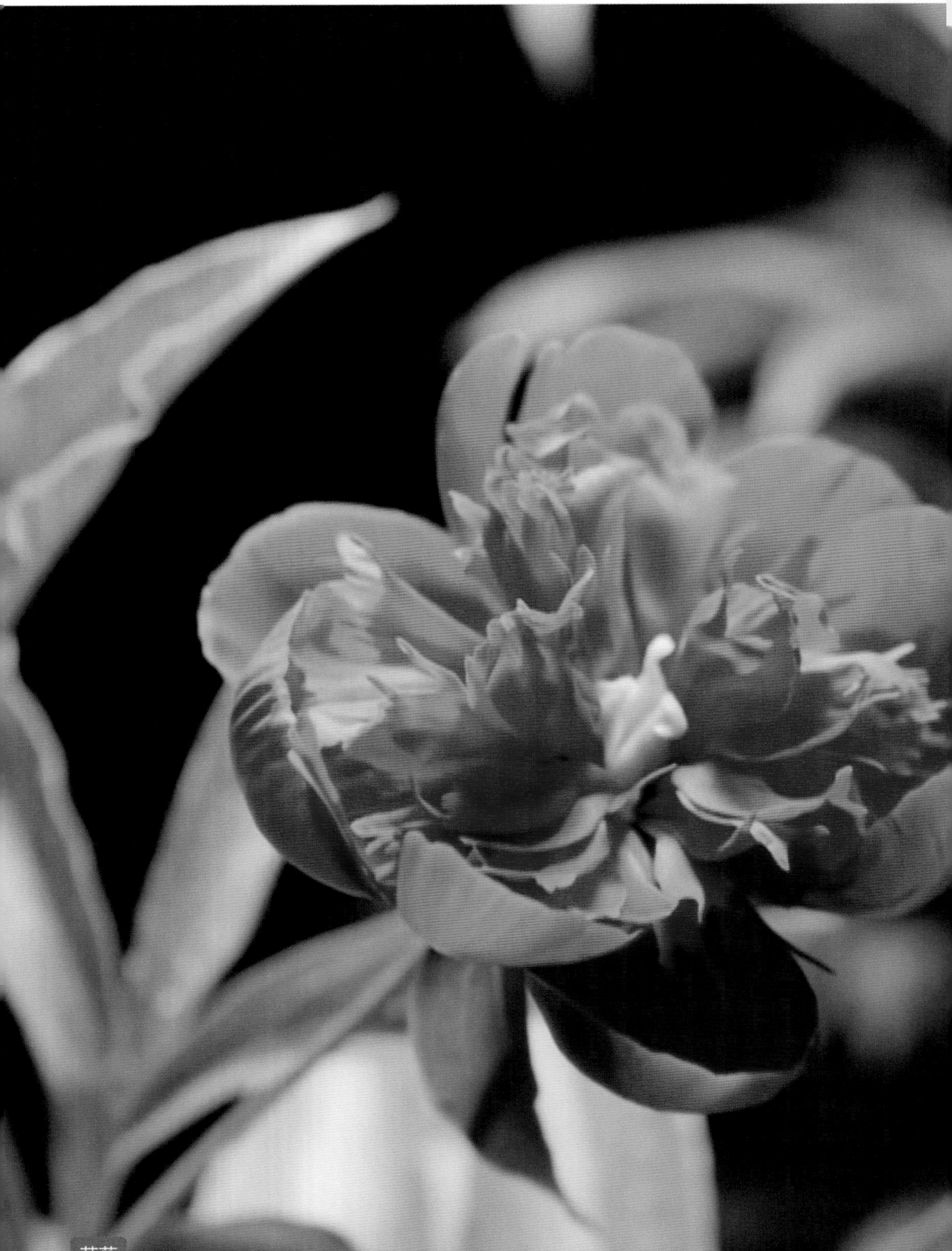
芍药

芍药

绰约，美好貌，此草华容绰约，故以为名。在中国，芍药自古是古代男女之间表达感情或者惜别之意的赠物，所以芍药又有一个名字——将离。

芍药的根入药有赤芍与白芍之分，赤芍入药是连根带皮切片，

白芍则是用水焯过之后，把表皮去掉再炮制入药。

两者虽属同科同种，主要药理成分都是芍药苷，

但是在中医临床使用中功效却完全不同。

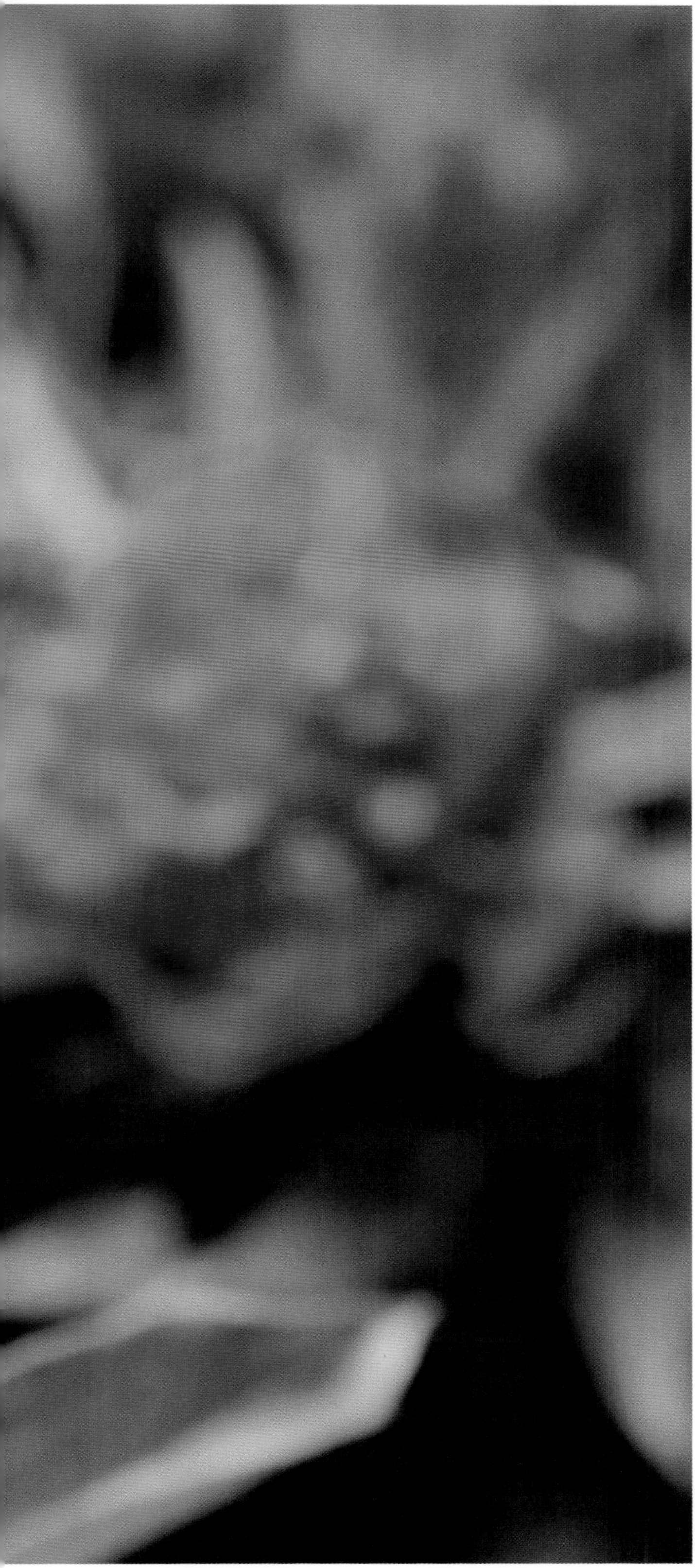

赤芍

中药中的赤芍，取自多年生草本植物芍药的根部，味苦，微寒。《本草纲目》记载：『芍药，尤绰约也。』

功效：清热凉血，散瘀止痛

白芍

味苦，微寒。《本草纲目》记载：『白芍药益脾，能于土中泻木；赤芍药散邪，能行血中之滞。』

功效：平肝止痛，养血调经，敛阴止汗。

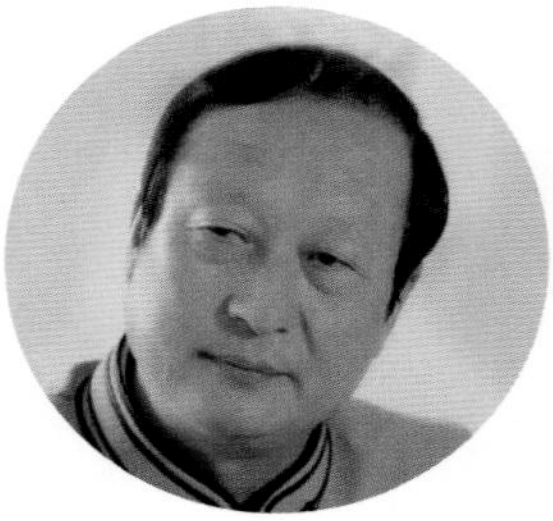

内蒙古国际蒙医医院
主任医师

哈斯巴根

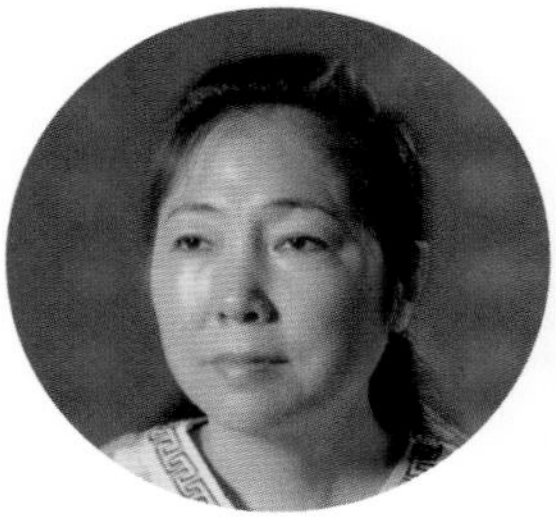

临床行医30余年，曾任内蒙古国际蒙医医院院长，现任内蒙古医科大学党委书记。

蒙医国家级
非物质文化遗产传承人

乌兰

赤芍与白芍

广阔的内蒙古大草原，一项古老的运动正在进行。

穿上皮甲“卓得戈”，系上代表荣誉的彩带“将嘎”，这是蒙古传统式摔跤，又名搏克。在蒙语中，搏克的意思是“摔不烂，攻不破”。

要成为一个战无不胜的职业摔跤手，需要经历千锤百炼的摔打。高强度的体能训练，在人体潜能得到激发的同时，相伴而来的还有各种伤病的困扰。

46岁的敦德格，年轻时曾获得过广岛亚运会摔跤亚军，最近刚刚带队结束了省内的职业赛，马上又开始了忙碌的训练，一年一度的那达慕大会就要来临，敦德格却总是感觉到有些力不从心。

曾经极具爆发力的体能在急速下降，还有腹部时时传来的阵阵胀痛，为了让身体机能尽快恢复到最佳状态，敦德格开始加大训练强度。但是欲速则不达，他的身体状态每况愈下。

蒙医传统的温针疗法

针对敦德格和他的队员的伤病，乌兰采用了蒙医传统的温针疗法。采用特制的银针、针对人体的特定穴位给予针刺，配合酒精加热针柄，让热力通过银针传达到深层病灶，这是蒙医针疗和灸疗的结合，是蒙医传统的内病外治的疗法。

乌兰：通过疏经散寒、促进局部代谢的方法，消除局部水肿，减轻神经根受到的压迫，同时能把这些致痛物质和代谢产物进行转运，局部的神经根血运就好了。这样治疗，效果确实立竿见影。

作为一个生活在马背上的民族，历史上的蒙古人需要时时面对恶劣的自然环境，在经年日久的游牧生活当中，蒙古族先民们逐渐探索出一套快速便捷、自成体系的对抗病痛的方式。

乌兰：在大草原上过游牧生活，汤药不便于携带，我们就把药磨成粉携带，而且我们是整个药——一般来讲是全药进行加工、炮制。比方说一种草药的根、茎、叶都要用，都磨成粉，所以它的药劲比较大，疗效比较好，而且便于携带。那时候我们就是一个人骑上马，背着一个药袋，里面全是药，差不多有一百多种药了，加上做手术的器械，再加上用来针灸的火针、温针、放血的刀具，一个人就是一个小医院，叫“马背医院”。

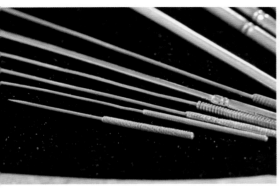

火针、温针和放血的刀具

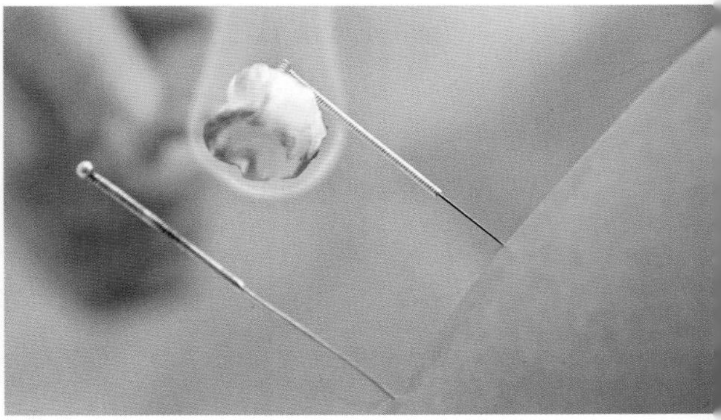

热力传导直达病灶

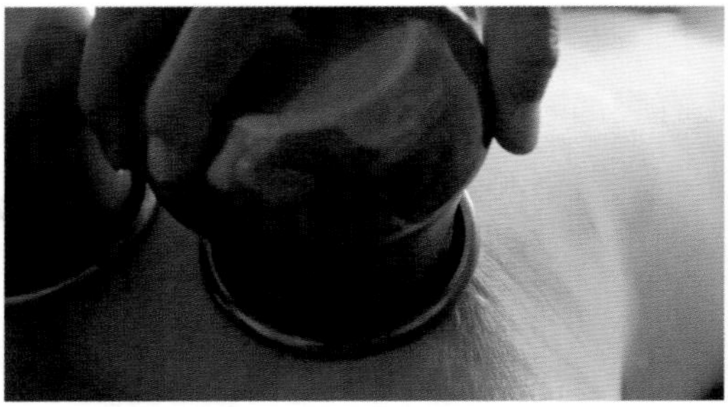

蒙医中的拔火罐

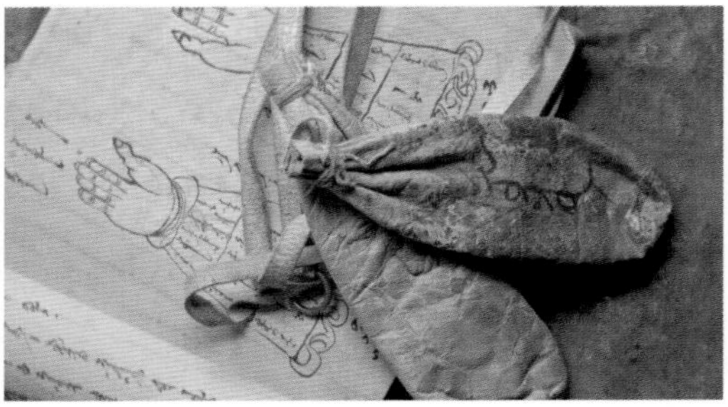

药袋

敦德格的病情有些复杂，他需要进一步检查诊断。

哈斯巴根确认，敦德格的病情除了长期训练导致的肌肉损伤外，还患有肝包如病。

蒙古人常居北方寒凉之地，在民族的饮食习惯当中，大量酒精、肉类食物摄入会大大增加肝脏的负担。包如在蒙医当中意为血热，肝包如是由包如热产生的恶血瘀积于肝脏所引起的一种混合型慢性病。

哈斯巴根：包如病如果到了晚期，就会出现肝硬化。包如病的后期，也会出现一些寒性的症状。

无论外科还是内科，寒热理论是蒙医治病的核心，热病用寒性药，寒病用热性药，从而调平寒热，达到治病的目的。

针对敦德格的病情，哈斯巴根采用了蒙医古方红花七味：红花、石膏、牛黄、香青兰、蒙古山萝卜花、巨麦、五灵脂七药配伍，在原方基础之上，哈斯巴根特意加入了一味药材——赤芍。

哈斯巴根：赤芍药性偏寒凉，能克制热和腻。服用赤芍以后，就能对人体血液的形成、代谢起到积极的作用。

中药中的赤芍，取自多年生草本植物芍药的根部，味苦，微寒。《本草纲目》记载：“芍药，尤绰约也。”

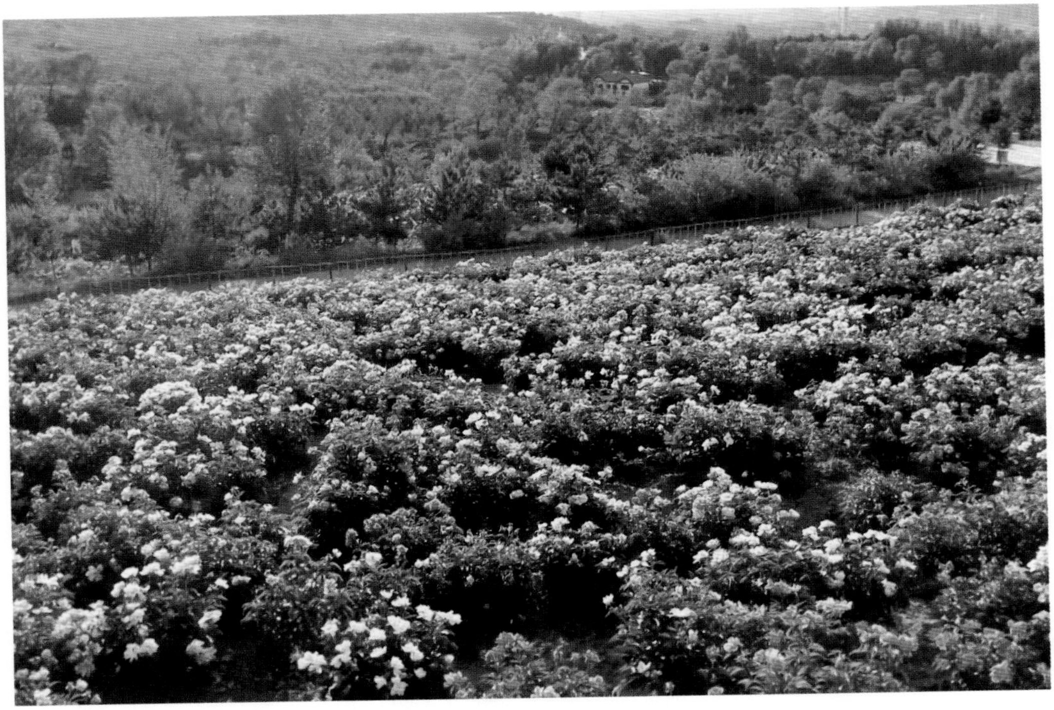

芍药园

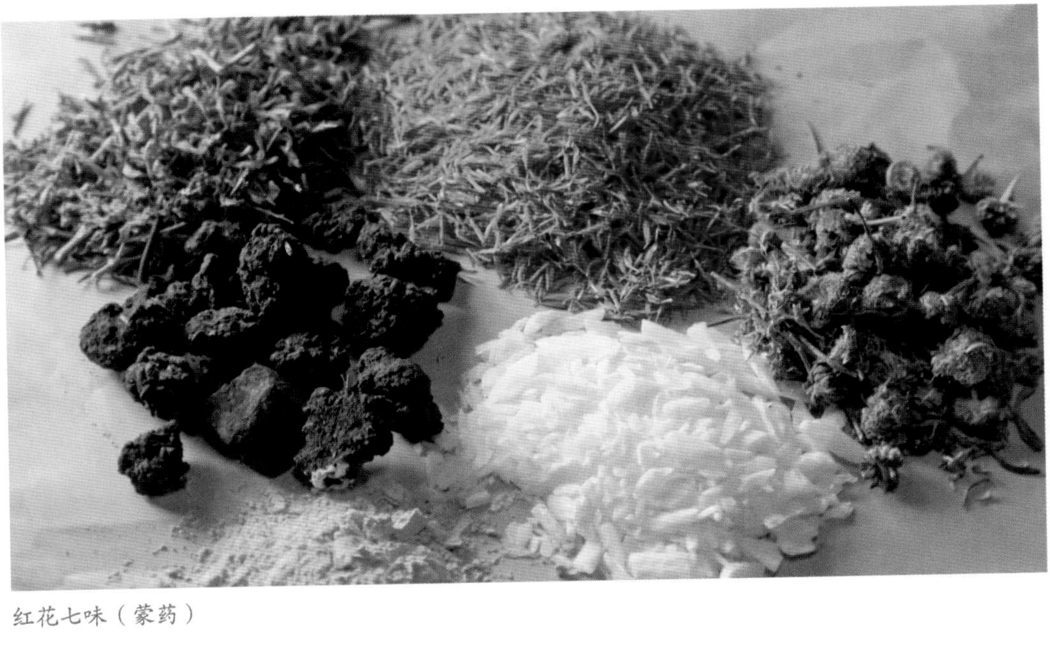

红花七味（蒙药）

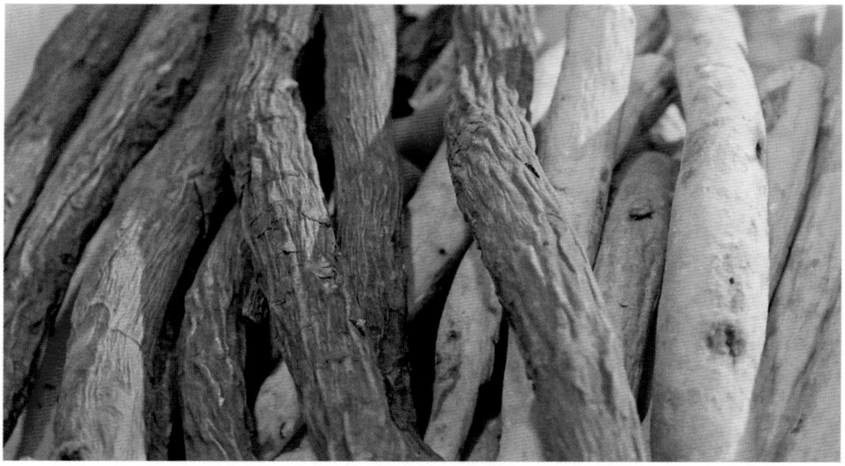

赤芍与白芍炮制品

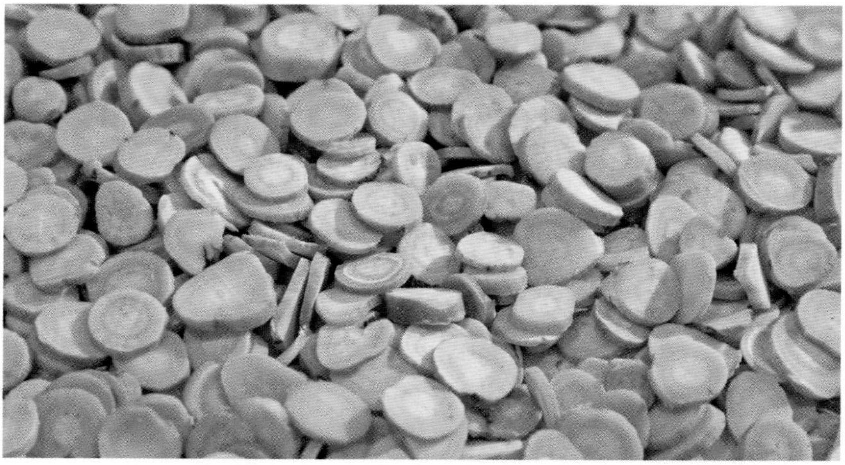

白芍切制片

绰约，美好貌，此草华容绰约，故以为名。中国最古老的诗集《诗经》中这样描述：“维士与女，伊其相谑，赠之以勺药。”在中国，芍药自古是古代男女之间表达感情或者惜别之意的赠物，所以芍药又有一个名字——将离。

芍药的根入药有赤芍与白芍之分，赤芍入药是连根带皮切片，白芍则是用水焯过之后，把表皮去掉再炮制入药。两者虽属同科同种，主要药理成分都是芍药苷，但是在中医临床使用中功效却完全不同。

白芍，味苦，微寒。《本草纲目》记载："白芍药益脾，能于土中泻木；赤芍药散邪，能行血中之滞。"

在中医看来，赤芍可泻肝火，白芍则养肝阴；赤芍散而不补，白芍补而不泻。

生长三到四年的白芍才能采收入药，除去地上枯萎的枝叶，用锄头撬起一个个形如佛手般的根茎，去除外皮晾干，然后用极其精巧的刀工切成薄如蝉翼的薄片，以便更好地发挥其药性。

从盛放绚丽传情达意的花朵，
到似雪花飞舞解除病痛的中药饮片，
芍药以最美的姿态写就了一段最为优雅的生命旅程。

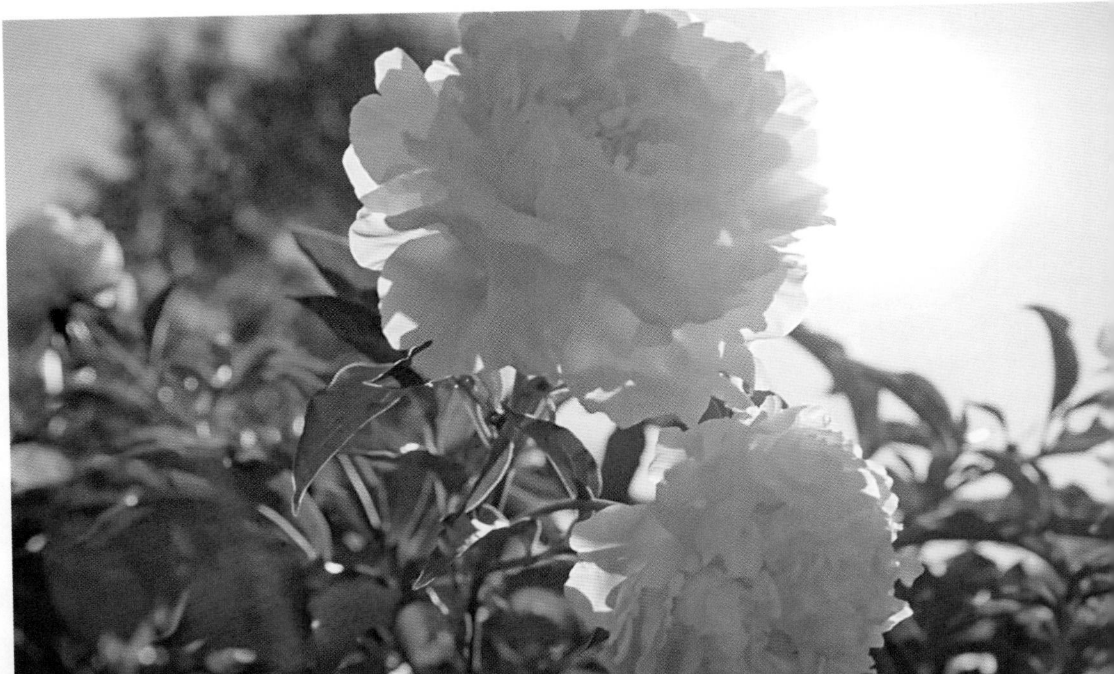

芍药

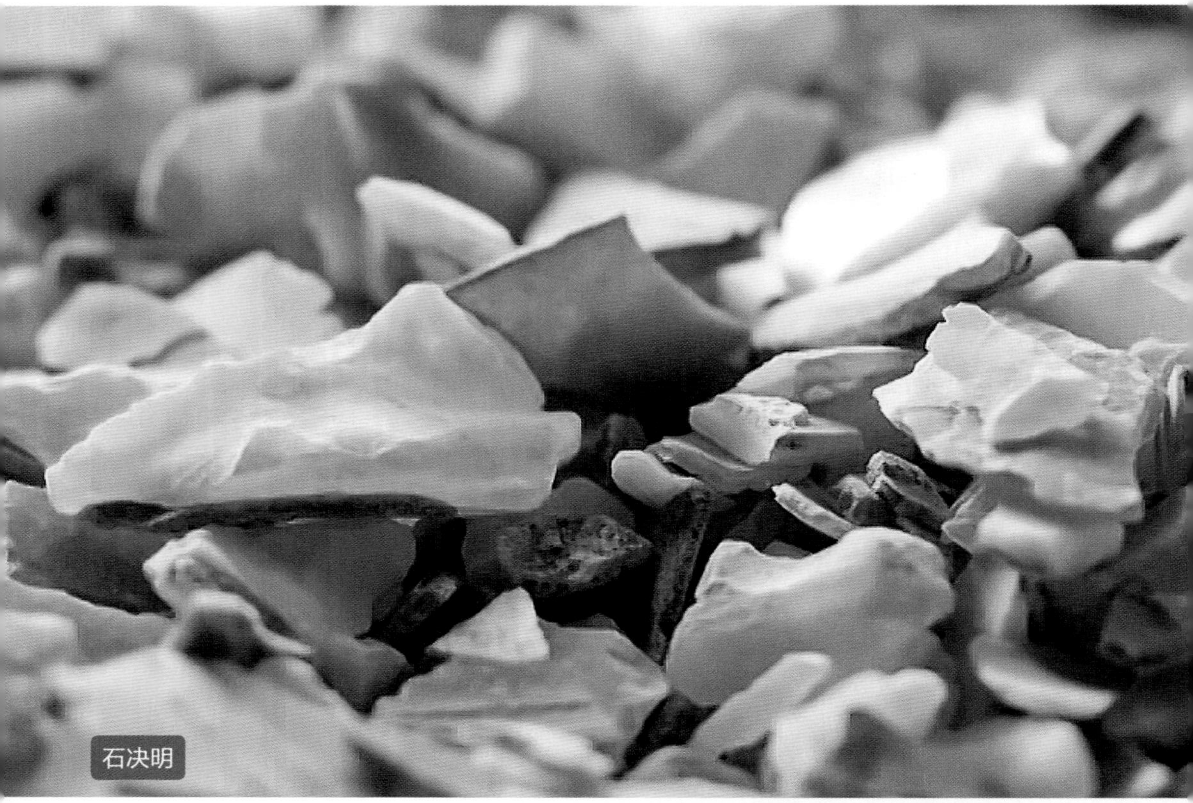
石决明

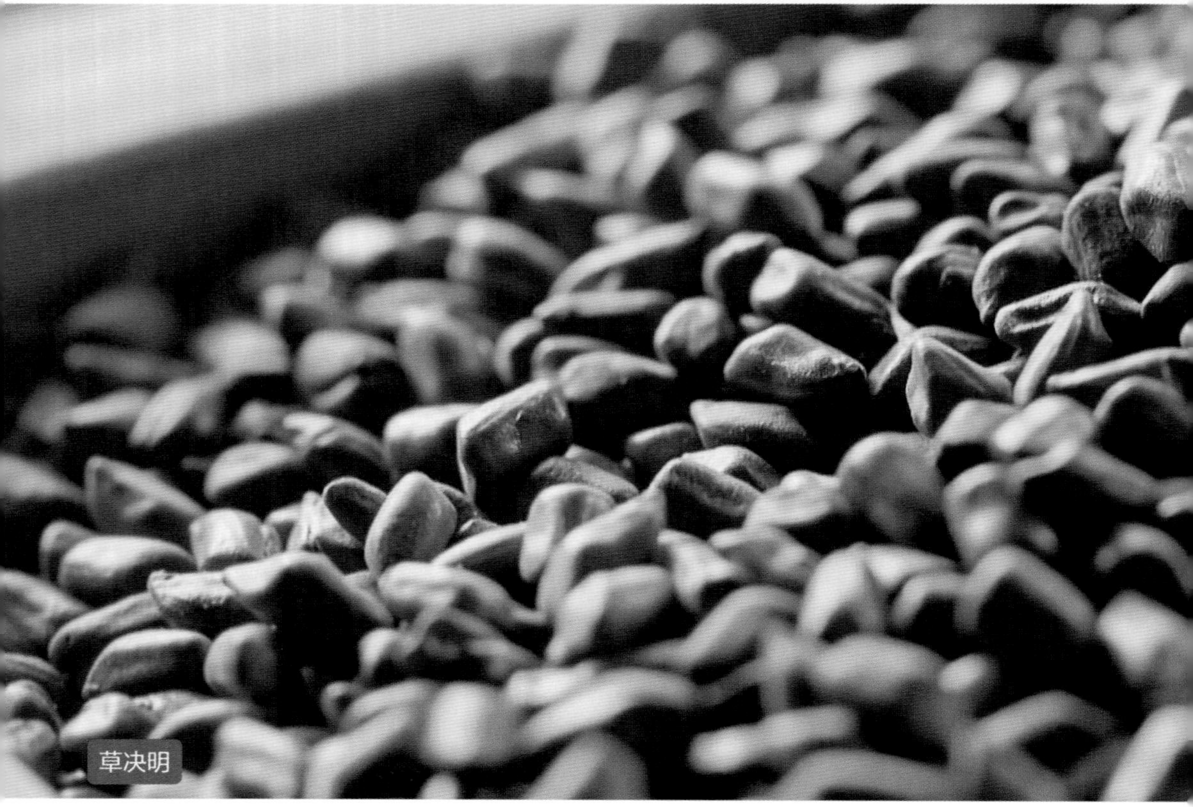
草决明

决明

草决明与石决明，一个生在海底，一个长于原野，但是在医家的手中，有着异曲同工之妙。

草决明又名决明子，是豆科植物决明的种子。

石决明又名千里光，是鲍鱼的外壳。

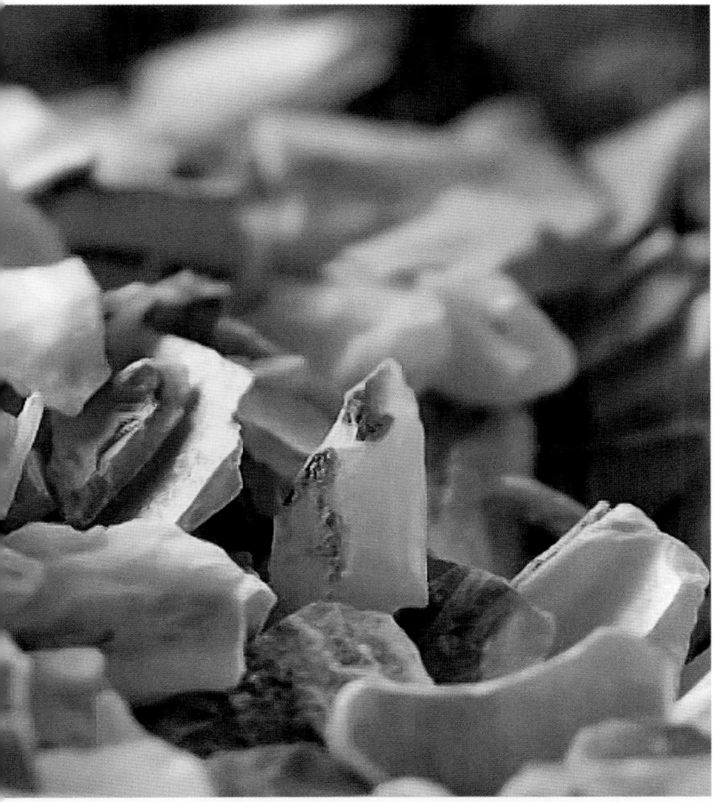

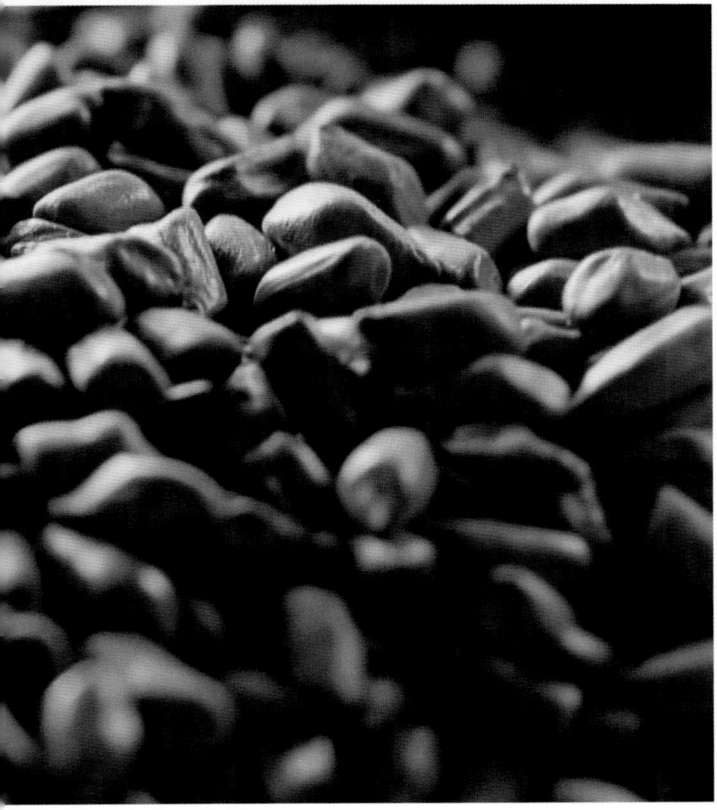

草决明

决明子，是豆科植物决明的种子，又名草决明，味苦，咸，性微寒。《本草纲目》记载：『除肝胆风热，淫肤白膜，青盲。』

功效：清热明目，润肠通便。

石决明

石决明，又名千里光，味咸性寒。《本草纲目》记载：『生于石崖之上，海人泅水，乘其不意，即易得之，否则紧黏难脱也。』

邱礼新

中医眼科学博士

从事眼科临床30余年。

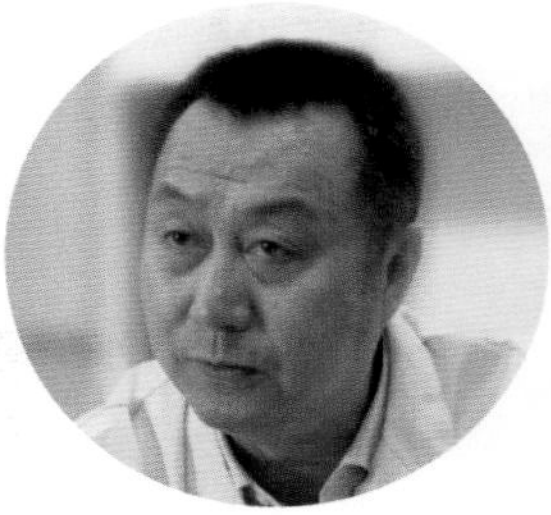

草决明与石决明

在众多药材之中，这棵植株顶端的荚果是邱礼新要找的植物。打开荚果外壳，里面整齐排列着一粒粒如同米粒般大小的种子，这便是决明子。

决明子，是豆科植物决明的种子，又名草决明，味苦，咸，性微寒。《本草纲目》记载："除肝胆风热，淫肤白膜，青盲。"

麦粒肿，俗称针眼，指眼睑边缘生疖，形如麦粒，红肿痒痛，易成脓破溃的眼病。

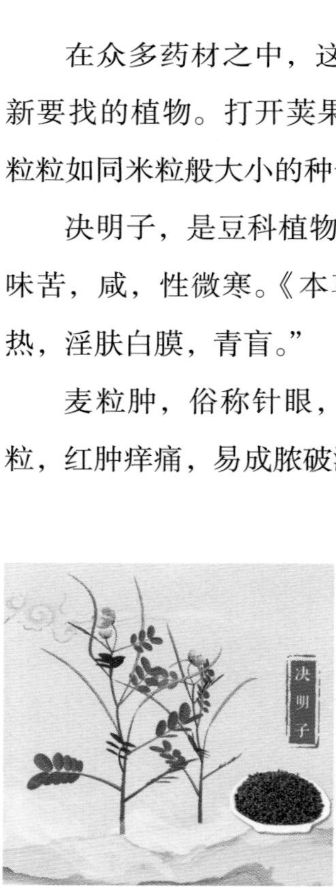

草决明（决明子）

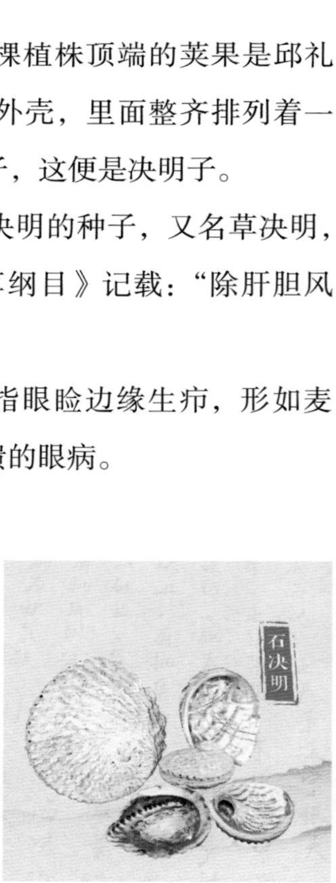

石决明

经过炒制的决明子配以薄荷叶、金银花和绿茶，这便是邱礼新为患者开出的决明茶。

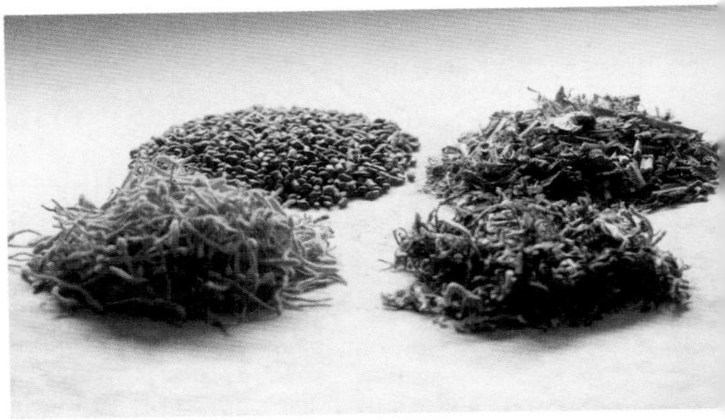

决明茶

邱礼新：有条件的话，最好用点矿泉水来泡决明茶，矿泉水的矿物质含量丰富。最好还是别用井水泡，因为井水偏于收敛一些，这个茶是想把患者眼部的风热之邪升发出去。

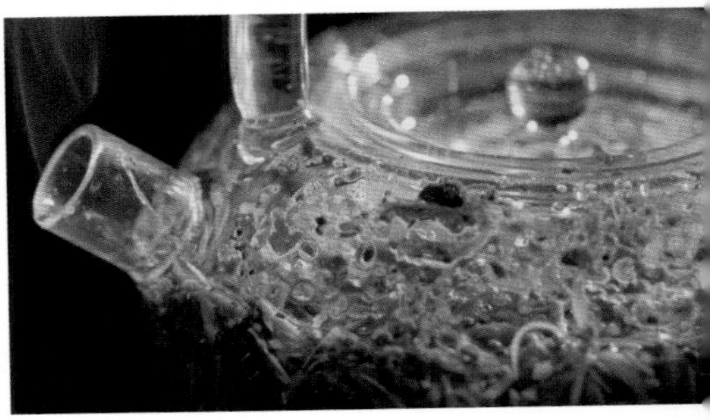

决为开决疏通，明为明亮，顾名思义，决明的含义就是冲破黑暗，重见光明。在本草的王国里，还有一种与草决明一字之差的药材——石决明。

山东荣成一座三面环海的小岛，因为形状好似一把利剑，当地人用中国古代一把名剑为其命名——镆铘岛。靠海而居的岛民们，依然保留着200多年前的居住习惯，将生长在浅海的大叶海苔等野生藻类晒干后做成屋顶，可以防潮防湿。

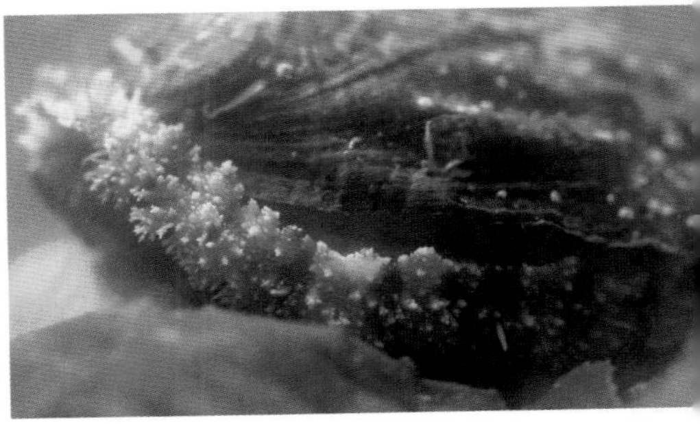

皱纹盘鲍

54岁的于维成世代以打渔为生。一大早，他就带着徒弟出海寻找一种极为珍贵的海洋生物。

离海岸不远的礁石下，生活着一种学名叫作皱纹盘鲍的软体动物。成年的皱纹盘鲍多生活在深水区，处在幼龄的鲍栖息在低潮线下水浅区域。皱纹盘鲍习惯夜间活动觅食，白天潜伏于岩礁的缝隙处，很少活动，这个时候是渔民们捕捉的好时机。

恶劣天气加上海浪的翻涌，水下能见度很低，只有具备丰富经验的渔民才能准确地找到鲍鱼藏身的位置。

于维成：鲍鱼都在礁石下面，它喜欢阴凉黑暗的地方，用手下去摸，一摸到鲍鱼，就拿个小铲子，一铲子就能拿下来了。

虹膜结构模型

自古以来，鲍鱼都是极为名贵的海珍品，因其肉质细嫩，味道鲜美，营养丰富，被誉为海洋“软黄金”。而鲍鱼的外壳，则是历代医家广泛使用的一味良药——石决明。

石决明，又名千里光，味咸性寒。《本草纲目》记载：“生于石崖之上，海人泅水，乘其不意，即易得之，否则紧黏难脱也。”

草决明与石决明，一个生在海底，一个长于原野，但是在医家的手中，有着异曲同工之妙。

患者：您好邱主任，我是慕名而来找您的。

邱礼新：你目前眼睛最主要的症状是什么呢？

患者：刚开始发现眼睛有点发红，第二天就发现视力有点下降。

经过检查，这次前来问诊的患者确诊为虹膜睫状体炎。

虹膜是位于眼球前部的含色素的环形薄膜，睫状体则是虹膜后外方的环形增厚部分，虹膜的炎症经常会直接连带睫状体。

邱礼新：**中医讲，这个病是有肝热，有肝风。这个肝热肝风如果只用外用的一些激素类的眼药水或者内服这些激素的话，只能暂时消炎，暂时控制病情，但是患者的体质没有改变；一旦有些气候的变化、环境的变化，或是患者情绪变化、劳累，可能病情就又会出现了，又会反复了。**

经过诊断，邱医生开出了药方。

石决明与草决明，清肝潜阳；赤芍、青葙子、栀子，清泄肝火，清热利尿；加菊花，配木贼与防风祛风解表；再用生白术与炙甘草健脾祛湿。

经过治疗，患者的病情得到了有效缓解，再次复诊时，患者对中医有了更深入的认识。

邱礼新：中医实际上是治疗根本的。而且中医治疗有个好处是什么呢？它一定是同步的，身体这个整体和眼睛这个局部是同步的。身体好了，眼睛也就好了。

潮涨潮落，

花开花谢，

从古至今，

一位位医者和药工们在身体力行当中

一次次重新解读本草王国的密码。

聚散皆是缘，

既然有缘同行，

不妨一起在中医药的世界里感悟生命的奥秘吧！

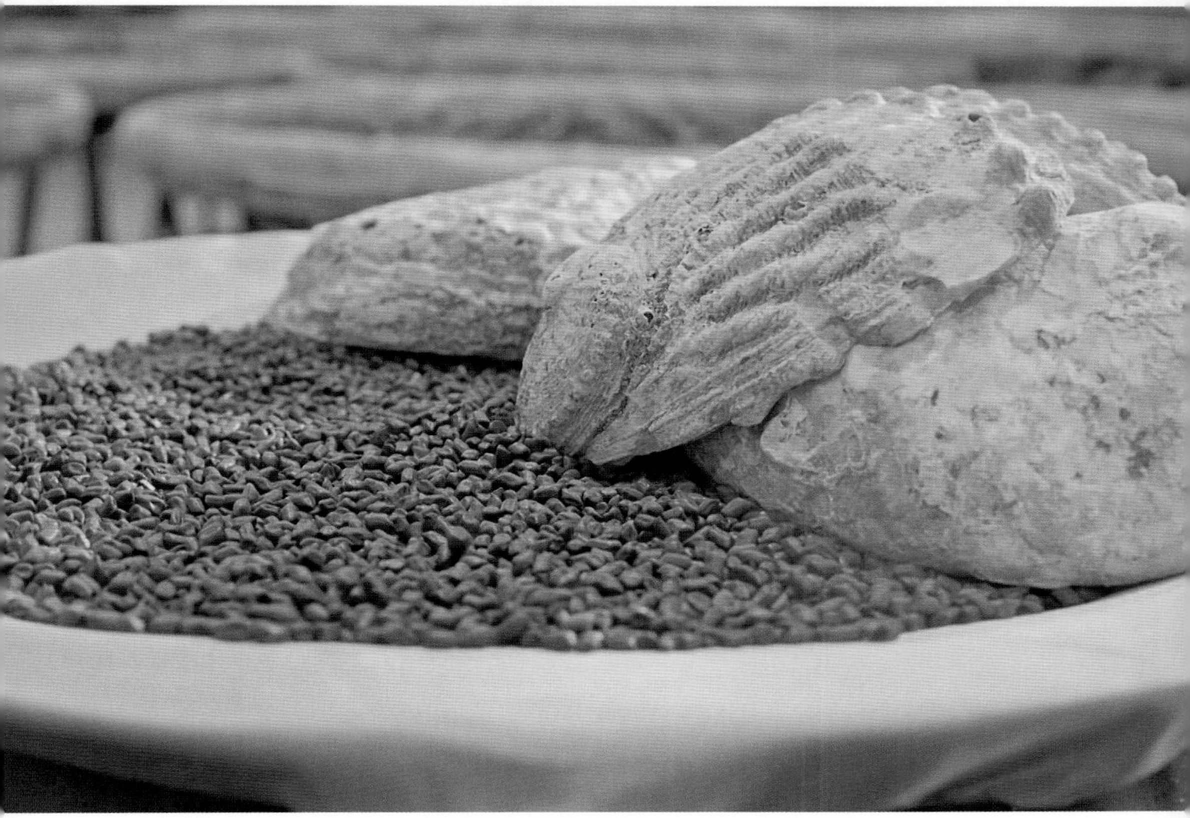

草决明与石决明

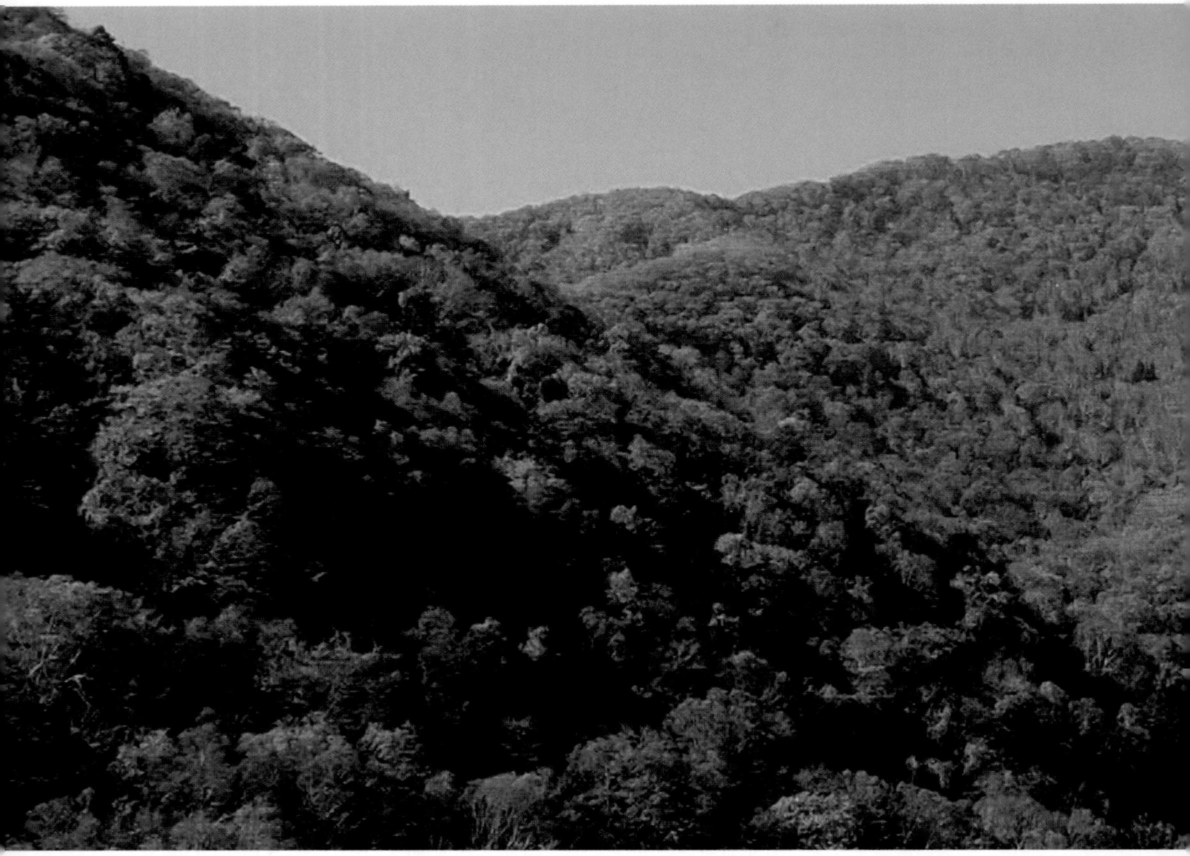

第七集 寻根

中药本草，汲天地之灵气；
春华秋实，得日月之精华。
枝叶的婆娑、花朵的窈窕、
果实的芬芳都为人津津乐道，
而作为植物的根脉，这座虽然通常看不到，
却每时每刻都在运化生产的地下工厂，
更多时候，
它们的价值只有在本草世界中才被世人认知。

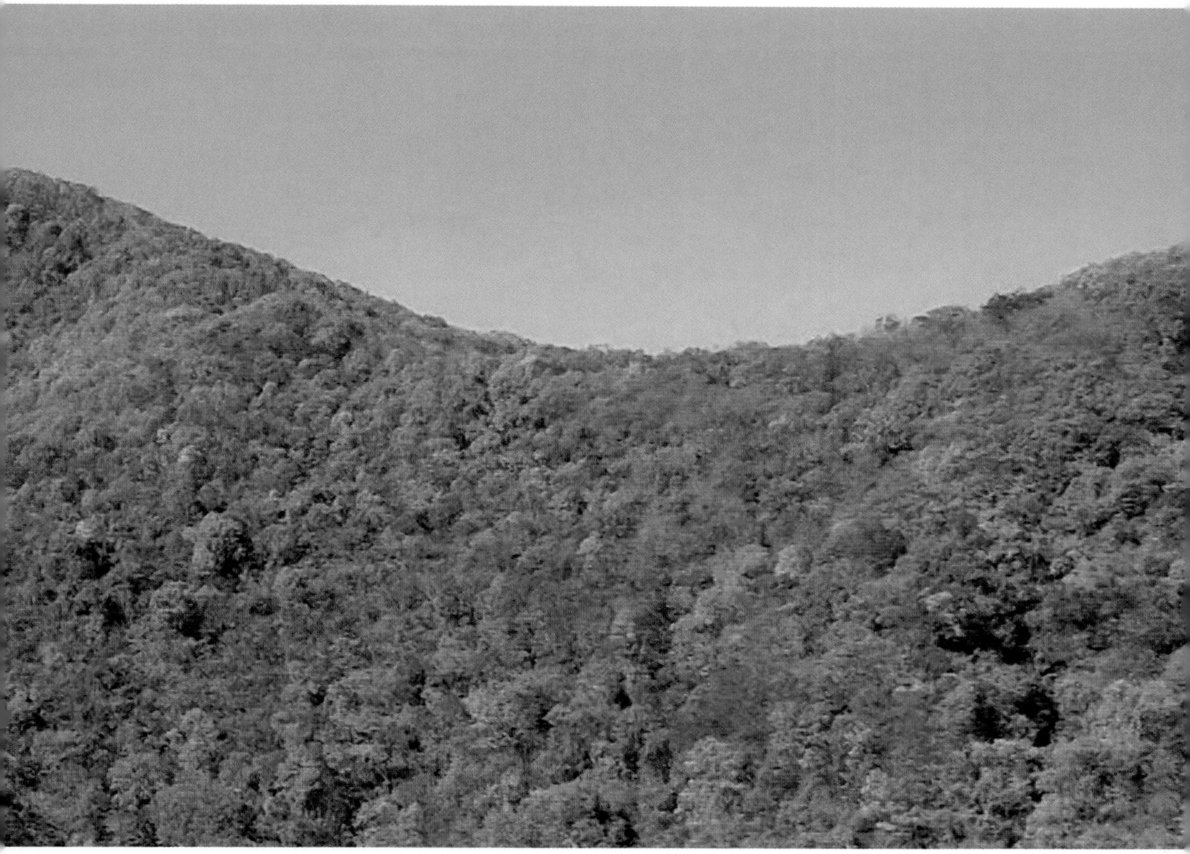

当归与黄芪

当归味甘辛，性温。补血活血，调经止痛，润肠通便。

黄芪味甘，性微温。补气升阳，固表止汗，利水消肿，生津养血，行滞通痹，托毒排脓，敛疮生肌。

当归与黄芪均以根入药，两者配伍即为古今益气生血第一方——当归补血汤。

苍术与白术

苍术味辛苦，性温。燥湿健脾，祛风散寒，明目。

白术味苦甘，性温。健脾益气，燥湿利水，止汗，安胎。

苍术与白术均以根入药，两药皆有健脾祛湿功效，苍术更善除湿，白术更善补脾，苍白二术共同运用，是孟河医家用药独到之处。

红景天

红景天，主要以其地下根及根茎入药。《本草纲目》记载：『红景天，本经上品，祛邪恶气，补诸不足。』

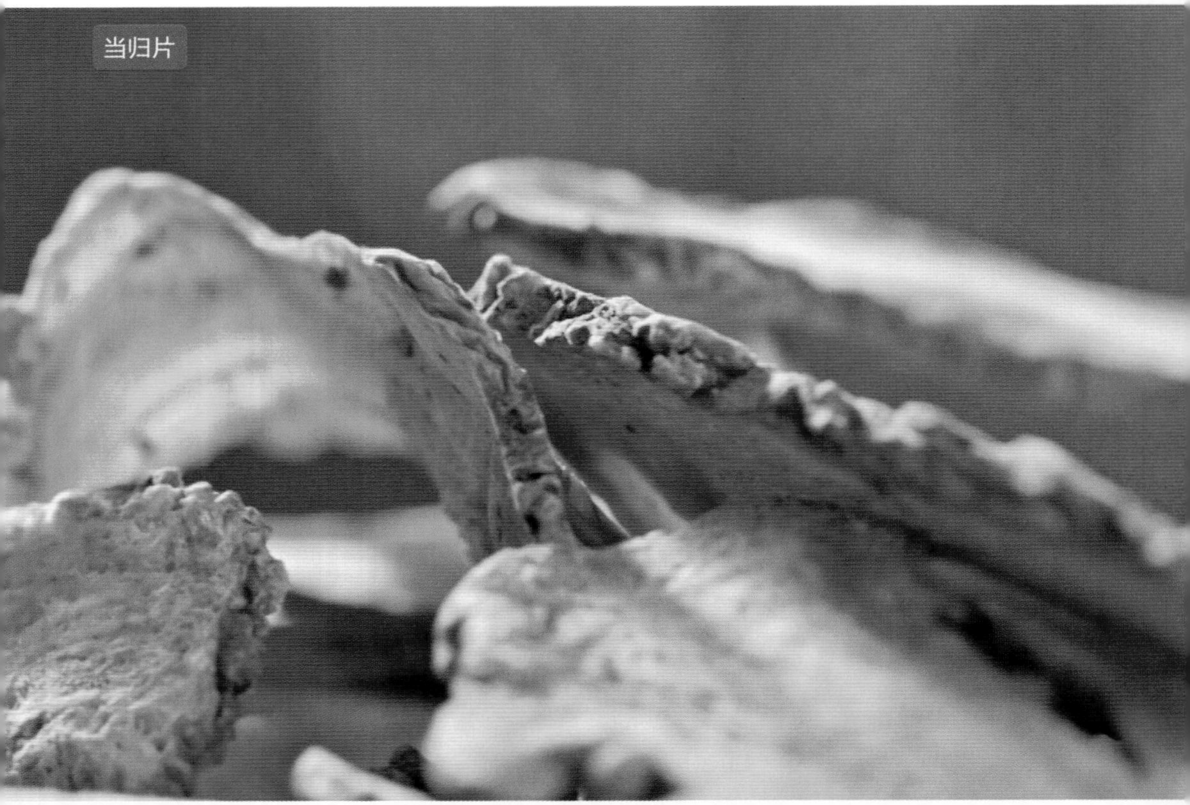
当归片

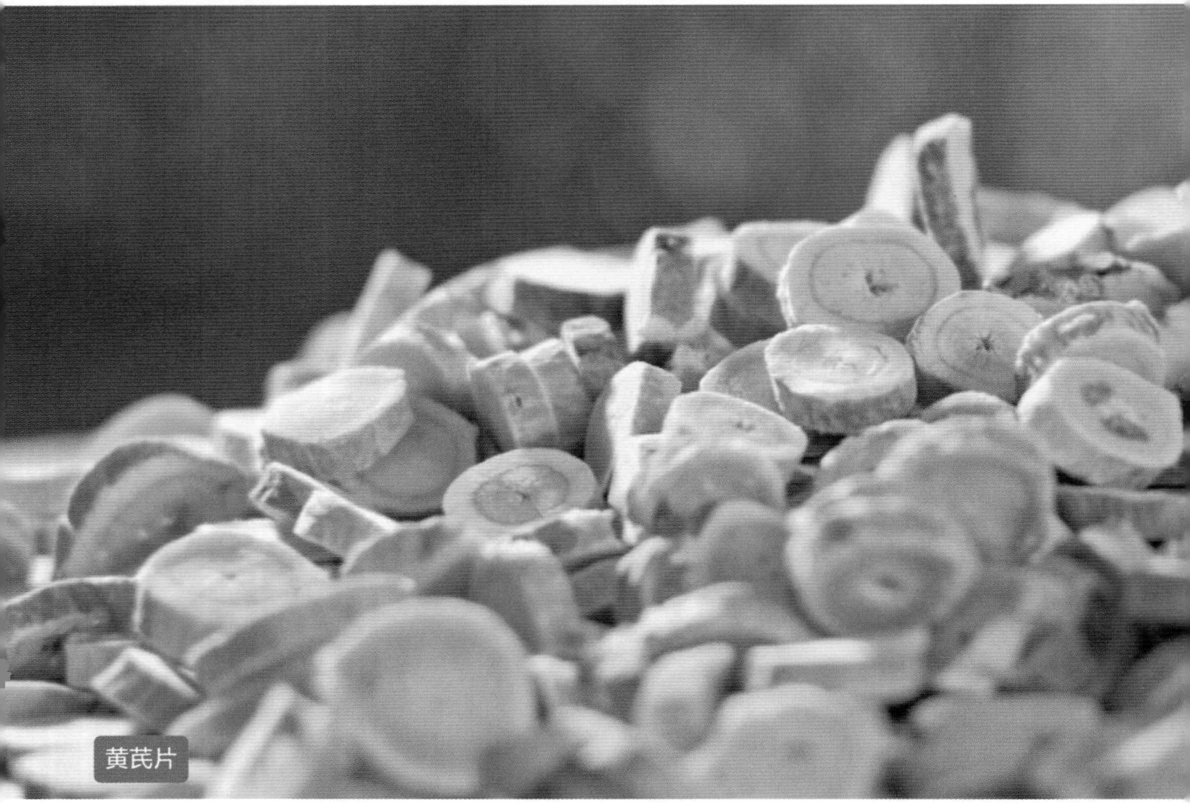
黄芪片

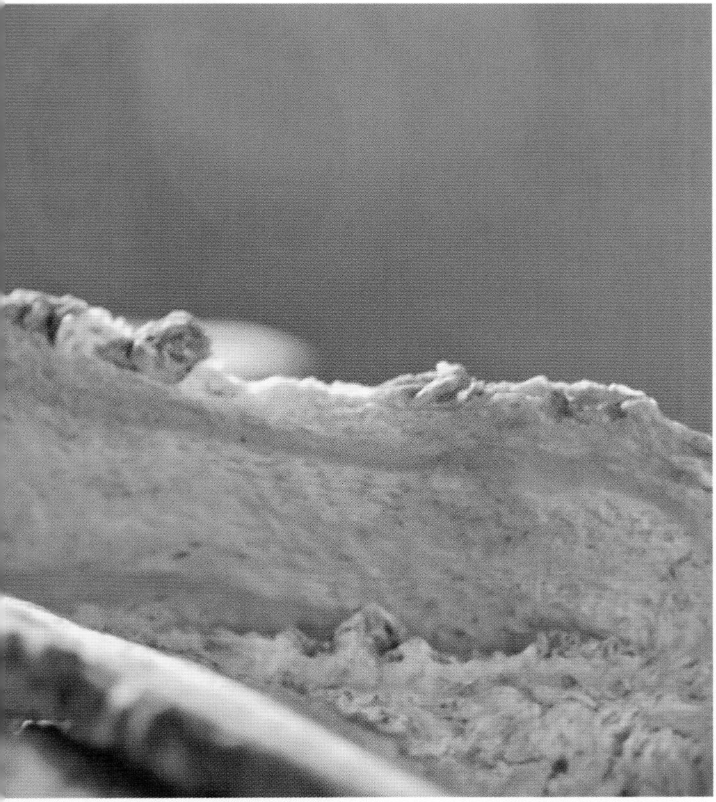

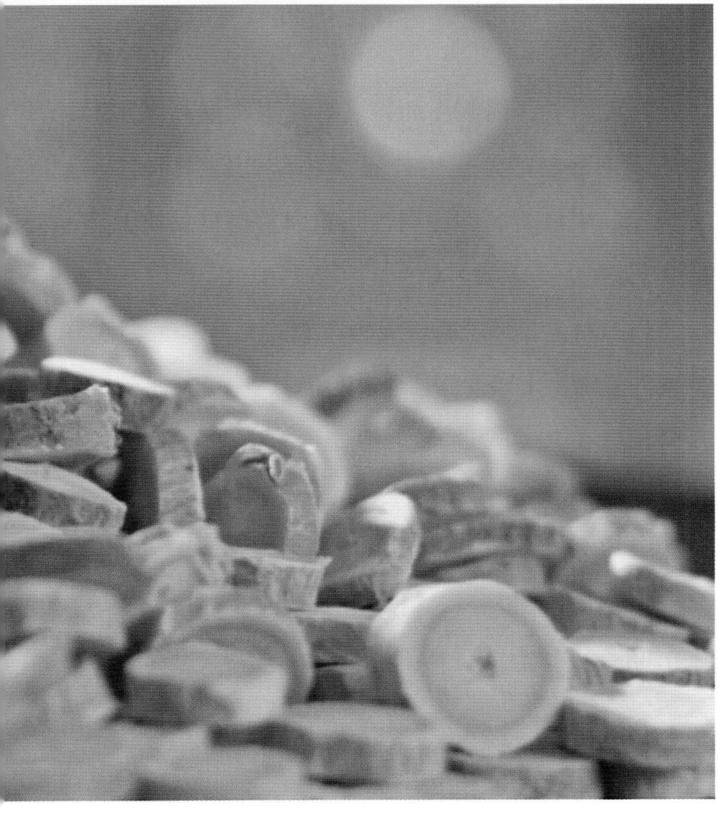

当归 黄芪

当归补血汤

有形之血生于无形之气，生血必先补气。

黄芪一两，当归酒洗二钱。

以水二盏，煎至一盏，去滓，空腹时温服。

当归

《本草纲目》记载：『当归调血，为女人要药，有思夫之意，故有当归之名。』

功效：补血活血，调经止痛，润肠通便。

黄芪

始载于《神农本草经》，也写作『黄耆』。《本草纲目》解释为：『耆，长也。黄耆色黄，为补药之长，故名。』

功效：补气升阳，固表止汗，利水消肿，生津养血，行滞通痹，托毒排脓，敛疮生肌。

翁维良

国医大师，全国名中医

87岁，临床行医60余年

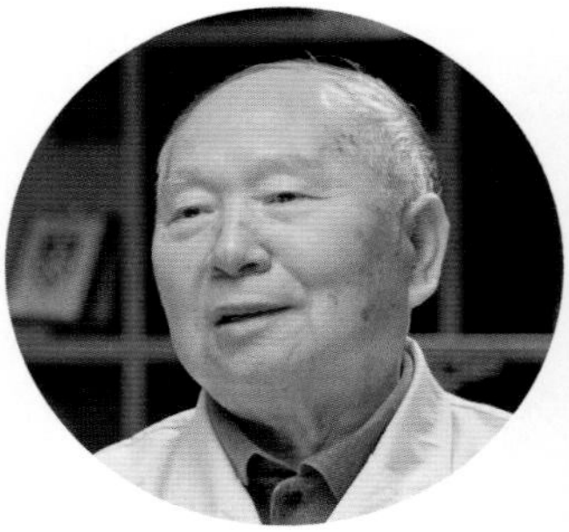

李秋艳

师从国家名老中医翁维良教授

中医学博士

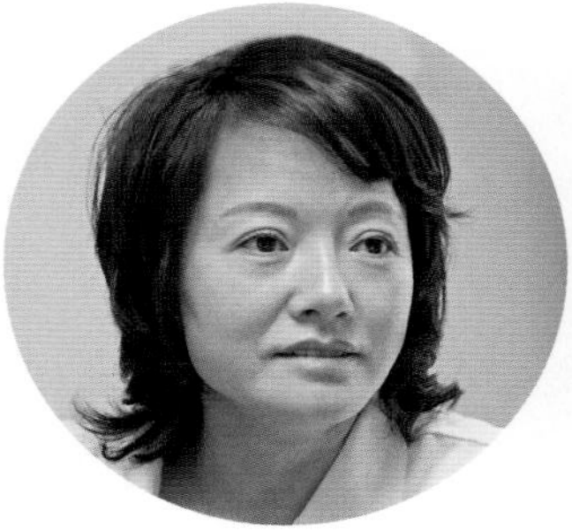

当归与黄芪

甘肃岷县，因岷山而得名。这里气候高寒阴湿，是诸多中药材的绝佳生长地，素有“千年药乡”的美誉。其中最著名的应属当归，因为药材品质上佳，“岷归”在中药界大名鼎鼎。

当归对生长环境有着极为苛刻的要求，气候必须凉爽而湿润，土层要深厚肥沃，海拔在2 200~2 900米，年降雨量在500~800毫米。地处青藏高原边缘的岷县恰好符合所有条件，成为当归的道地产区。

当秋天的最后一个节气“霜降”来临，就到了采收当归最好的时节。将当归地表的茎叶提前割下，再用锄头将当归的根部完整刨出，晒干切片后即可入药。

32岁的石惠，有两个可爱的孩子。5岁的大女儿是从小喝配方奶长大的，一直体弱多病。2017年初，第二个孩子出生，但是石惠的母乳依然很少，尽管家人在饮食上很注重营养滋补，但是效果并不理想。

石惠：哺乳期各种食养汤，比如猪蹄汤、乌鸡汤、鲫鱼汤，我都不间断地调剂着喝、搭配着喝，找不到导致母乳少的原因。

为了初生孩子能喝上母乳，石惠尝试了各种办法。

石惠：我当时在医院里也尝试了求助催乳师，催乳的手法跟机器都用过，但效果还是不理想，奶也下不来。

抱着一线希望，石惠来到中国中医科学院西苑医院问诊。

当归补血汤方解

针对石惠的具体病情，李秋艳采用金元时期著名医家李东垣医书《内外伤辨惑论》所载当归补血汤——古今益气生血第一方来治疗。

服用当归补血汤不到一周，石惠就惊喜地感觉到了身体的变化。

石惠：服用当归补血汤后，母乳开始充足，之前手脚冰凉的毛病也有改善，现在手里总感觉热热的。

现在石惠的小儿子已经九个月大了，让她感到欣慰的是，男孩从出生到现在，身体抵抗力一直很好，从未有过感冒发烧的症状。当归、黄芪，同样以根入药，也为母子两代人的健康打下了坚实的根基。

李秋艳：中医讲乳者血气之所生。气血非常充盈的人，她的乳汁也一定是充沛的。反之，如果气血不足，那么乳汁分泌就没有了源泉，就会缺乳或者无乳。

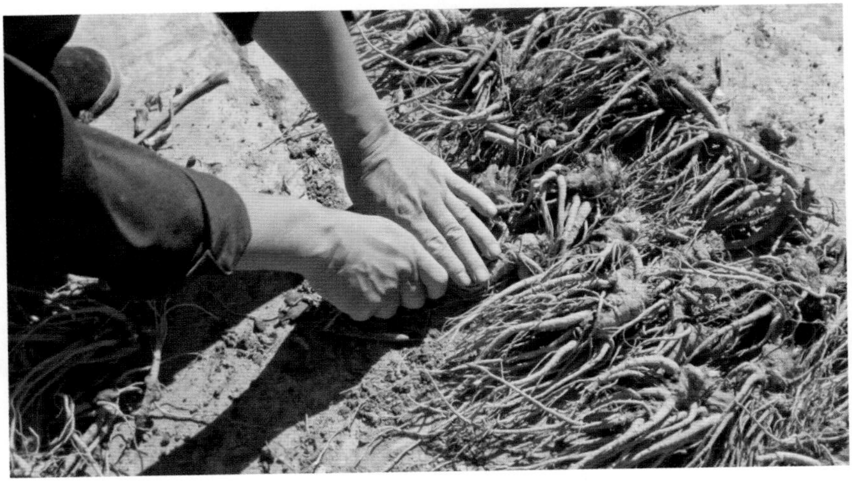

晒制当归

翁维良：当归是当归补血汤里的君药，起主要作用，但是它没有黄芪配伍药效就不行。黄芪配合当归，帮助当归去补血，此时黄芪的用量就比较大。补气的时候通常离不开黄芪。

当归补血汤虽然以当归为君药，但是黄芪的用量却是当归的五倍。中医认为，有形之血生于无形之气，生血必先补气。

陇西，因位于陇山之西而得名，尽管与盛产当归的岷县相隔不到300公里，气候地貌却相差甚远。陇西气候干旱，四季分明，日照充足，有土层深厚、土质肥沃的沙壤土。对耐寒耐旱的黄芪来说，这里是极佳的生长地。和当归一样，黄芪同样是根部入药。十月深秋，是采挖黄芪的最佳时节。

现代药理研究表明，黄芪主要含有皂苷、黄酮、多糖及氨基酸等化学成分，具有增强免疫力、抗疲劳、保肝、利尿及抗衰老等功效。

当归主要含有挥发油及非挥发性类成分，具有降低心肌兴奋性、抑制血小板聚集、缓解血管平滑肌痉挛、抗氧化及增强免疫力等作用。

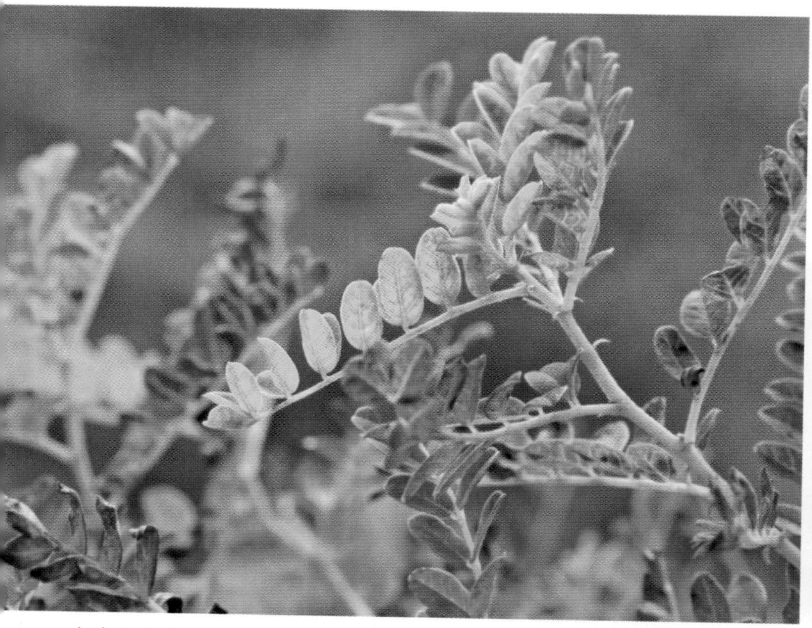

黄芪原植物

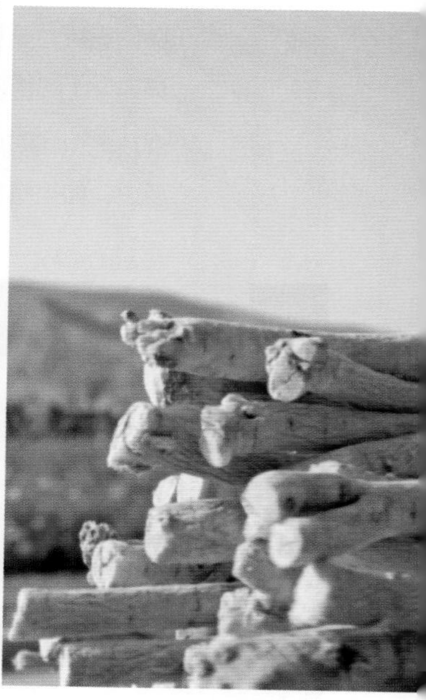

黄芪主根

每年立冬之后，李秋艳都会给家人熬制膏方滋补身体，因为年逾八旬的老母亲不久前做了一次大手术，身体非常虚弱，所以李秋艳这次准备的膏方主要用于补气养血，其中当然少不了当归与黄芪。

李秋艳：中医讲春生夏长秋收冬藏，所以冬天对精气和各方面营养的补充是一个非常好的季节。我希望通过当归、黄芪还有其他补益药，使她的身体调养得越来越好。也可以说是我们这么多孩子对她的一份关爱，希望她能闯过这个难关。

用自己掌握的知识和技艺，为自己也为亲人更为众生送去一份健康，祛除疾病的侵扰，这是作为医者表达爱的特有方式。

大爱无声，
如似水流年。

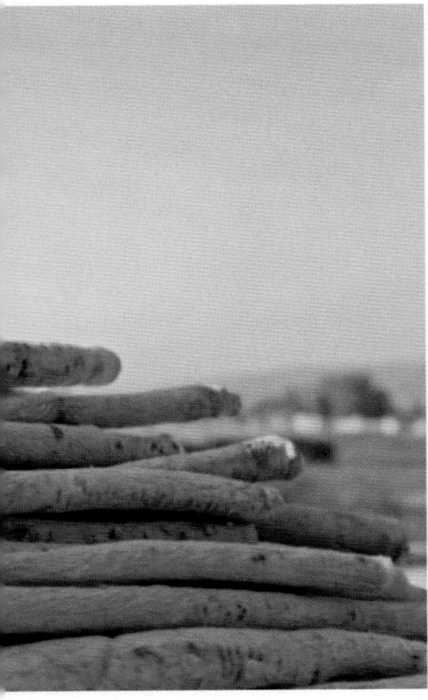

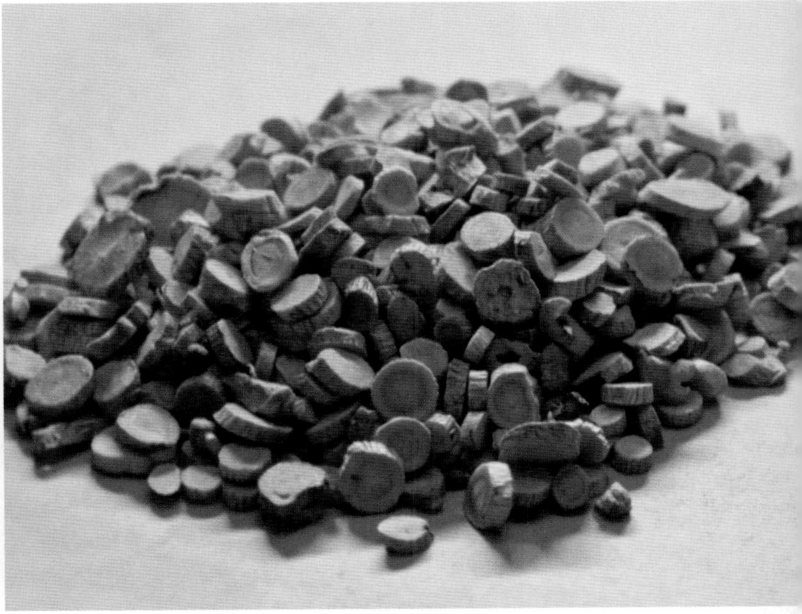

黄芪片

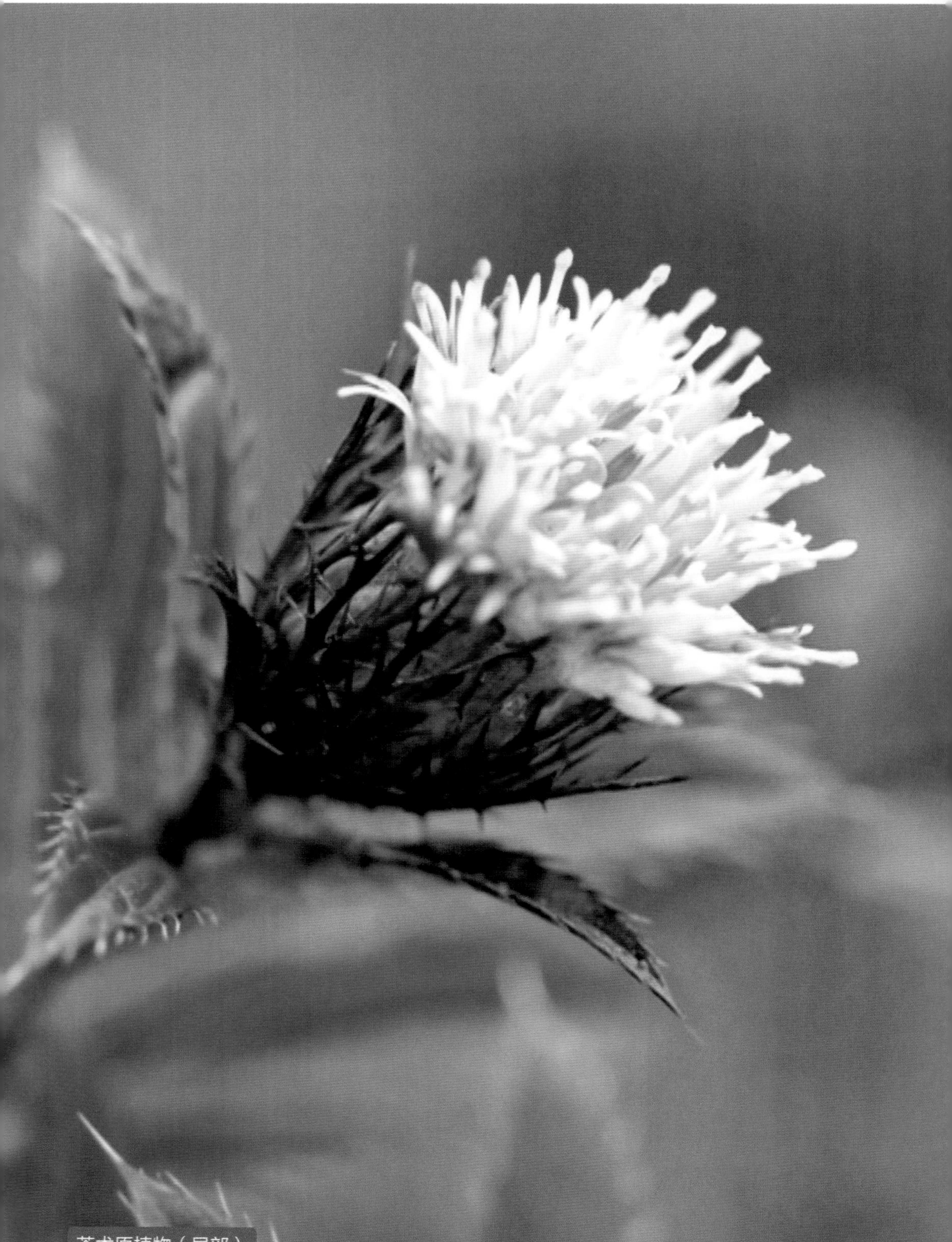

苍术原植物（局部）

苍术（zhú）白术（zhú）

白术与苍术，两药皆以根入药，皆有健脾祛湿的功效。

孟河医家认为，苍术更善除湿，白术更善补脾，

苍白二术共同运用，是孟河医家用药独到之处。

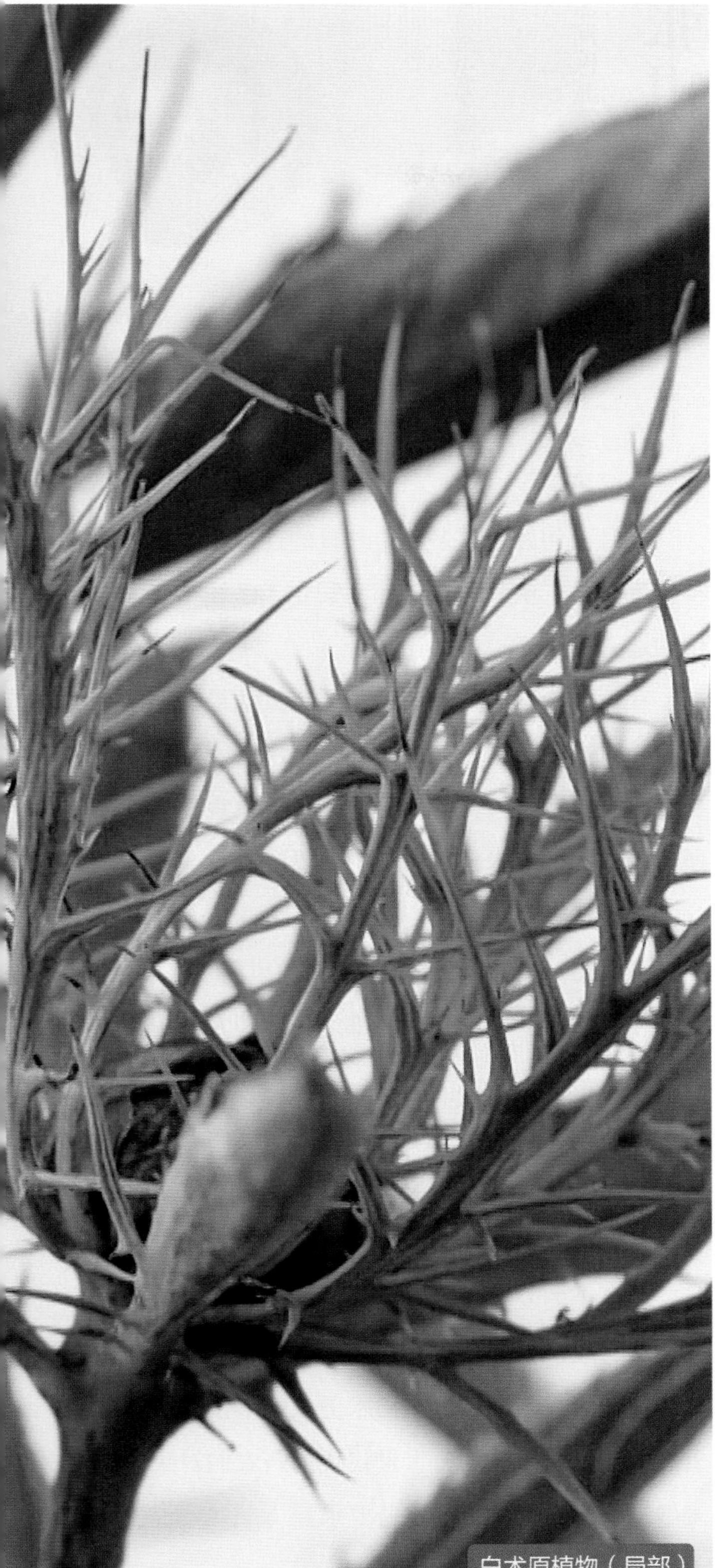

白术原植物（局部）

张琪
孟河医派第五代传人
常州市中医医院院长

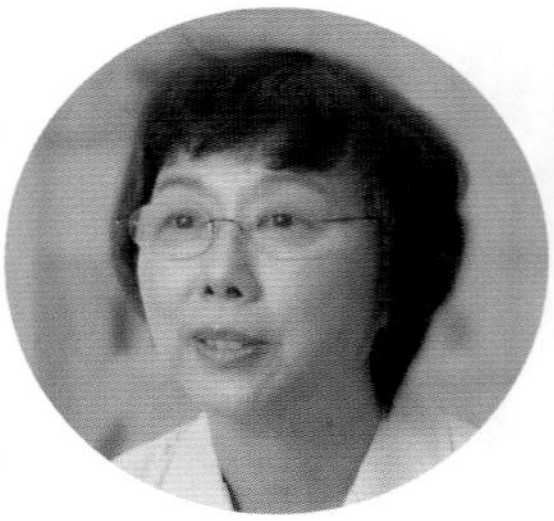

苍术

苍术，又名赤术，根茎入药，味辛苦，性温。

功效：燥湿健脾，祛风散寒，明目。

白术

白术，根茎入药，味苦甘，性温。

功效：健脾益气，燥湿利水，止汗，安胎。

苍术与白术

九月下旬的江苏茅山，几日的连绵阴雨，山中的草木都喝足了水分，药工邹学安今天已经第三次来到山中巡查。

在山林深处的一片实验基地里，他最害怕精心照顾的苍术会因为雨水太大糟坏了根。苍术生长的条件极为苛刻，茅山一代的地理气候极为适宜苍术的生长，所以道地的茅苍术也闻名于中药界。

苍术，又名赤术，根茎入药，味辛苦，性温。《中国药典》记载，主燥湿健脾，祛风散寒，明目。

安徽亳州，中国四大药都之一，药农们正在忙碌地收获另一种药材——白术，外形与苍术极为相似。

白术，根茎入药，味苦甘，性温。《中国药典》记载，主健脾益气，燥湿利水，止汗，安胎。

断枝，挖根，拨土，火燎去须根。

用晒干的麦麸与白术切片混合翻炒，等到颜色变成焦黄，取出筛掉麦麸，便得到能缓和燥性、增强健脾功效的炒白术。造就亳白术美誉的不仅仅是一方水土的滋养，更需要的是世世代代的药农们对采收、加工炮制等每一个环节的严苛要求。

这一天，深受眩晕症困扰的孙女士登门求诊。

孙女士已在家卧床两天了，头晕得不得了，感觉房子都在转。她以往经常会头昏昏沉沉的，有时候觉得头重，像裹了一个厚厚的布一样，有时候也会觉得关节酸胀疼痛，或者肢体沉重。

孙女士出生在一个渔民家庭，年轻时跟着父母在太湖上漂泊。现在她已经搬进了城市和儿女们一起生活，但是关节疼痛和沉重感并没有消除，而频频发作的眩晕让她越来越苦不堪言。

张琪：从中医理论讲，她的症状是由于久居湿地、感受外湿侵袭导致的。引起眩晕的根本原因是她素体有痰饮蓄积，这次因为劳累诱发，痰饮挟肝风上扰清窍，治疗的根本是她的脾胃。

从调理脾胃入手治疗疑难杂症，这种本领源于张琪的恩师颜德馨。国医大师颜德馨和他的父亲颜亦鲁，师承清代孟河医派费、马、巢、丁四大家之马派。当年的孟河两岸，弃儒从医者众多，学派流传至今将近四百年历史，成为中医史上著名的孟河医派。

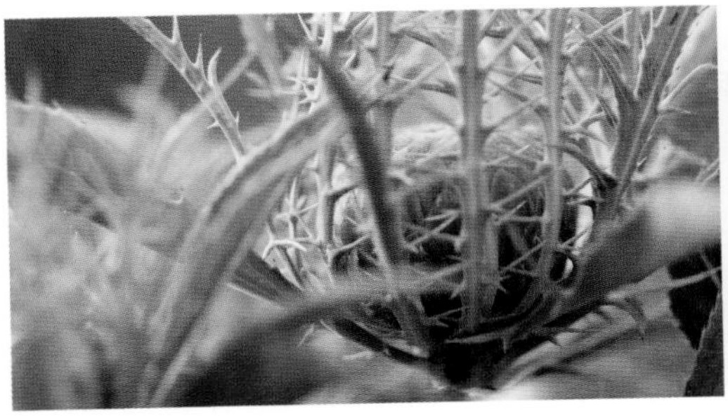

白术原植物

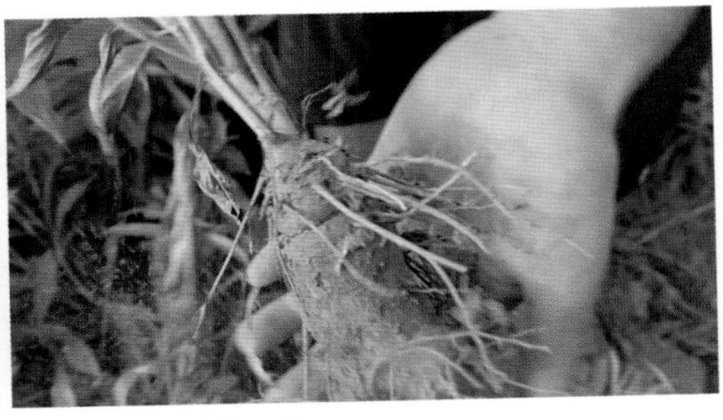

白术块根（采挖品）

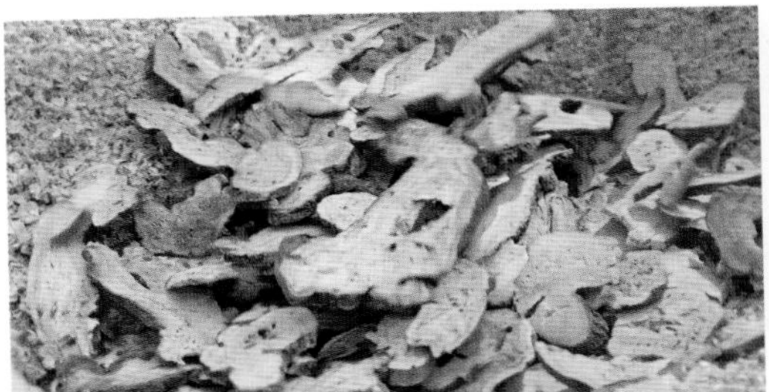

麸炒白术

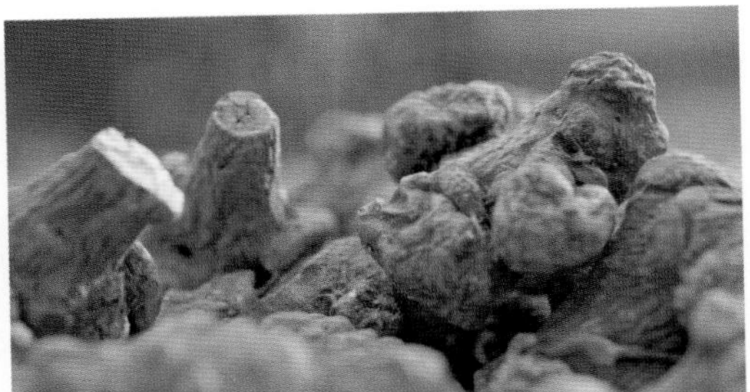

苍术块根（炮制品）

颜亦鲁颜德馨父子深得马家秘传，因为善用苍白二术，被尊称为“苍白术先生”。

张琪：颜老曾经给我讲过一个案例，病人是一个中年男性，在综合性医院诊断为甲状腺功能亢进（简称：甲亢）。按照常规，对于甲亢病人出现的心烦易怒、肢体震颤，中医往往认为是因为情志不畅、暴怒伤肝。

黑芝麻炒苍术

颜德馨深谙“脾统四脏”之理，脾胃为水谷之海，气血生化之源，脾脏是其他脏腑健康的根本所在。

张琪：这个病人的治疗非常棘手，颜老依然从健运中土入手，首先用苍白二术健脾运脾。

五苓散方解

白术与苍术，两药皆有健脾祛湿功效。孟河医家认为，苍术更善除湿，白术更善补脾，苍白二术共同运用，是孟河医家用药独到之处。

基于前辈大家代代传承的用药经验，张琪为苦于眩晕症的孙女士开出药方——半夏白术天麻汤合五苓散加减。

五苓散，出自东汉医家张仲景《伤寒论》。猪苓（去皮）十八铢，泽泻一两六铢，白术十八铢，茯苓十八铢，桂枝（去皮）半两。捣为散，以白饮和服方寸匕，日三服，多饮暖水，汗出愈，如法将息。

半夏白术天麻汤，出自清代医书《医学心悟》，主风痰上扰证，症见眩晕头痛、胸闷呕恶、舌苔白腻、脉弦滑。半夏一钱五分，天麻、茯苓、橘红各一钱，白术三钱，甘草五分，加生姜一片、大枣二枚，水煎服。

两方之中均有白术，张琪额外加入苍术，依然是苍白二术双剑合璧。

张琪以半夏白术天麻汤合五苓散，两方之中均有白术，张琪额外加入苍术，依然是苍白二术双剑合璧。

黑芝麻炒苍术是孟河医派的独特方式，晒干的茅苍术，用淘米水浸泡一天一夜，充分吸去药材所含油脂，减弱其固有的辛燥气味。配上江南地区产的黑芝麻，文火加热慢炒十分钟，最终得到入药的炒苍术。

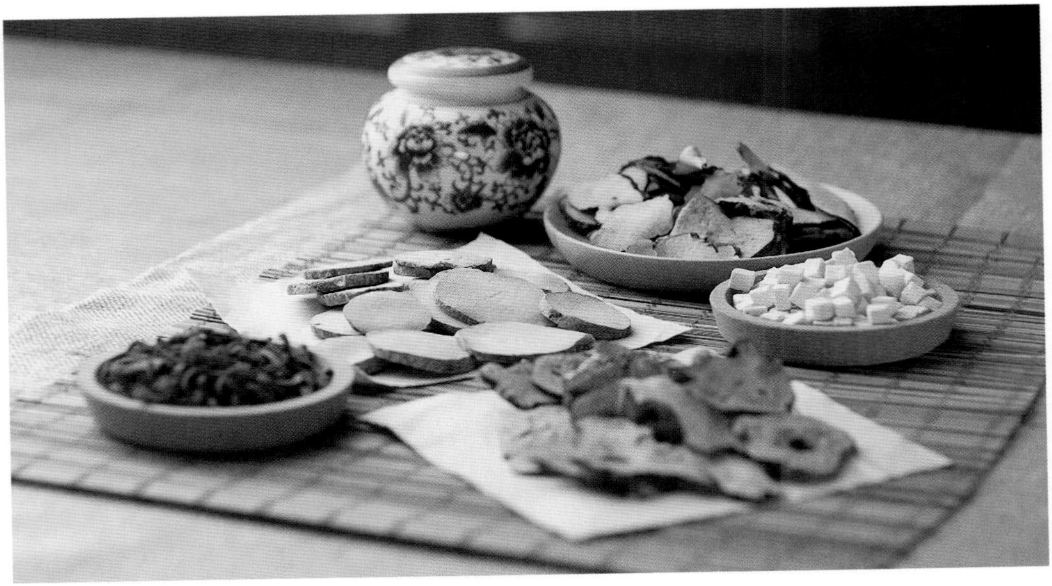

五苓散

张琪：加黑芝麻拌炒苍术以后，能够大大地缓解苍术的燥性，同时又能够扩大苍术的运用范围，就可以用于有湿、同时又有阴伤的病证。

两个月后，孙女士终于痊愈了。每当此刻，张琪心中总有一种感慨：自己是国医大师颜德馨在93岁高龄破例收下的关门弟子，虽然幸运也不无遗憾。如果能够有更多的年轻人肯投身学习中医，那么就会有更多前辈的宝贵财富流传下来，造福世人。

中医有着自成一体的思维体系，大多数人也许对它敬而远之，而当大量的临床成功案例摆在面前的时候，我们是否可以寻根溯源，给自己一个重新了解它的机会呢？

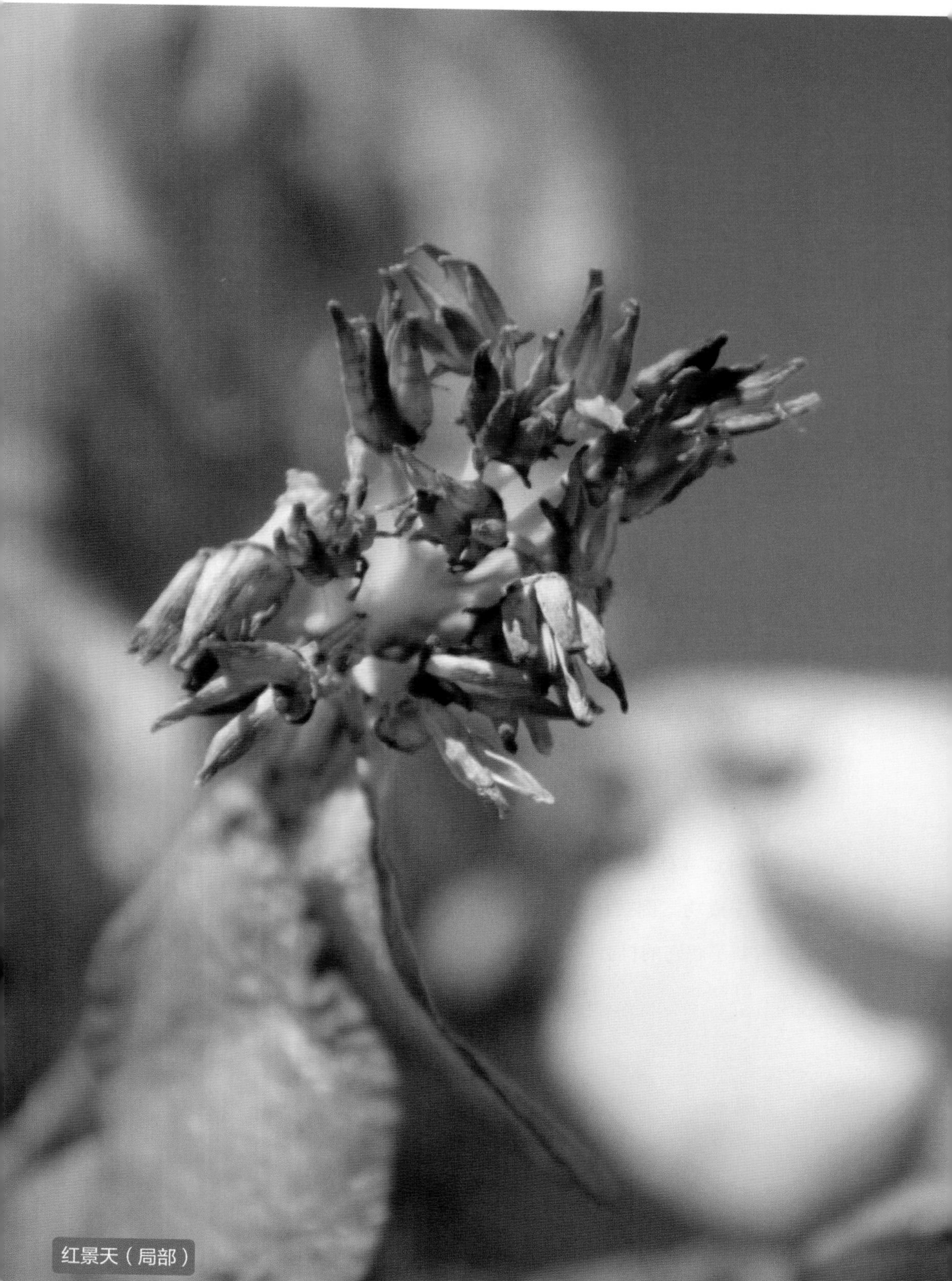

红景天（局部）

红景天

《本草纲目》记载：『红景天，本经上品，祛邪恶气，补诸不足。』

功效：益气活血，通脉平喘。

红景天

性味：甘苦，平。

红景天，主要以其地下根及根茎入药。因生长于高寒之地珍稀难得，历朝历代均将其作为延年益寿的皇家贡品。

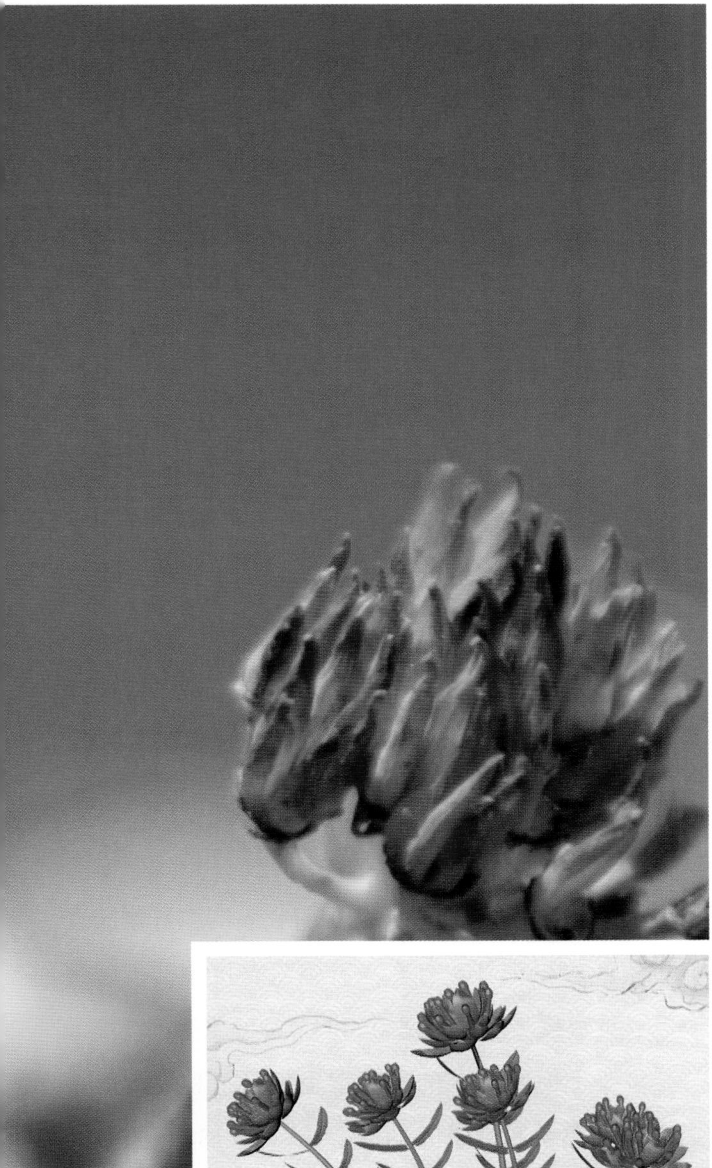

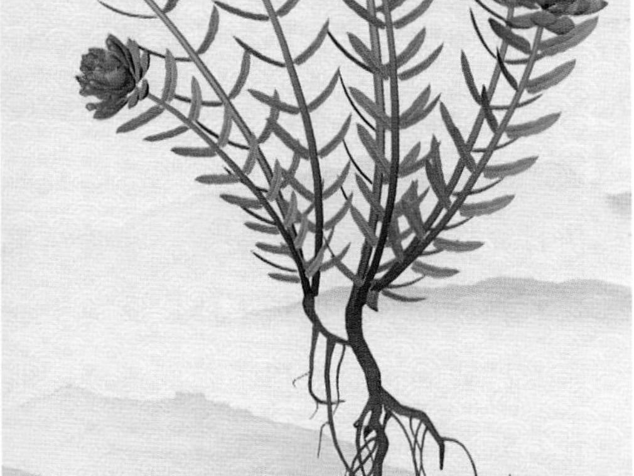

红景天全草

红景天

红景天含有丰富的红景天苷，具有滋补强身、抗疲劳、抗衰老、抗缺氧、增强记忆力、调节神经系统的功能。

『高原人参』

严寒、缺氧、强光照、无污染环境中的野生红景天素有『高原人参』的美誉。

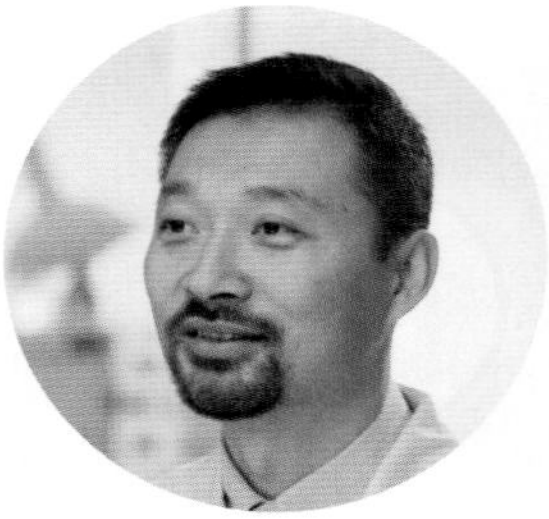

美国宾夕法尼亚大学化学博士

吕智

相宜本草首席科学家

红景天

有着世界屋脊之称的青藏高原，平均海拔在4 000米以上，这里也是红景天的道地产区。严寒、缺氧、强光照、无污染环境中的野生红景天，素有“高原人参”的美誉。现代药理研究表明，红景天含有丰富的红景天苷，具有滋补强身、抗疲劳、延缓衰老、抗缺氧、增强记忆力、调节神经系统的功能。

位于上海宝山区的实验室里，吕智和他的助手用高温加热水和红景天的混合物，让红景天当中的活性物质溶解于水，然后把这种原始提取液反复过滤蒸馏并进行色素分离。最后把高纯度的红景天提取物，滴入盛有人体皮肤组织液的容器，一起接受模仿日光紫外线强度的照射。实验结果证明，红景天提取物可以有效保护人体皮肤免于强烈紫外线的伤害。吕智的实验取得了新的进展，他对中医药学也有了更为深刻的感悟。

吕智：中医药的现代化并不意味着是中医药的西化，我们不能够完完全全照搬西方植物化学的一系列标准和方法。作为中国的学者，我们应该承担起一些特殊的责任，就是找到一种现代方法与传统智慧相结合的手段，把中医的研究不断地往前推进，把它发扬光大。

让自然馈赠的珍稀天物，深深根植于滋养它的土地，让前辈先人的智慧创造，生生世世延续下去惠及后人，这正是本草所传递的自然医学的根本，也是这一代医者肩上担负的责任与使命。

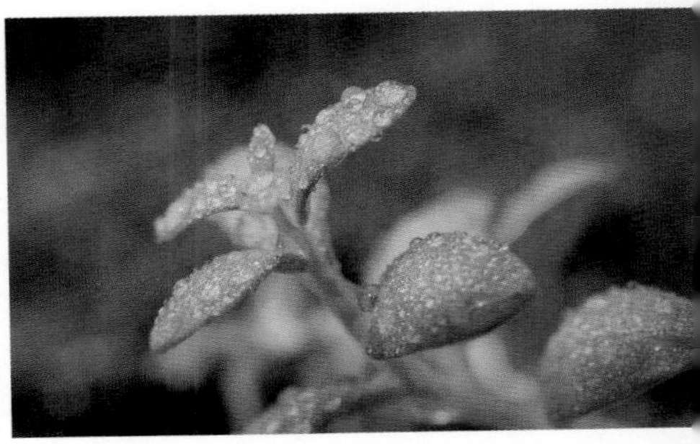

红景天幼苗

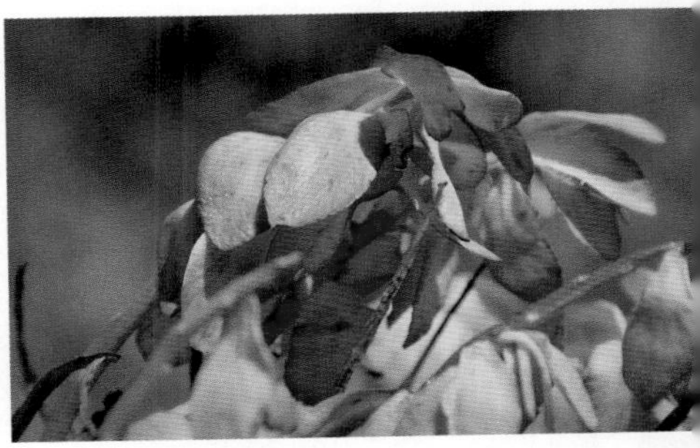

野生红景天（局部）

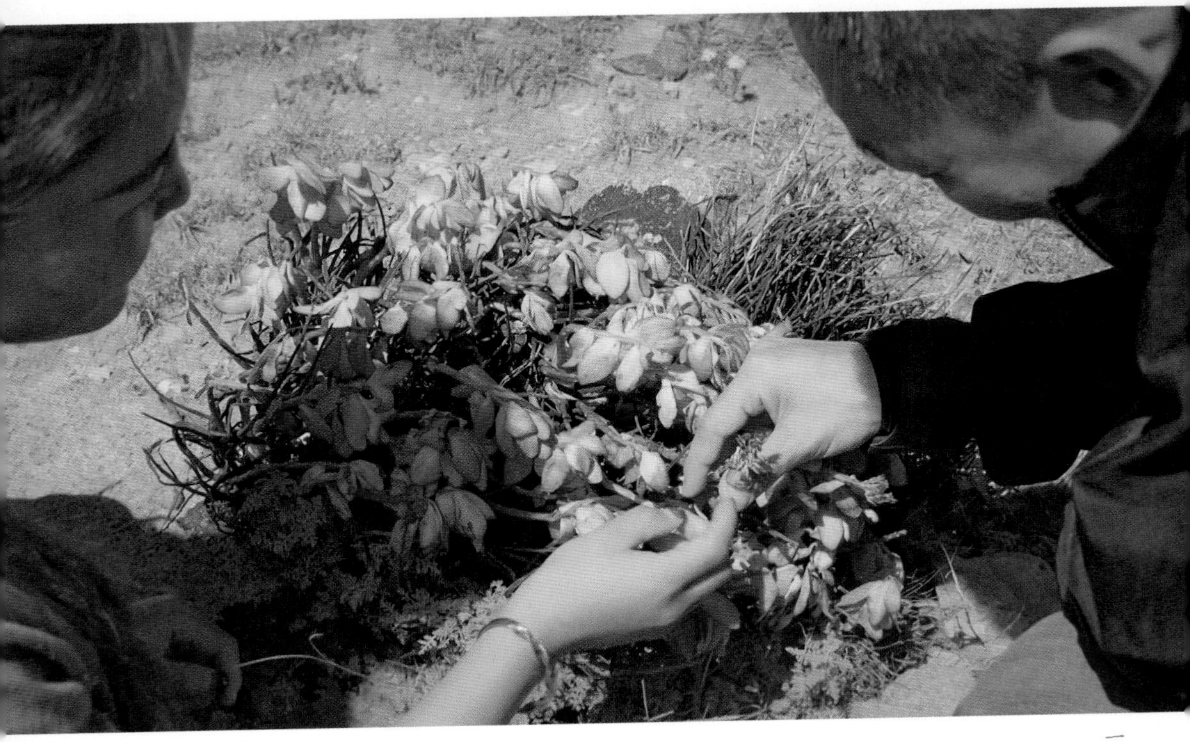

野生红景天全株

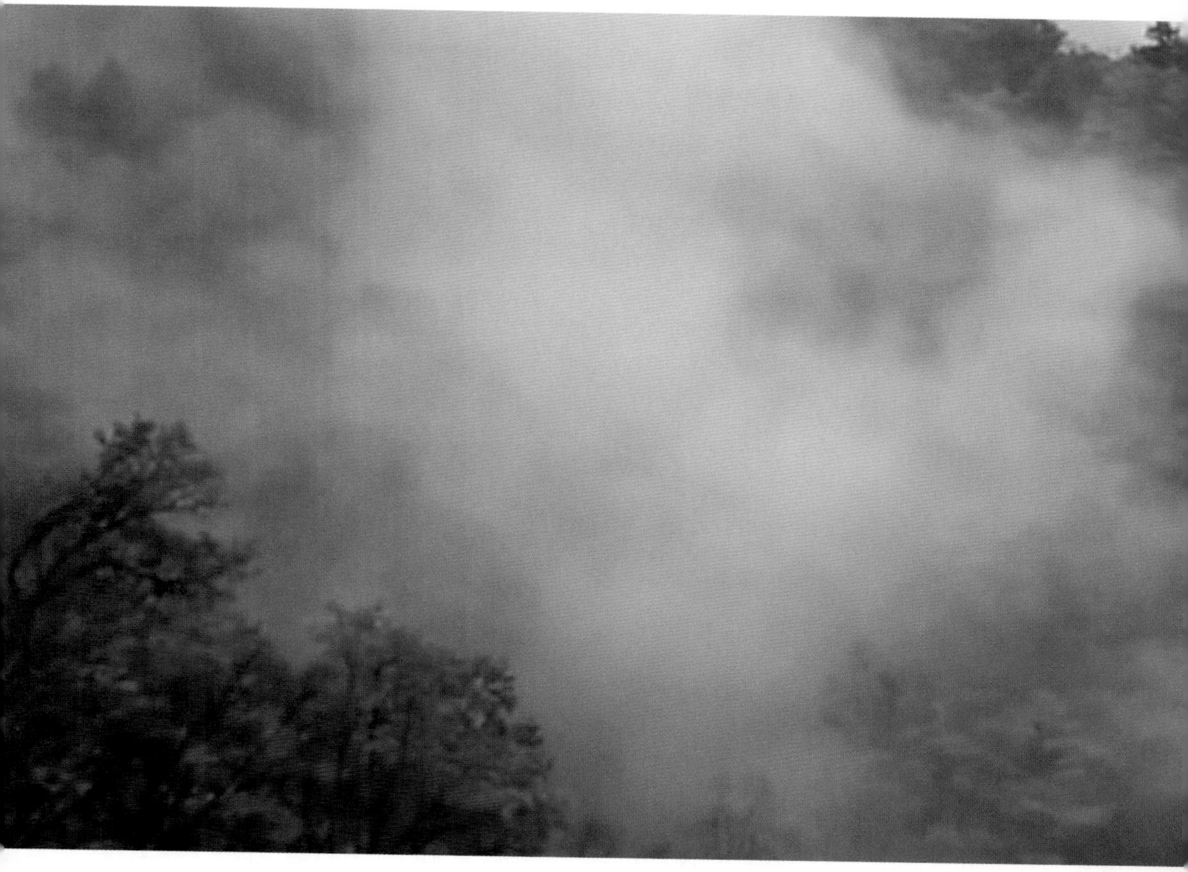

第八集 拾遗

本草的世界是博大多彩的，人类常常身处庐山却不知其真面，知其一不知其二。

那些日常司空见惯的事物，却是医者信手拈来的灵丹妙药。不妨跳出常规的思维定式，在重新发现的旅程中，拾取那一份被你我遗忘忽略的神奇。

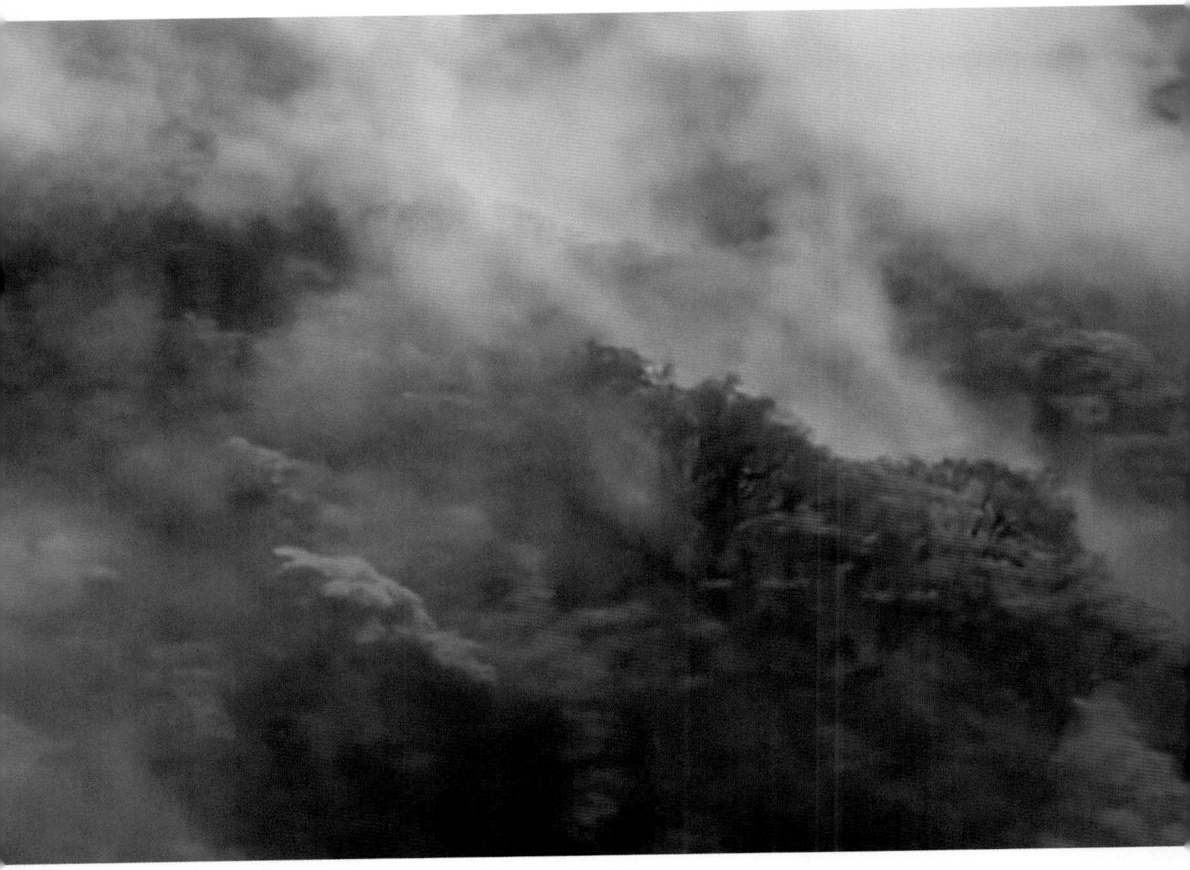

山楂

《本草纲目》描述：『化饮食、消肉积、痰饮、痞满吞酸、滞血痛胀。』

银杏（白果）

味甘、苦、涩，性平。《本草纲目》记载：『原生江南，叶似鸭掌，故名鸭脚。宋初始入贡，改呼银杏，因其形似小杏而核色白也，今名白果。』

蝉蜕

《本草纲目》记载：『蝉，主疗皆一切风热证，古人用身，后人用蜕，大抵治脏腑经络，当用蝉身；治皮肤疮疡风热，当用蝉蜕。』

石膏

味甘辛，因其性大寒，古代医家将其喻为充满肃杀之气的神兽——白虎。《神农本草经》记载：『主中风寒热，心下逆气惊喘，口干，苦焦，不能息，腹中坚痛，产乳，金创。』

水膏药

将取自不同源头的水与草药的粉末调和，摊涂于棉布或油纸，然后敷贴到人体特定部位，以发挥药物驱寒散湿、活血化瘀、解毒散结等功效，使失去平衡的人体组织得以重新调整和改善，从而促进机体功能的恢复，达到治病的目的，这就是彝族传统的水膏药疗法。

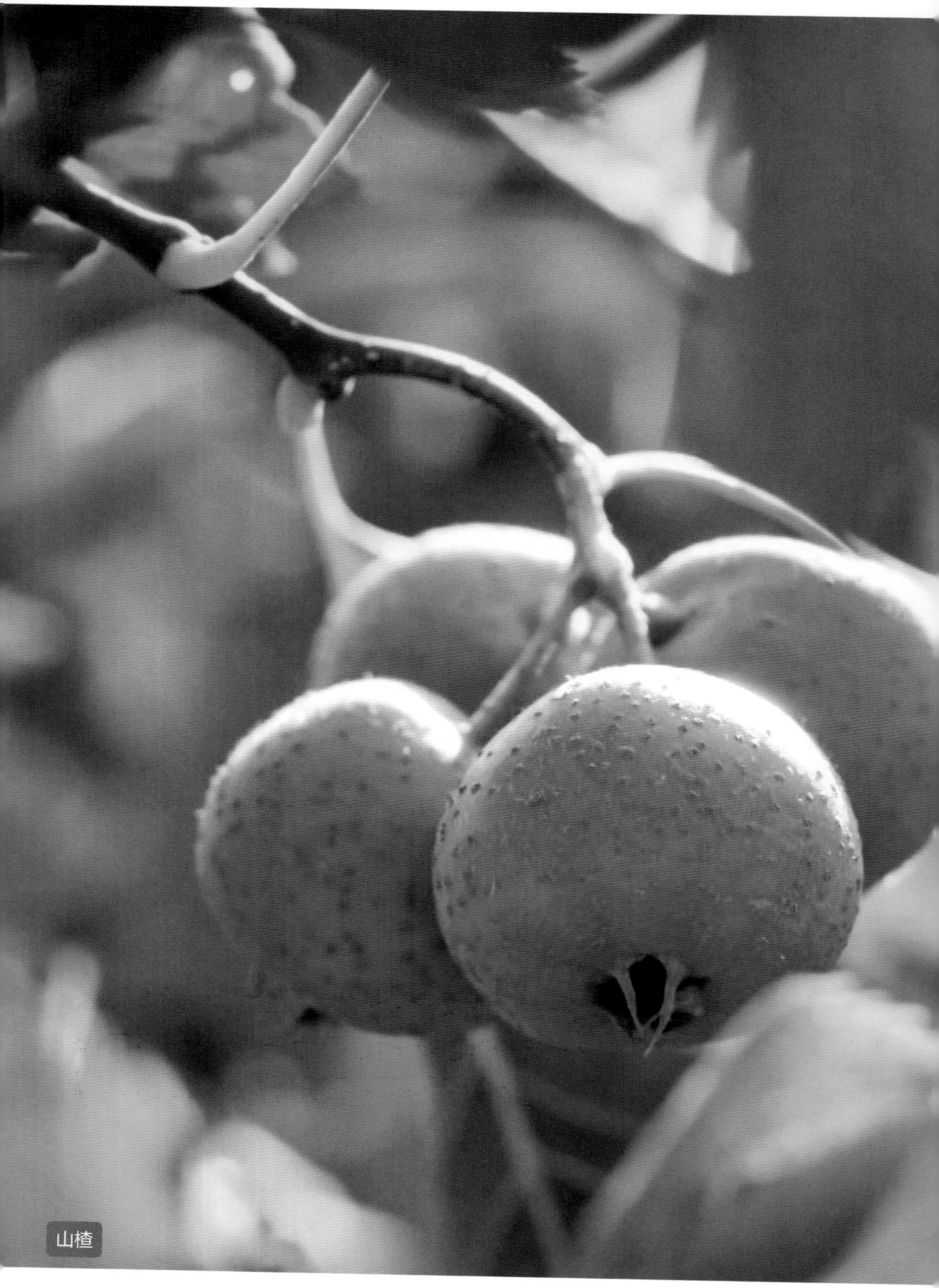
山楂

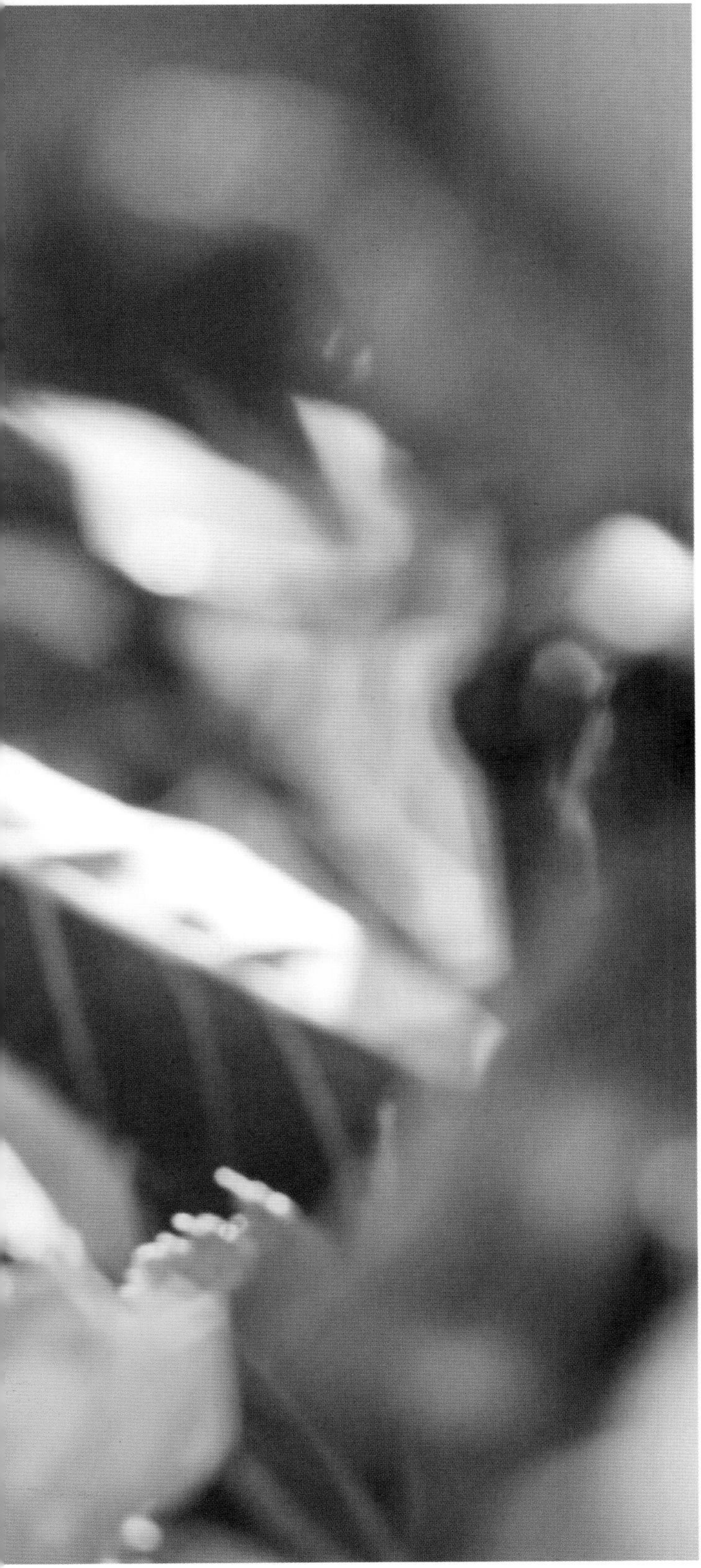

山楂

《本草纲目》描述：『化饮食，消肉积、痰饮、痞满吞酸、滞血痛胀。』

焦三仙

炒焦后的山楂，用于消化肉食，搭配同样经过炒制的焦神曲、焦麦芽消化面食，三味药材合力作用，成为医家手中消食健胃的济世良方，并被形象地称为『焦三仙』。

山楂

功效：消食健胃，行气散瘀，化浊降脂。

山楂酱

新鲜采下的山楂，洗净，去核，打碎后加适量糖煮成糊状。

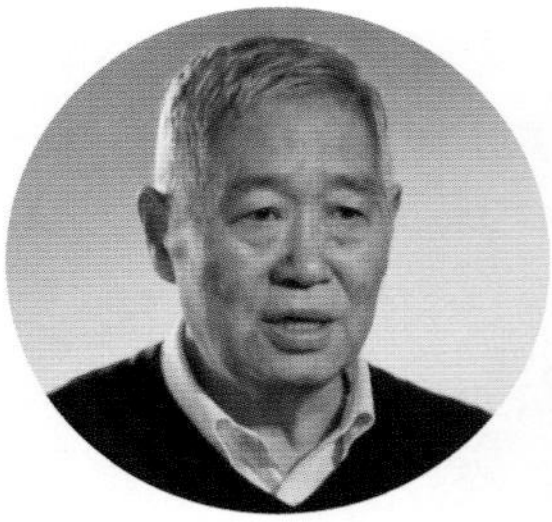

临床行医40余年。因为通常开三服药即可见效，行内尊称『周三服』。

国家名老中医

周乐年

（1943—2017年）

山 楂

北京后海，传统与现代和谐统一在一起。隐藏在胡同里的冰糖葫芦，晶莹剔透，酸甜可口，总能勾起人们的食欲。

新鲜采摘的山楂，去核后用竹签穿成红色的一串，锅中倒入冰糖，加入天然矿泉融化，熬制成浓稠透亮的糖稀，将串好的山楂放入锅中往复旋转，透明的金色糖壳均匀包裹在红色山楂的周围。一串串诚意满满的糖葫芦伴着口中泛起的又酸又甜的味道，是我们对于山楂最为直接的联想。

北京郊外的一处小院里，老中医周乐年夫妇正在收获着山楂，这棵山楂树是十年前周乐年和同为中医的妻子一同栽种下的。

采下新鲜的山楂，洗净，去核，打碎后煮成糊状，每到山楂成熟的季节，韩阿姨都会亲手制作酸甜可口的山楂酱。虽然孩子早已成家立业各自生活，但妈妈亲手制作的山楂酱依然是这个家庭最受欢迎的美食。而在周乐年的眼中，山楂不仅是美食，更是一剂良药。

周乐年：山楂是我临床最常用的中药之一。治疗消化系统疾病时，焦山楂是几乎每个处方里都要用的。

将晒干的山楂倒入锅中，中火炒制。为了让每一个山楂均匀受热，需要不断翻炒，等到山楂外表焦黑、内部焦黄时起锅收药。这是祖先流传下来的炮制工艺，经过炒制的焦山楂，药性也会有所提升。

炒焦后的山楂用于消化肉食，搭配同样经过炒制的焦神曲、焦麦芽消化面食，三味药材合力作用，成为医家手中消食健胃的济世良方，并被形象地称为“焦三仙”。

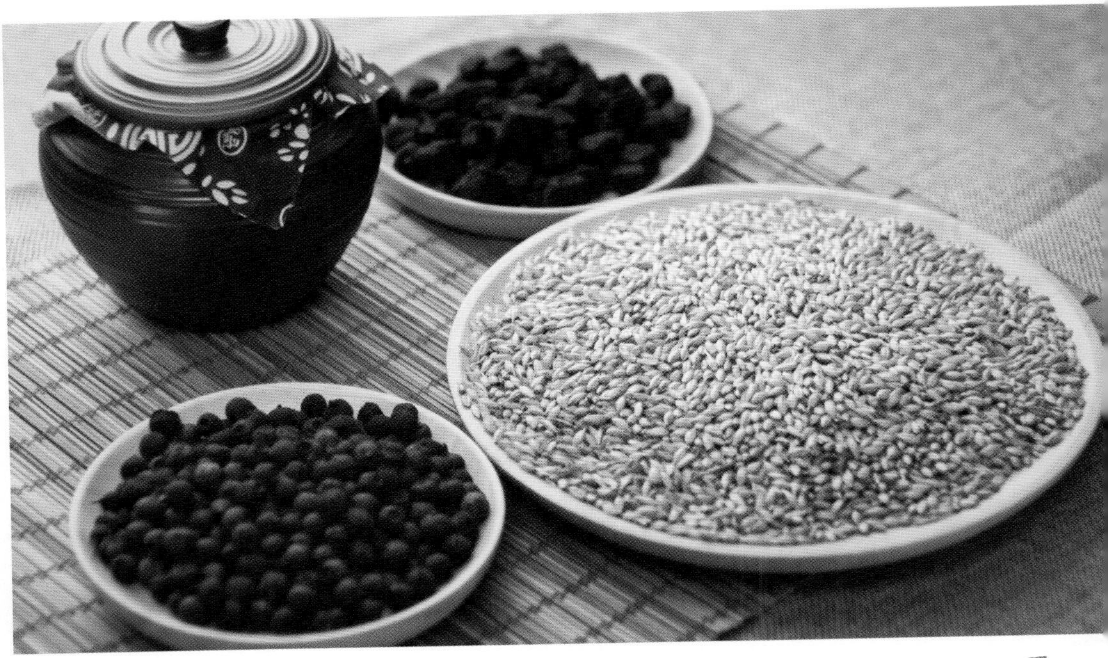

焦三仙

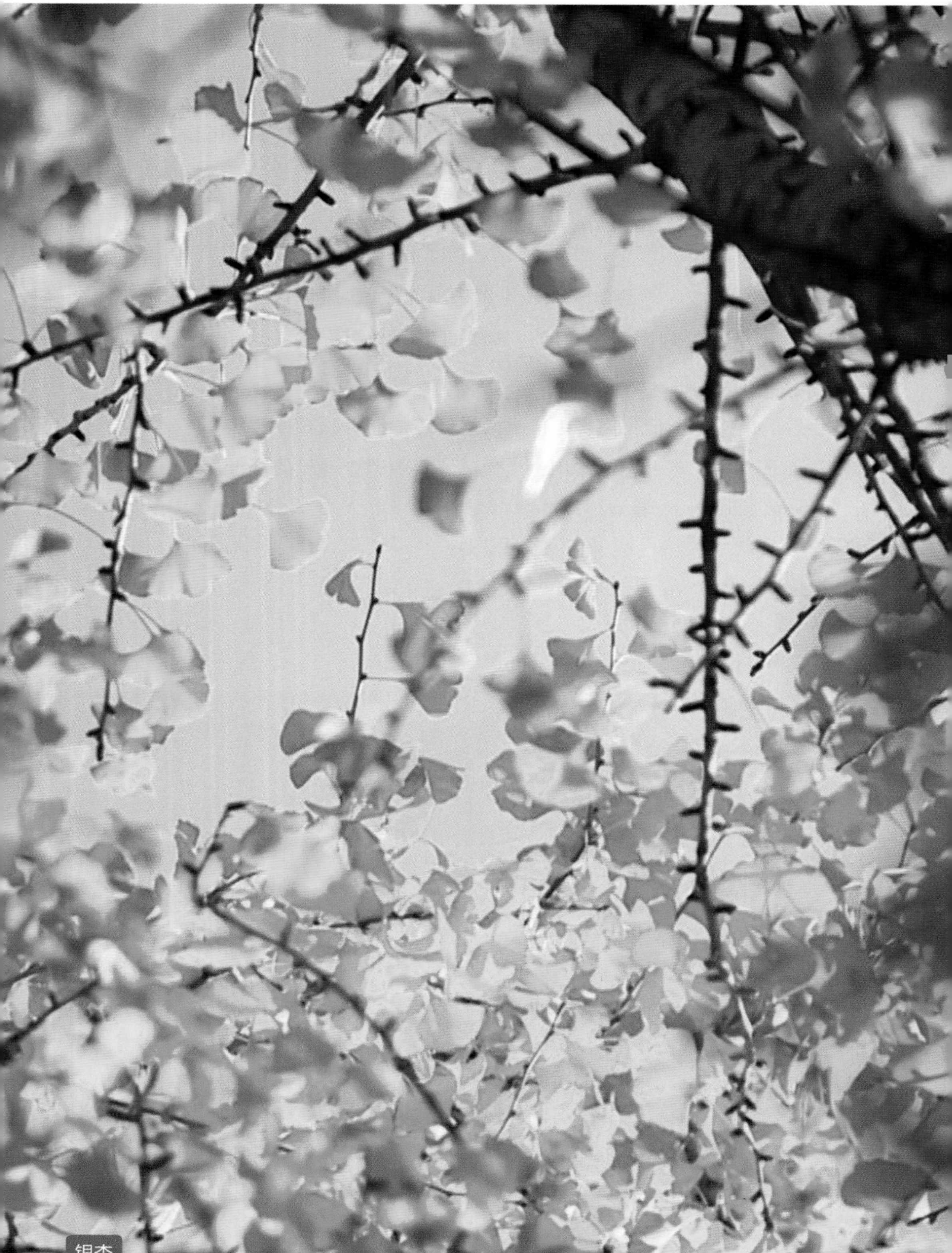
银杏

银杏

《本草纲目》记载：『原生江南，叶似鸭掌，故名鸭脚。宋初始入贡，改呼银杏，因其形似小杏而核色白也，今名白果。』

功效：敛肺定喘，止带缩尿。

银杏叶提取物

银杏叶中可提取多种有效的药用成分，含有大量黄酮类化合物，具有通畅血管、改善血液循环的功效，在治疗心脑血管疾病方面有独到之处。

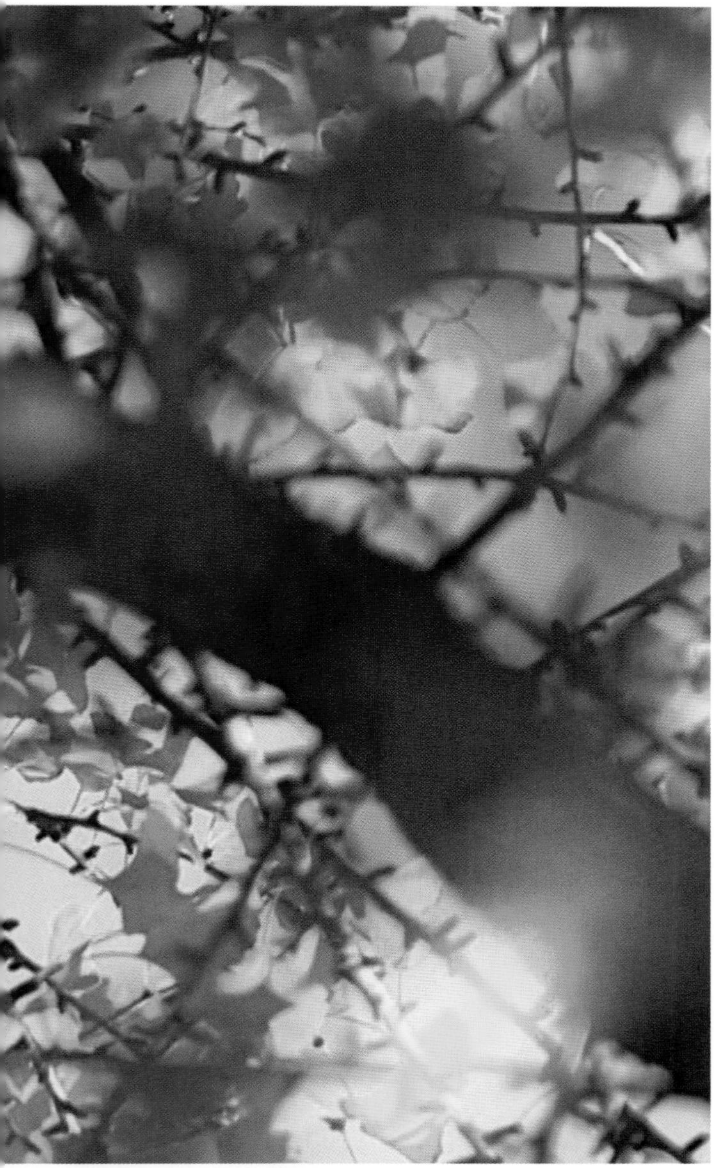

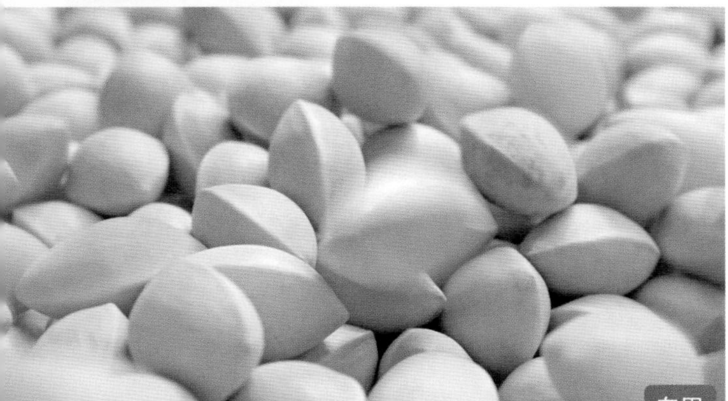

白果

白果

现代医学研究表明，白果当中含有粗蛋白、粗脂肪、还原糖、核蛋白、矿物质、粗纤维及多种维生素等成分，适量食用可以滋补养颜，抗氧化，延缓衰老。

『挂旗』

用武火将药液煮沸，再用文火慢慢煎煮，然后经历搅拌、静置、过滤、加胶、炼蜜等一道道复杂的工序，直到熬出的膏能拉出幅面，行内称之为『挂旗』才算大功告成。

银　杏

江苏南京，老药工张业禄正手把手带着徒弟准备熬制一锅应对高血压眩晕的膏方。冬令进补膏方是江南地区由来已久的养生传统，产自江南的银杏正是其中一味必备的药材。

银杏给人们的最深印象，也许就是秋日里那一片片金黄色的美丽景观，但是在医者眼中，银杏的枝叶果实都是极为珍贵的药材。

产自银杏树上的橙色小果，并不能直接食用入药，必须将最外层的皮肉去掉洗净，敲破果核，剥去内层的红衣，最终取出嫩黄色的可以入药的白果仁。

在药工张业禄师徒熬制的膏方里，白果是不可或缺的一味药材，与此同时，还有与其同气连枝的银杏叶。

现代医学研究表明，银杏叶中可提取多种有效的药用成分，含有大量黄酮类化合物，具有通畅血管、改善血液循环的功效，在治疗心脑血管疾病方面有独到之处。

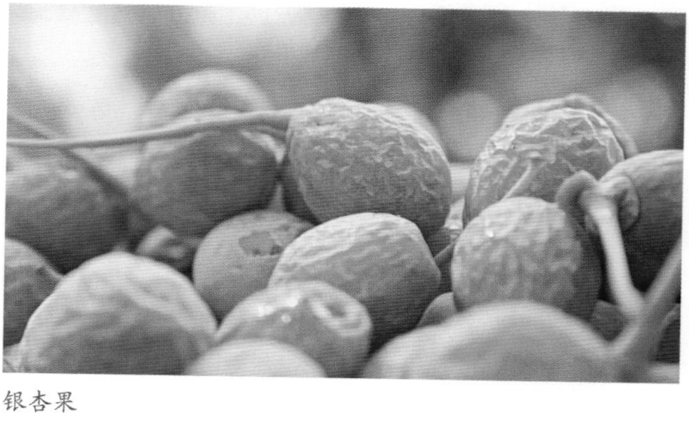

银杏果

用武火将药液煮沸，再用文火慢慢煎煮，然后经历搅拌、静置、过滤、加胶、炼蜜等一道道复杂的工序，整个膏方熬制流程需要近一天时间，每一个环节的火候掌握不好，都会最终影响到成品的药效。直到熬出的膏能拉出幅面，行内称之为“挂旗”，才算大功告成。

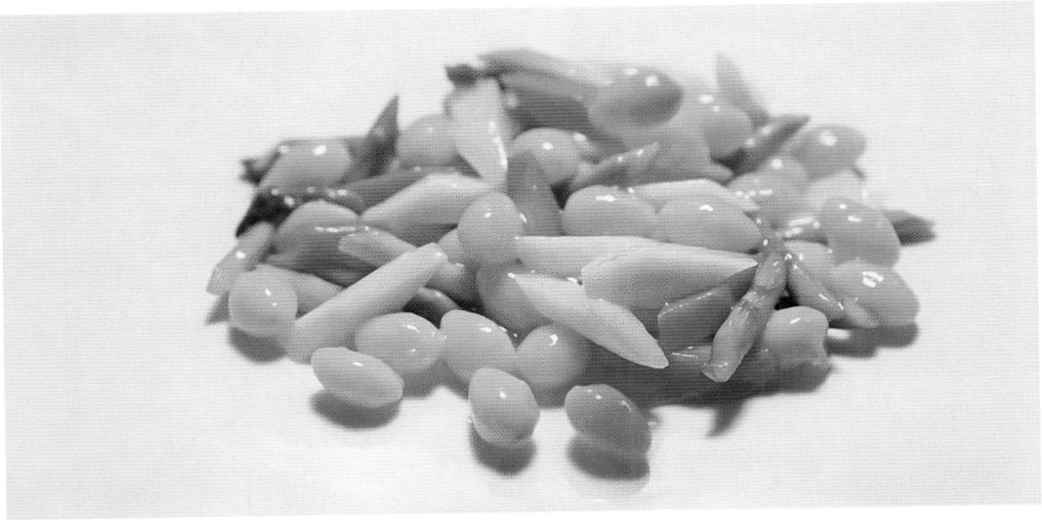

药食同源：白果仁炒百合

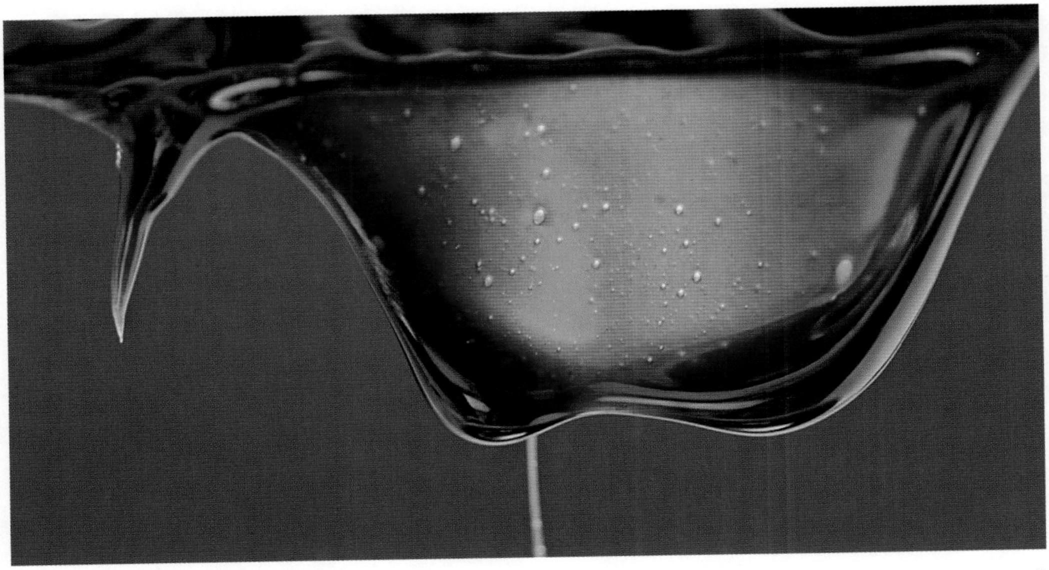

“挂旗”

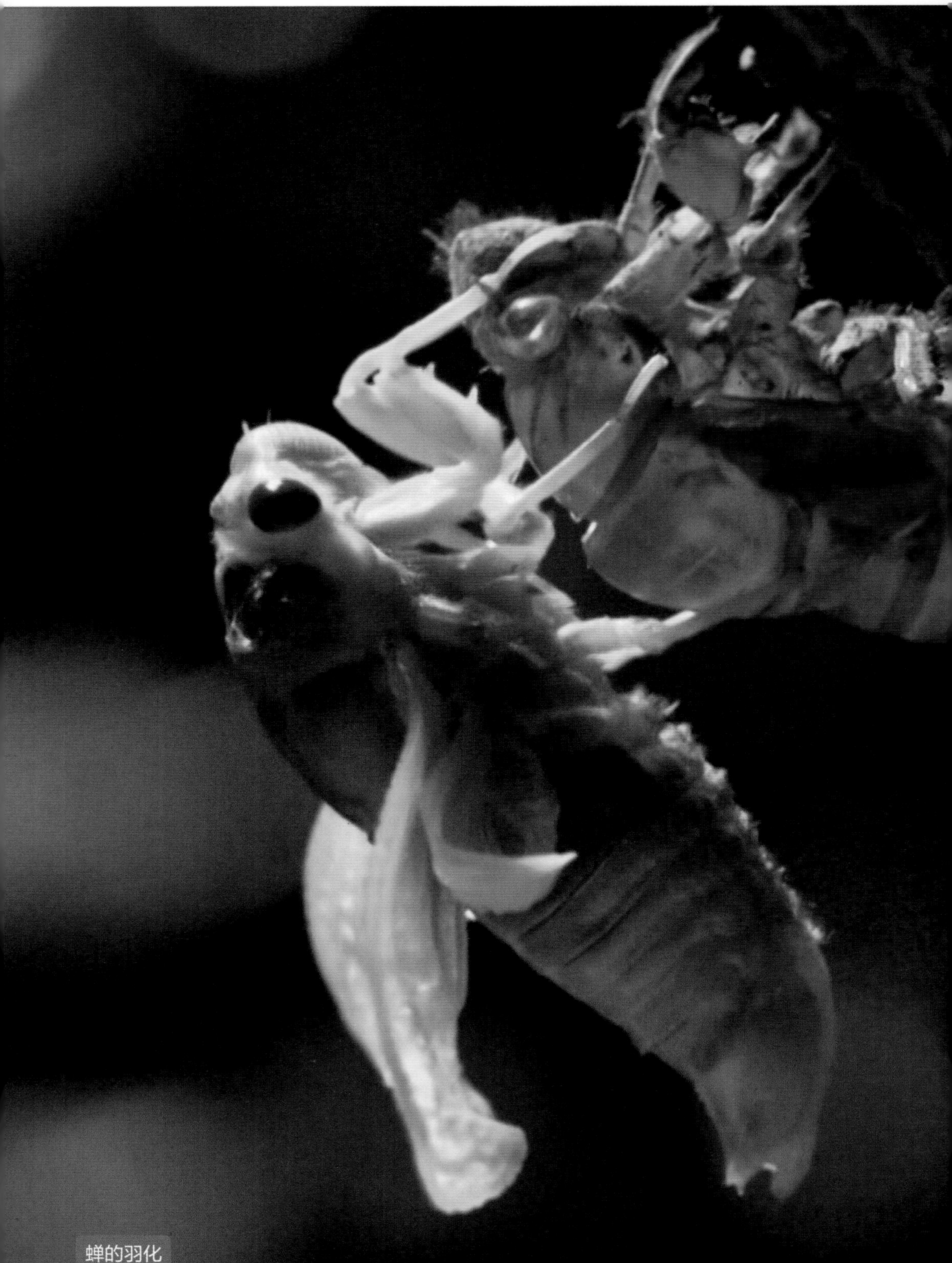

蝉的羽化

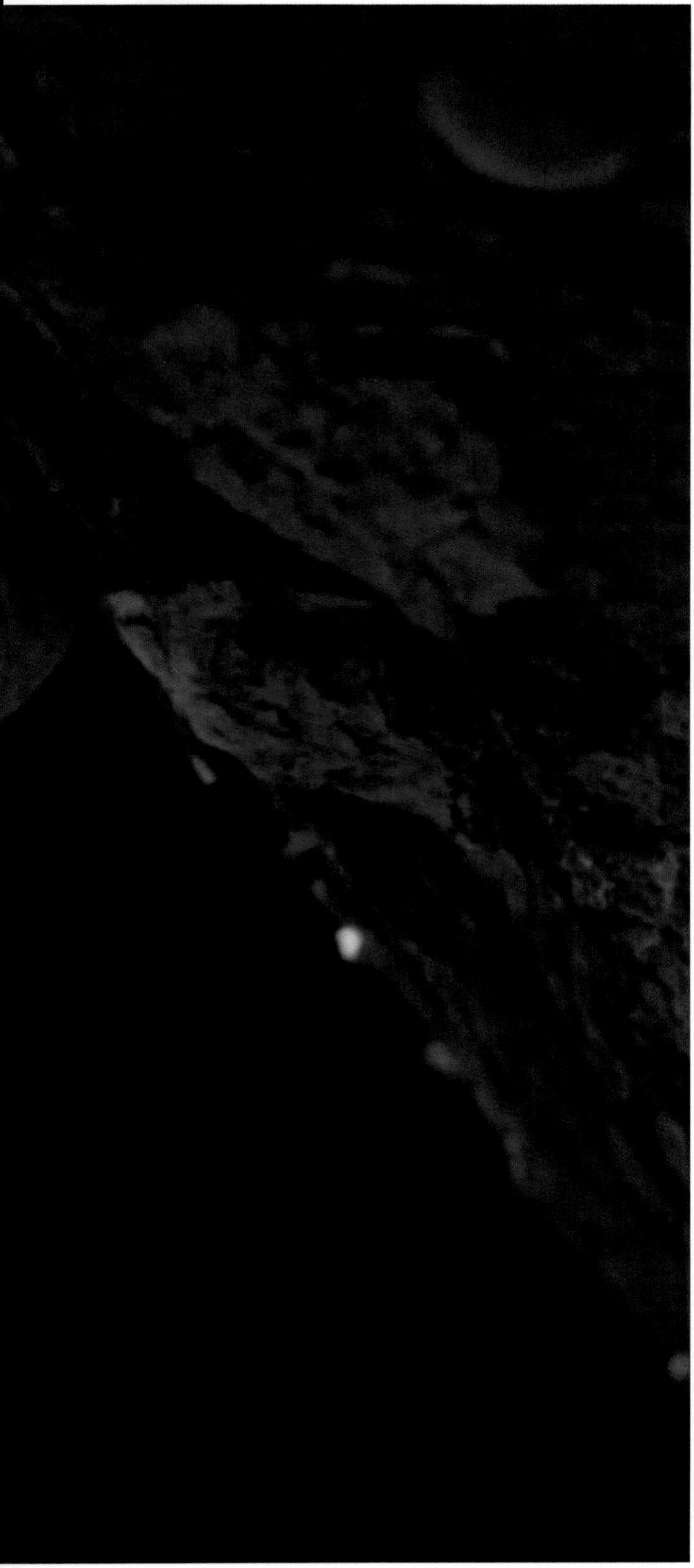

蝉蜕

《本草纲目》记载：『蝉，主疗皆一切风热证，古人用身，后人用蜕，大抵治脏腑经络，当用蝉身；治皮肤疮疡风热，当用蝉蜕。』

蝉花散

蝉蜕与地骨皮配伍，主治痘疮发热发痒，搔抓溃破。

——《赤水玄珠》

蝉蜕

历代医者将蝉蜕视为宣风泄热之药，现代药理研究发现，蝉蜕中含有大量甲壳质和多种氨基酸，具有镇痉、解热、抗过敏及免疫调节作用。

消疹止痒方

组成：蝉蜕、蛇蜕、地骨皮、僵蚕、地肤子、白鲜皮、赤芍、徐长卿。

功效：凉血、消风、透疹、止痒。

朱剑萍

国医大师朱良春学术传承人

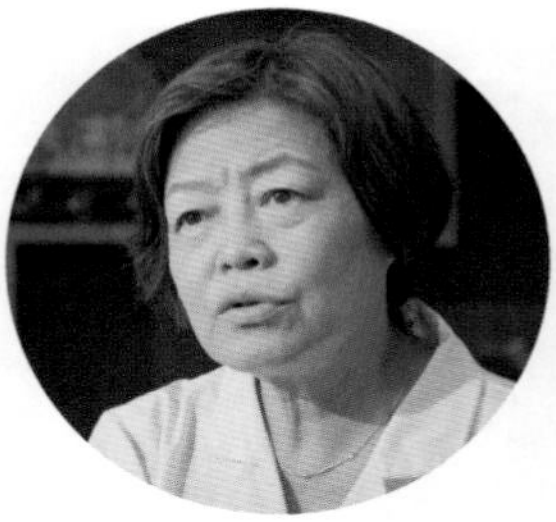

蝉　蜕

河北晋州，著名的鸭梨之乡，这片古老的梨园已经有三百多年历史。

夏至蝉始鸣。这种俗名叫作“知了”的昆虫，给我们留下的最深刻的记忆，就是夏日阳光里周而复始的叫声。

晚上8点，黑蚱蝉若虫开始了行动。靠着吸食梨树根的汁液，它们已经在地下生活了数年，现在是时候准备变身了。

所有的若虫目标一致，朝着树冠进军。寻找到一个牢靠的落脚点，然后开始热身，为接下来的褪壳做准备。

在中国的成语中，金蝉脱壳是一种高级计谋，比喻用伪装转移视线，迷惑对手，真身乘机遁走。

而在生物学意义上，这是黑蚱蝉一生中最重要的形态变化过程。羽化，意味着翅膀出现，成虫诞生。

几分钟后，新生的黑蚱蝉几乎全部褪出了壳，只是要和蝉衣分离，还需要体操运动员一样的技巧。

现在，新生的成虫和外壳之间已经完全独立。

朗朗月光之下，梨园里热闹非凡，千百只黑蚱蝉争先恐后地褪去了沾满泥土的外衣，慢慢展开蝉翼。

再过几小时天光大亮，翅膀变硬的蝉就可以自由飞行了。种梨的人讨厌黑蚱蝉祸害梨树，唯独喜欢它们留下的蝉蜕。

一大早，六岁的高丁萱和哥哥开始了比拼眼力的竞赛，昨晚的黑蚱蝉变身狂潮之后，树干、枝叶上散落着蝉蜕。

蝉蜕

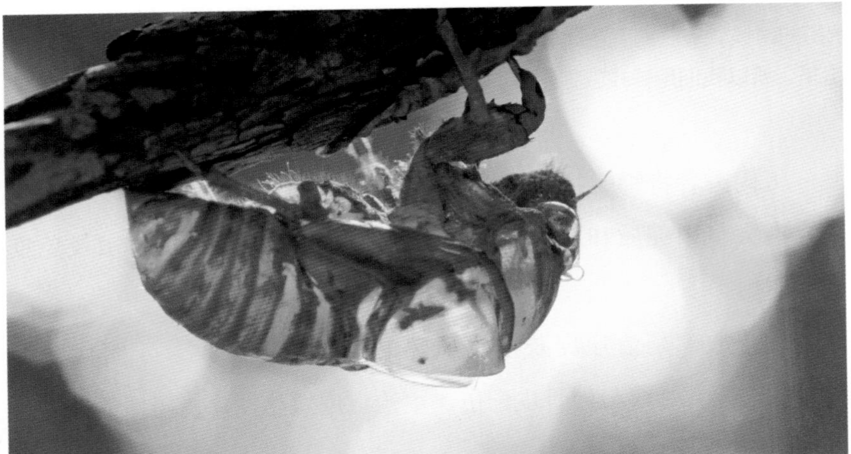

蝉蜕

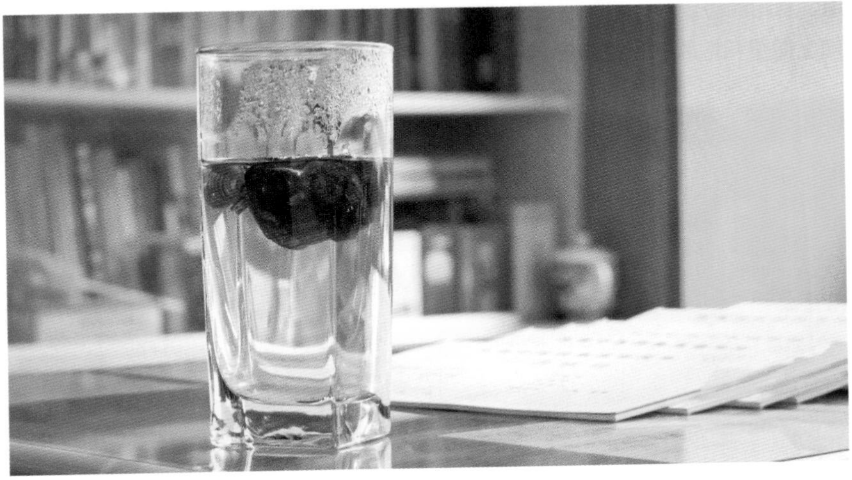

蝉蜕与胖大海制成的茶饮

太高的地方得用上各种办法，有时候还得妈妈出手才行。

一千克蝉蜕能卖到几百元，这大概需要兄妹俩找到一千多只蝉蜕。

江苏南通，良春中医药临床研究所，朱剑萍医生给自己泡上一杯特别的茶饮。

朱剑萍：这两天病人多，我觉得口舌很干，就用点蝉花，加一个胖大海泡泡茶，特别干的时候加两个金银花在里面，效果挺好。

每到夏季，蝉蜕是良春中医药临床研究所用量最大的药材之一。

朱剑萍：夏末秋初的时候，皮肤病就会比较多。一个夏天积累下来的湿热、血热都会在秋天发出来，所以我们用蝉蜕就特别多。

历代医者将蝉蜕视为宣风泄热之药，现代药理研究发现，蝉蜕中含有大量甲壳质和多种氨基酸，具有镇痉、解热、抗过敏及免疫调节作用。

蝉花散，是治疗皮肤疮疡风热的一记古方，收录于明代医书《赤水玄珠》，蝉蜕与地骨皮配伍，主治痘疮发热发痒，搔抓溃破。

朱剑萍：**国医大师朱良春在用经方的过程中，施其方，用其意，在蝉花散的基础上，拓展了应用，制定的协定方，就叫消疹止痒方。其中蝉蜕配蛇蜕，有原方里面的地骨皮，加上僵蚕和地肤子、白鲜皮、赤芍、徐长卿，可以凉血、消风、透疹、止痒。**

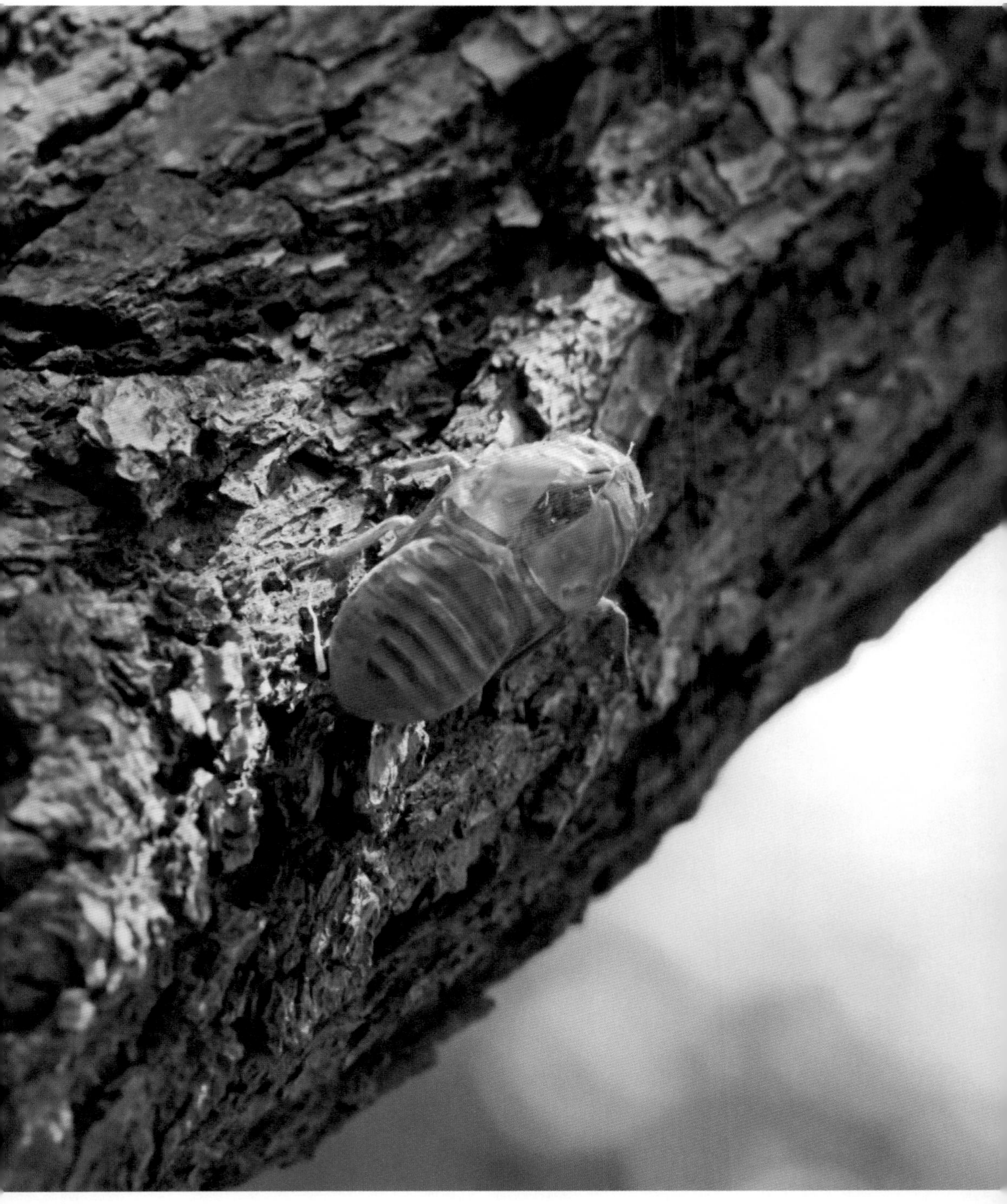
蝉蜕

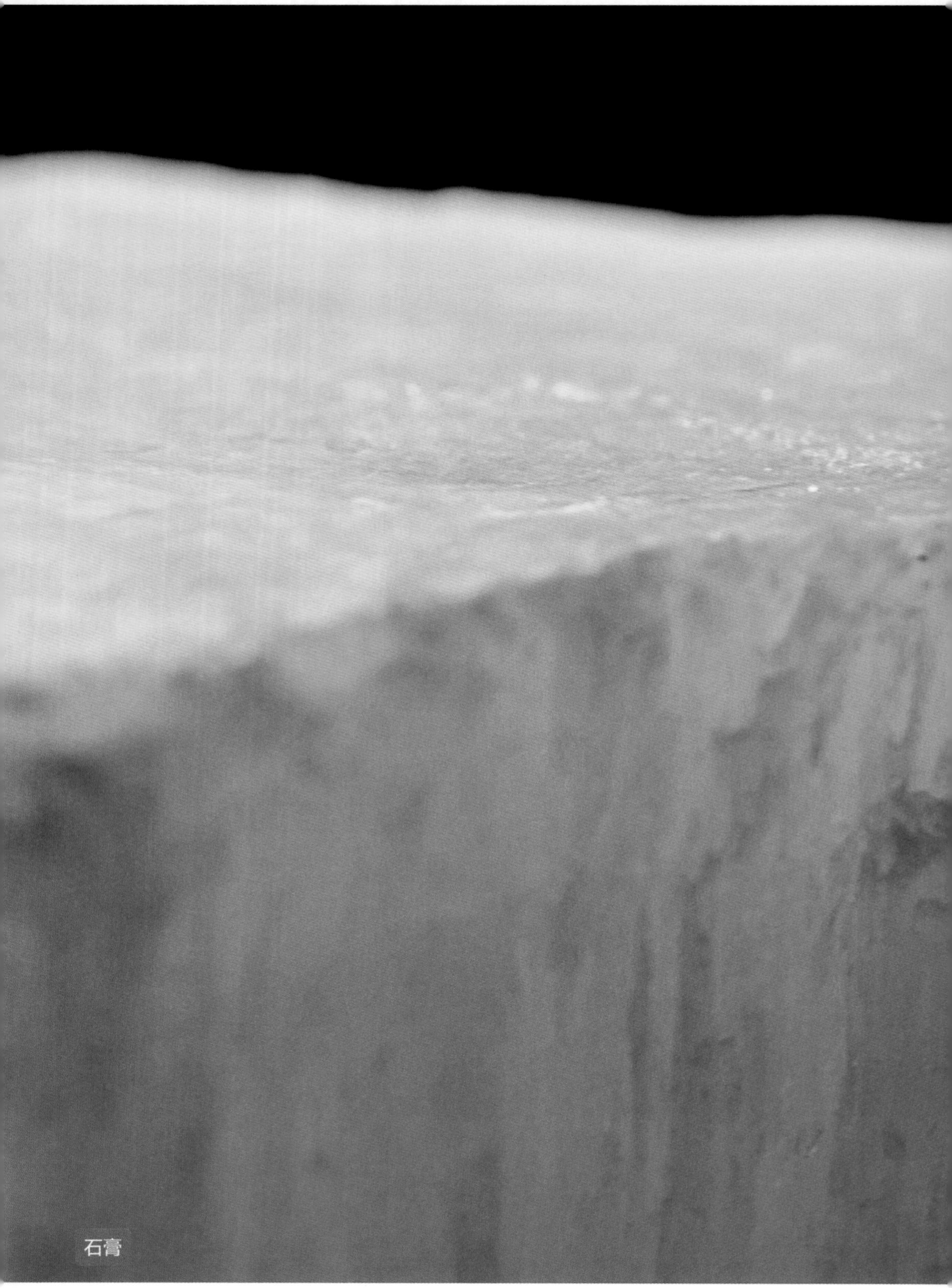
石膏

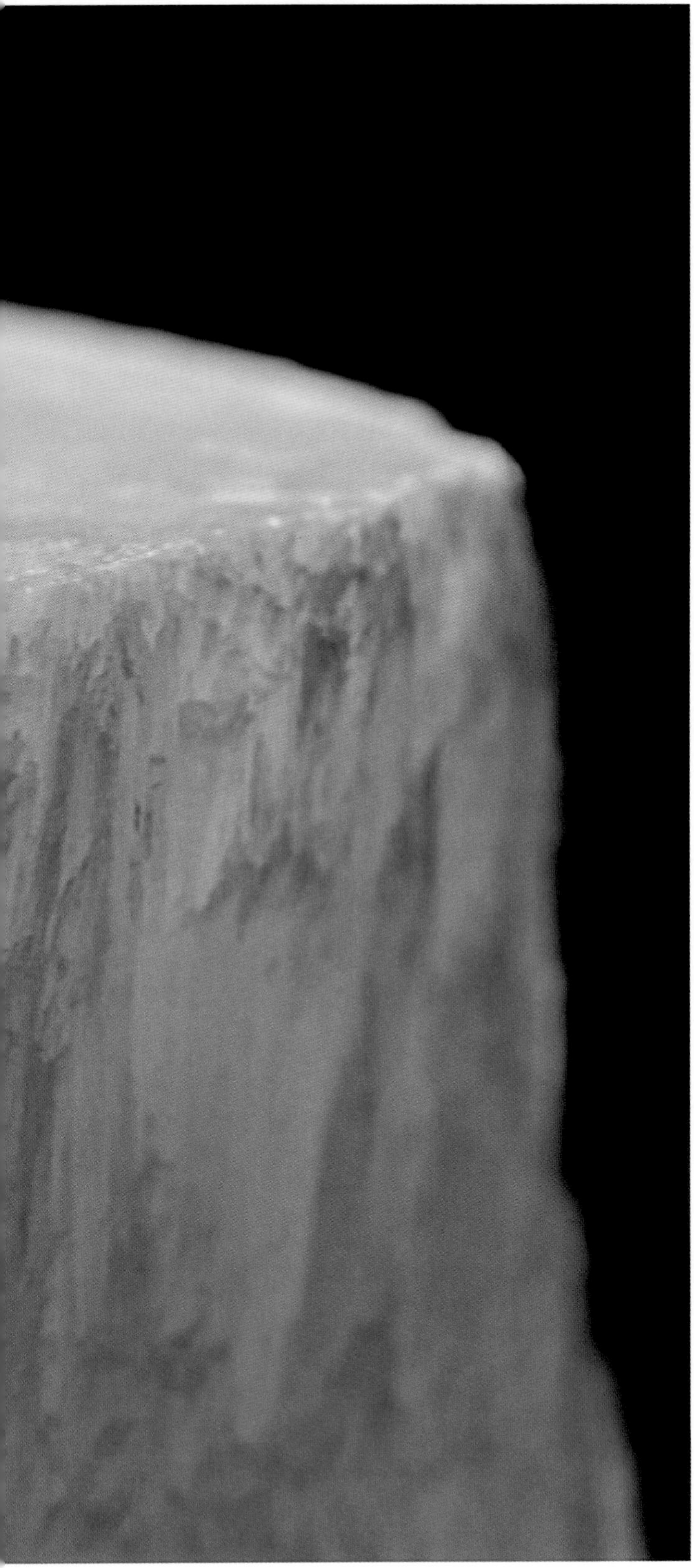

石膏

《神农本草经》记载：『主中风寒热，心下逆气惊喘，口干，苦焦，不能息，腹中坚痛，产乳，金创。』

功效：清热泻火，除烦止渴。

生石膏

未经炮制的生石膏，现代药理研究证实，作为饮片服用进入人体后，具有抗病毒、消炎及促进免疫等多种作用。

石膏

味甘辛，因其性大寒，古代医家将其喻为充满肃杀之气的神兽——白虎。

煅石膏

采自地下的生石膏经历大火煅烧，其化学成分含水硫酸钙变为不易溶解吸收的硫酸钙。煅烧后的熟石膏可以用于患者骨折部位的固定，同时有助于生肌、敛疮、止血。

石　膏

早上8点，30岁的丁安华和工友一起出发前往200米深的地下矿井。距今6 500万年前，古称云梦泽的盐湖水渐渐退去，一种富含硫酸钙的矿物质在湖底沉积下来，逐渐形成一条条白色半透明的矿物带，这是一种用途极为广泛的矿石——石膏。

我们通常见到的石膏多数用于建筑工业领域。在艺术家的刻刀下，石膏可以幻化为美丽的女神维纳斯。

除此之外，石膏还是制作南派豆腐的重要原料。北方人习惯用盐卤作为凝固剂，南方则采用石膏代替卤水。和北派豆腐相比，南派石膏豆腐水分含量高，色泽更为洁白，口感更为细嫩软滑，而在医者手中，石膏就是一味内外兼修的良药。

采自地下的生石膏经历大火煅烧，其化学成分含水硫酸钙变为不易溶解吸收的硫酸钙。煅烧后的熟石膏可以用于患者骨折部位的固定，同时有助于生肌、敛疮、止血。而未经炮制的生石膏，现代药理研究证实，作为饮片服用进入人体后，具有抗病毒、消炎及促进免疫等多种作用。

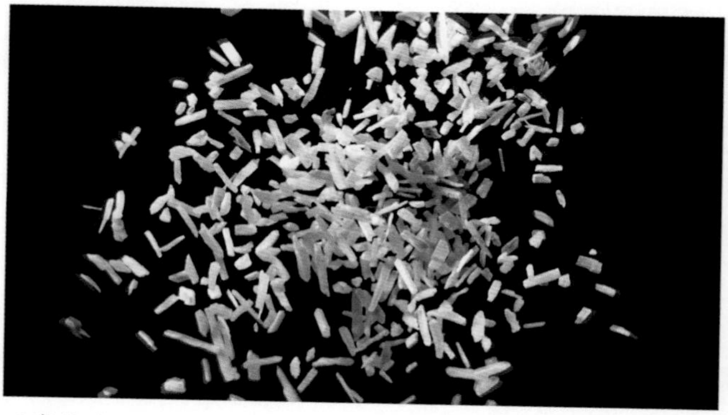

石膏饮片

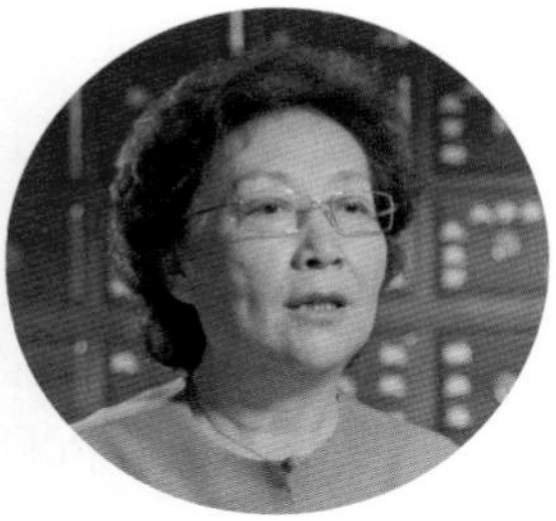

张大宁

临床行医近40年
施今墨亲传弟子张仁济之女

这天周末，9岁的琪琪放学后便拉上妈妈又来看望她的神医奶奶。

琪琪妈妈：孩子特别佩服张医生，跟别人说，这是一个神医奶奶。所以身边有小朋友不舒服，她都会推荐他们来找张医生。

3年前，琪琪患上了一次莫名其妙的感冒，医学诊断为淋巴组织EB病毒感染。

琪琪妈妈：这个病毒的特点就是伤五脏，肺、脾、肾、肝、心脏全伤。

在张大宁看来，琪琪的病症属于中医温病范畴。如果要对症下药，一方面要以寒性药物祛除体内温热之邪，另一方面要提高人体自身免疫力，扶正方能祛邪。

炒鸡内金、炒谷芽、炒麦芽、炒莱菔子醒脾开胃，和中固本为君；石膏生用清热泻火，除烦止渴；配玄参、锦灯笼、鱼腥草、蒲公英共奏清热解毒之效为臣；佐以北沙参、百合养阴清肺；紫菀、前胡、苏子、杏仁降气化痰止咳；炙麻黄、射干、炙杷叶清热宣肺；使以防风、桂枝、淡豆豉固表调和营卫。诸药合用，共奏和中固本、清热化痰之功。

水膏药

将取自不同源头的水与草药的粉末调和，摊涂于棉布或油纸，然后敷贴到人体特定部位，以发挥药物驱寒散湿、活血化瘀、解毒散结等功效，使失去平衡的人体组织得以重新调整和改善，从而促进机体功能的恢复，达到治病的目的，这就是彝族传统的水膏药疗法。

余惠祥

『彝医水膏药疗法』传承人

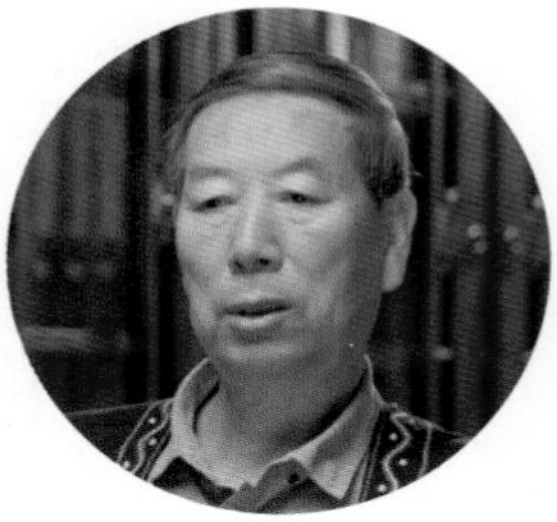

水膏药

神奇的本草总是能给我们带来意外的惊喜。

中国西南大山深处，彝族男孩阿木阿依正在经历他18岁的成人礼。能得到德高望重的毕摩诵经祈福，对他来说是一件幸福的事情。他心中最期盼的是，喝下毕摩亲手调制的“圣水”，这象征着自己将充满力量、信心和勇气，开启人生的新旅程。

生于斯长于斯的彝族人，坚信水是生命之根，创生人类，孕育万物。水激荡、抚慰着彝人的心灵，水也奇妙地激发着本草的力量。

余惠祥： 我这个膏药不用熬，就是用不同的水，跟不同的彝族药，碾成粉，配合起来就成了水膏药。

水膏药的疗法，早在明朝嘉靖年间，著名的彝文药经《齐苏书》中就有记载。“齐苏”是彝语，意为“找药”。

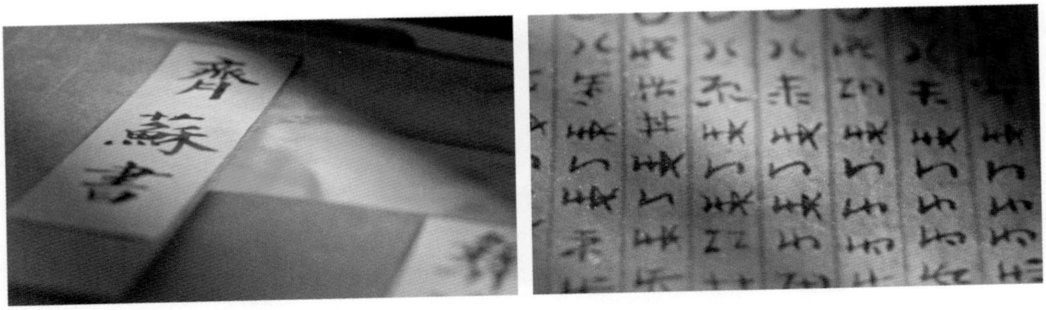

彝文药经《齐苏书》

将取自不同源头的水与草药的粉末调和，摊涂于棉布或油纸，然后敷贴到人体特定部位，以发挥药物驱寒散湿、活血化瘀、解毒散结等功效，使失去平衡的人体组织得以重新调整和改善，从而促进机体功能的恢复，达到治病的目的，这就是彝族传统的水膏药疗法。

余惠祥：水膏药疗法，不单是对皮肤表面的一些现象进行治疗，就是对体内的一些疾病，比如头痛、腹痛、腹泻、颈椎病、腰椎间盘突出，也可以用水膏药来进行治疗。

在云南当地，经常可以看到一种水烟袋，这种散发着异味的烟筒水，曾经是彝族人世代相传的入药治病的宝贝。

余惠祥：烟叶里面，有些成分可以杀死虫类，或者说能够解毒。所以烟筒水就有治疗一些无名肿毒、蛇虫咬伤的作用。

按照彝医的传统经验，烟筒水、深井水、山泉水、温水、醋，是“水膏药”中常用的五种水，也是彝族人生活中最常见不过的。想要取到称心如意的水，除了会观察水的色与味，更要熟悉取水的源头与环境。

离楚雄市区15公里的紫溪山，是余惠祥收集山泉水的宝地，几十年来风雨无阻，奥秘就在于这儿特有的一种植物——龙树。

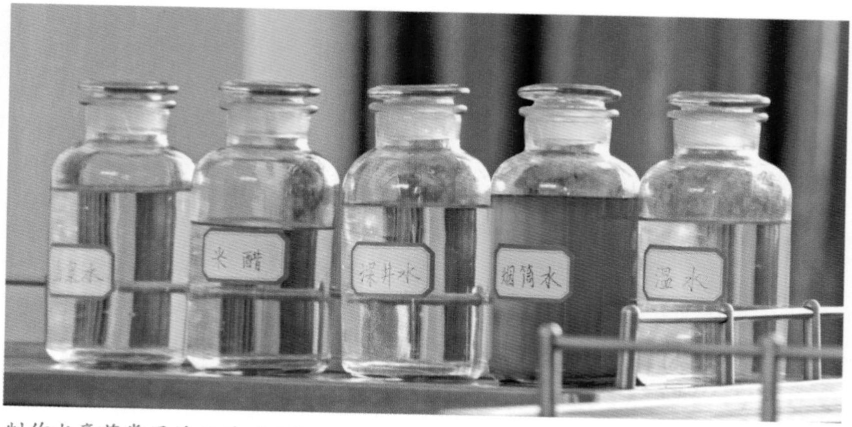

制作水膏药常用的五种“水”

有龙树的地方人迹罕至，水源清洁少有污染；山泉水缠绕龙树根迂回流出后，摄取了土壤中的矿物质和微量元素；尤为神奇的是，这山泉水四季如一，不因旱季而缺水，也不因雨季而泛滥。

余惠祥：腹泻、腹痛等消化系统的病，我们可以用山泉水和深井水来调药。消肿止痛宜米醋，温水我们通常用于风湿病，冰雪水用于一些有红肿肿胀的毒疮。

彝医药方的配伍层次颇为讲究，主药、辅药、药引子缺一不可。“水膏药”中的水，便是药引子，可引药归经。

一代代彝医“口传身授”的传承，一次次的临床实践、探索，总结出了四十多种水膏药配方。今天，余惠祥又将一味新采集的彝药“万丈深”放到了标本库中。于他而言，能够发掘更多的彝药本草，为水膏药疗法配制更多的彝药良方，是他一生的事业。

余惠祥：一个人，或者是一代人，认识是有限的，对任何一件事物，或者一种药，都要通过若干代人不断地去认识，去发现，去实验。

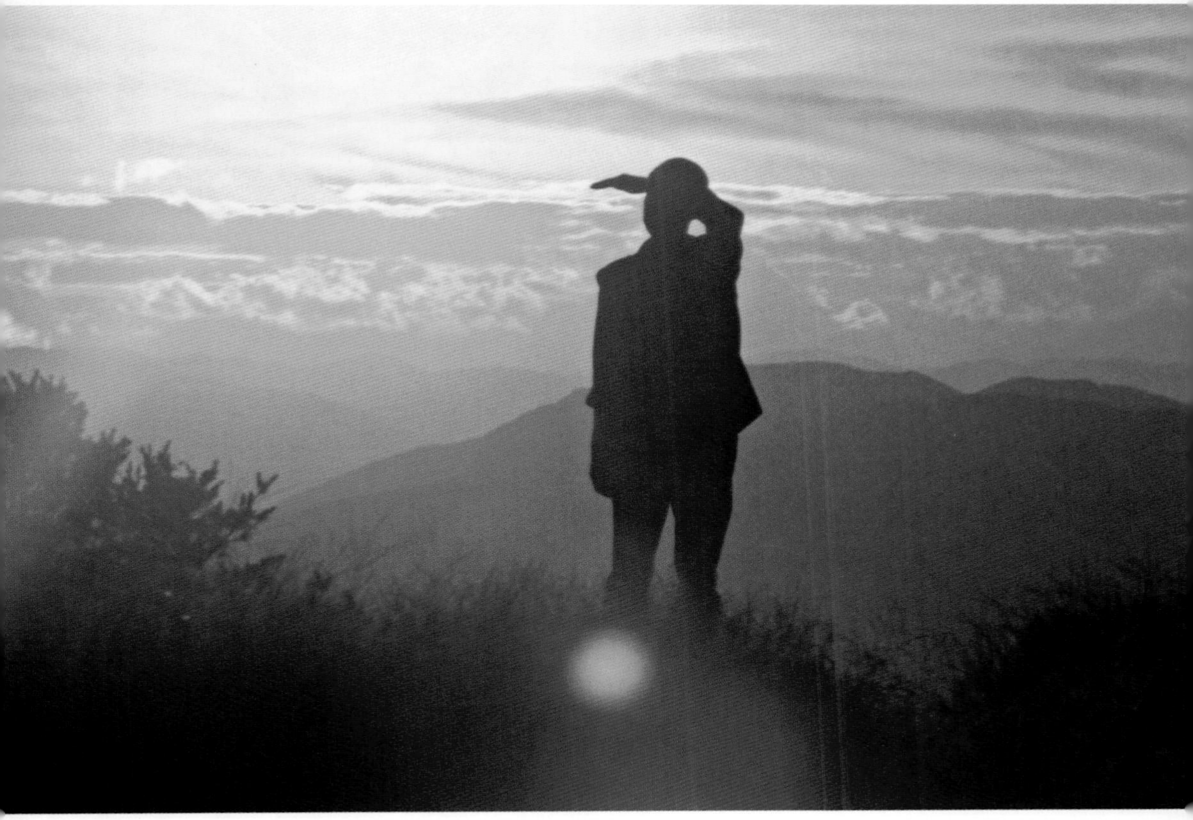

余惠祥上山寻药

用源自天地自然的力量，唤醒沉睡怠惰的机体，
重新恢复生命的活力，
当人类更多去借助外力、科技来追求健康的时候，
也请不要遗忘来自生命原初的那一份祖先的珍贵记忆。

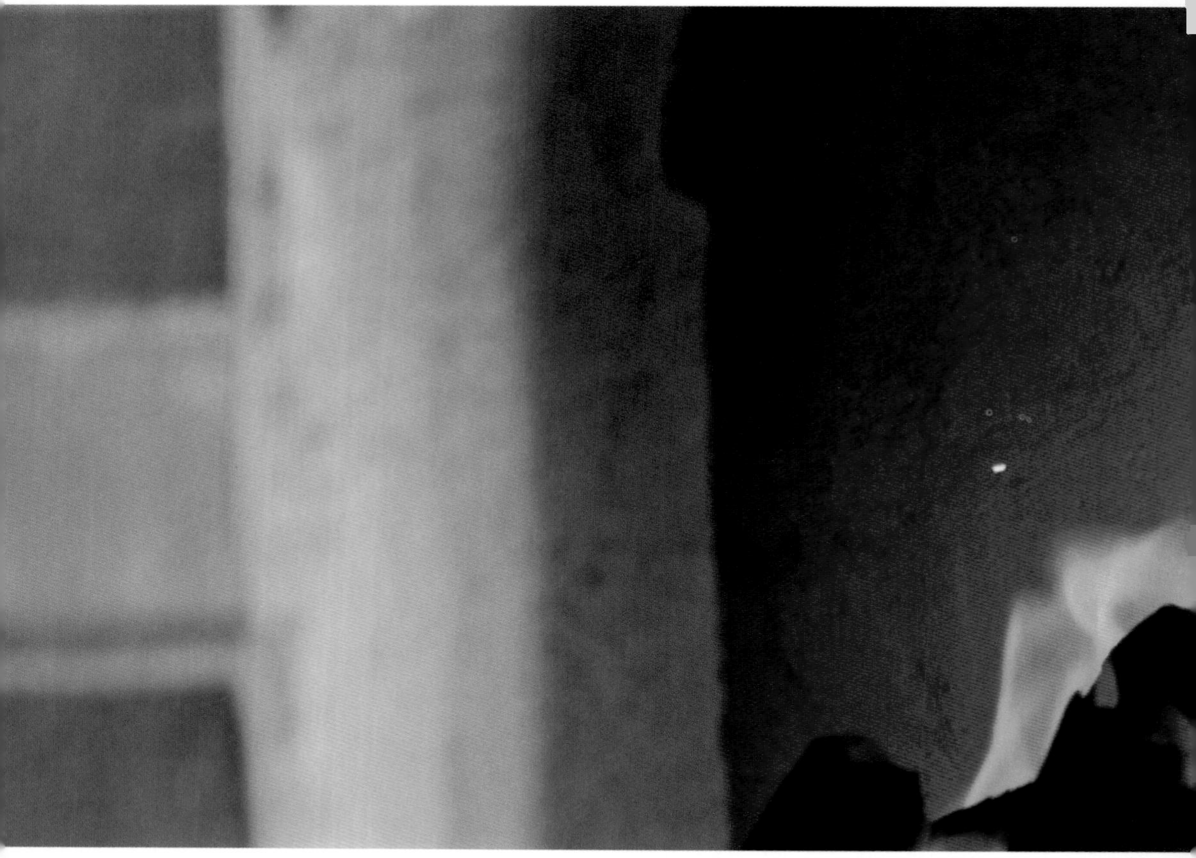

第九集 水火

草木土石，各有性情。寒热温凉，毒补损益，皆在大自然中滋养。
源自天造地设的本草化身治病救人的良药，还须匠心炮制。或烈火霹雳，逆势改性；或细雨流云，蓄势待发。
水火有情，调和出本草王国的万千气象。

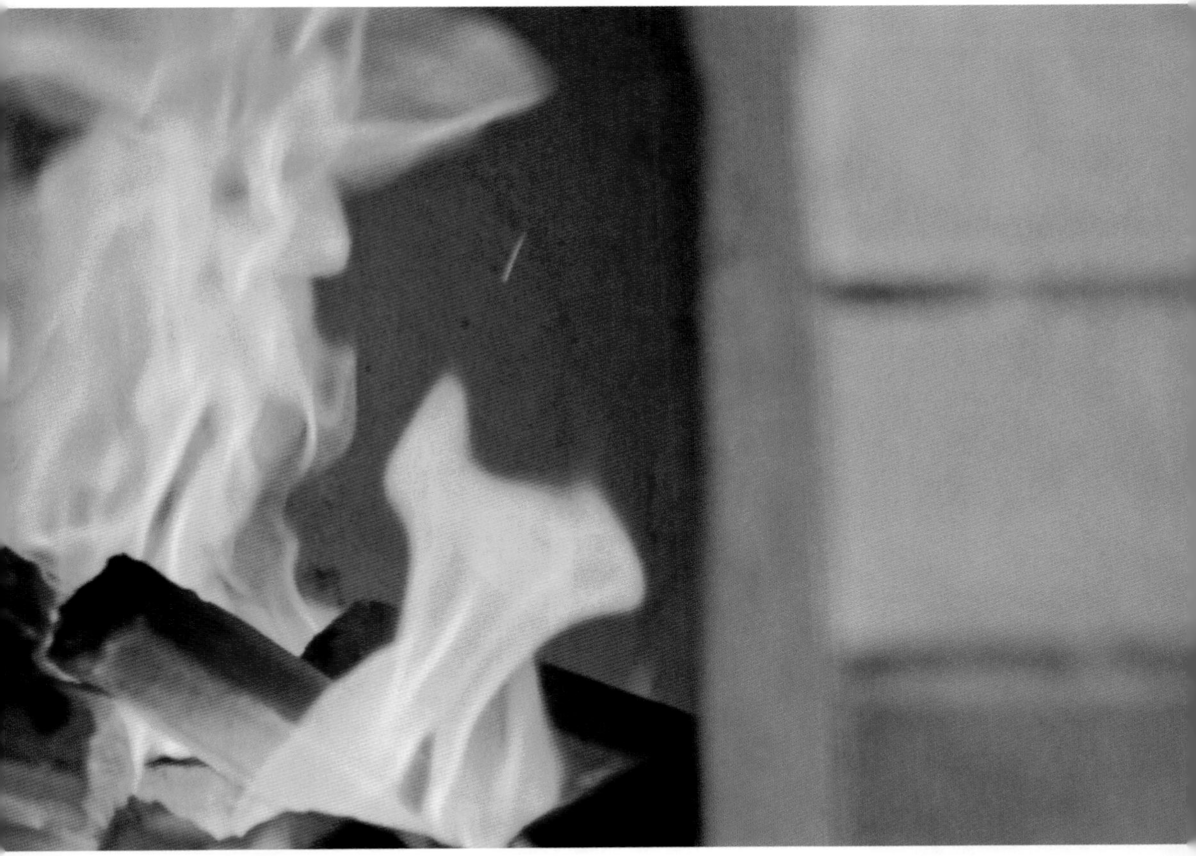

半夏

块茎入药，味辛性温，有毒。《本草纲目》记载：『礼记月令，五月半夏生，盖当夏之半也，故名。』法半夏可燥湿化痰，有调脾和胃之功。姜半夏多用于降逆止呕。

枳

橘生淮南则为橘，生淮北则为枳。同一树上，刚结的幼果入药名为枳实，接近成熟时入药叫作枳壳。枳实药效较迅猛，枳壳药效较和缓。

血余蛋黄油

血余蛋黄油由鸡蛋黄和血余炭共同炒制而成，既可以止血，又有助于人体表皮细胞的增殖和胶原蛋白的合成。

阳土与阴土

太岳山常年阳光照射的山坡上孕育着一片干燥色白的黏土，挖取石块下新鲜的白土，过滤筛除杂质便是阳土。

在山坡背阴的一面，掘地三尺，便可挖取泛红湿润的阴土。

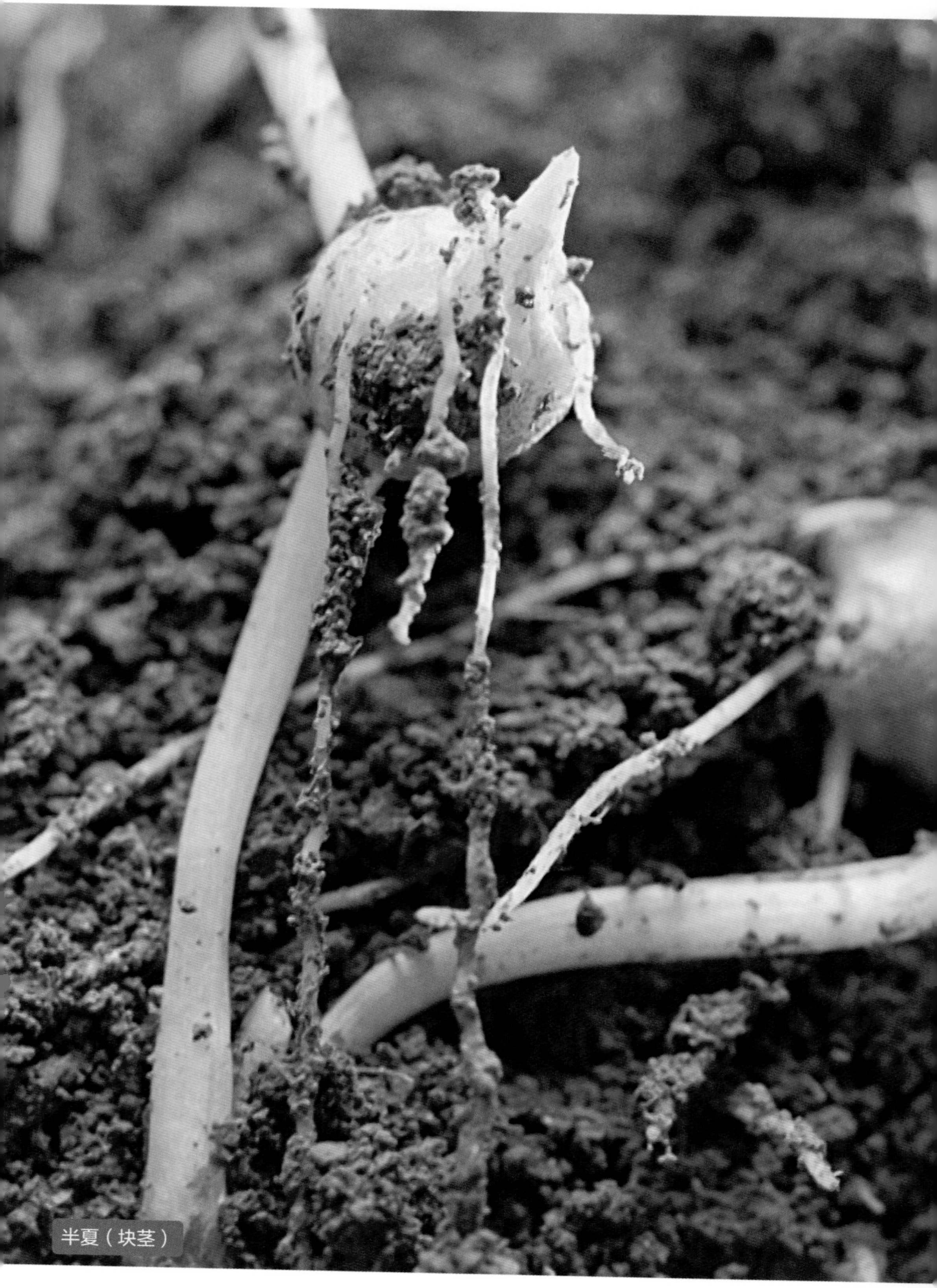

半夏（块茎）

半夏

半夏以块茎入药，味辛性温，有毒。《本草纲目》记载：『礼记月令，五月半夏生，盖当夏之半也，故名。』

功效：燥湿化痰，降逆止呕，消痞散结。

温胆汤

半夏、竹茹、枳实各二两，橘皮三两，甘草一两，生姜四两。

上六味，以水八升煮取二升，分三服。

——《备急千金要方》

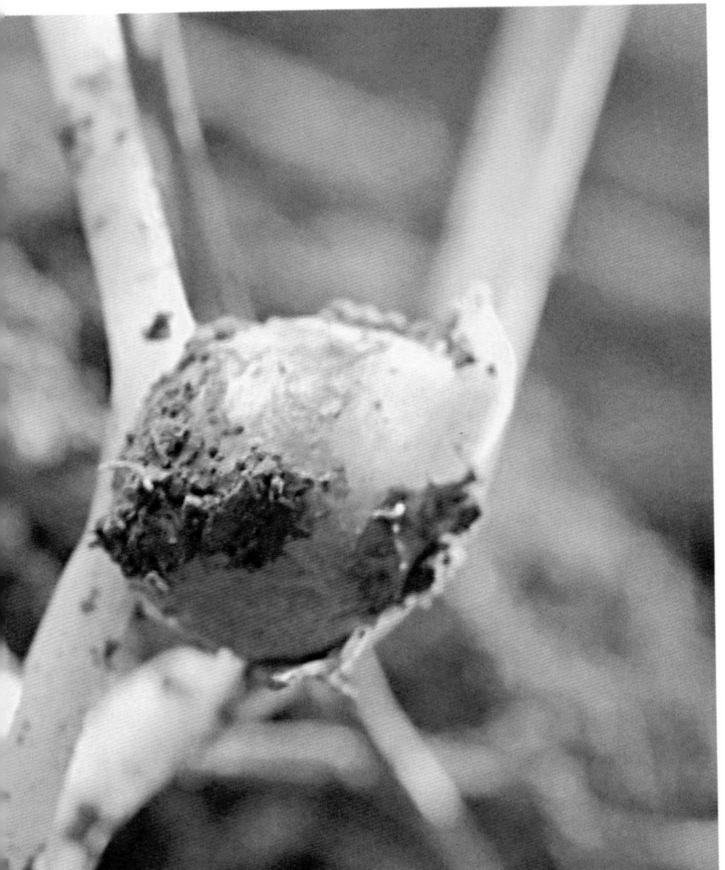

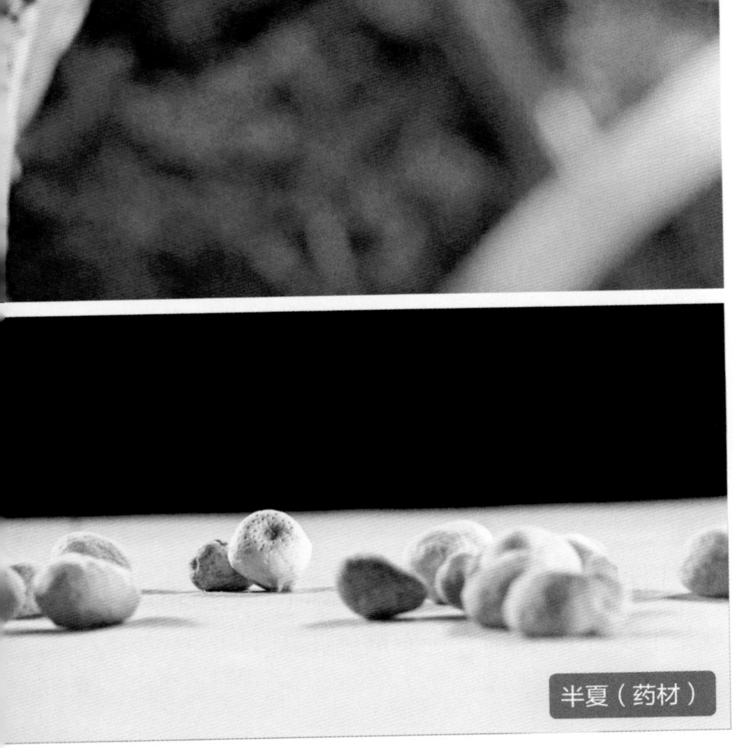

半夏（药材）

法半夏

用甘草等多味药材熬制的汤汁浸泡经白矾初步去毒的半夏，七七四十九天后，方成中药饮片中的法半夏。

姜半夏

生半夏配以生姜，放入笼屉文火蒸透，水火共制的姜半夏多用于降逆止呕。

黄煌

全国名中医，南京中医药大学教授

临床行医40余年。以张仲景《伤寒论》《金匮要略》等古籍所载经方为根本，用本草和药方对不同体质的人群进行分类。

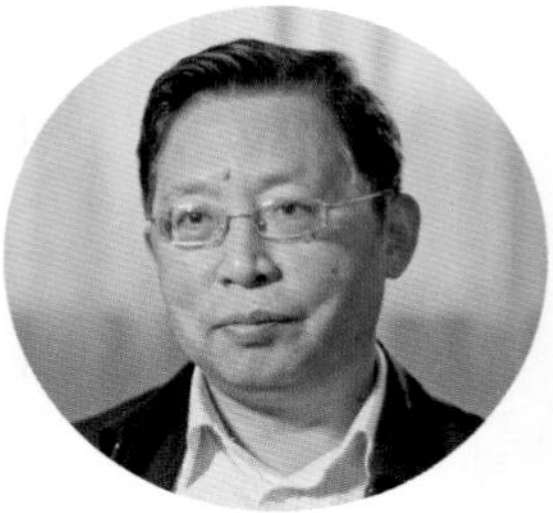

半　夏

按照中国的传统说法，每年从夏至这一天开始，天地间阳气开始由盛转衰，阴气开始滋生。《礼记》中这样描述：“夏至到，鹿角解，蝉始鸣，半夏生，木槿荣。”

半夏常生田边，所以古人又称之为“守田”。因其蚕豆般大小的块茎温润如玉，又名水玉。虽然名字颇有意境，但是却深具毒性，未经处理的生半夏，医家多外用于消肿散结，内服的半夏饮片必须经过繁复的炮制处理，才完成从毒到药的完美转身。

有着几十年炮制经验的老药工刘香保每次面对半夏都十分谨慎。他用白矾和芒硝沏水，浸泡、漂洗半夏，如此反复数次，第一道工序就要花上三天时间。

白矾水去“盐”的工艺始自宋代，所谓“盐”就是半夏当中的毒质——草酸钙针晶。

用甘草等多味药材熬制出汤汁，浸泡经白矾初步去毒的半夏，然后将煎过的药渣用布包裹覆盖在上面。浸泡七七四十九天后，方成中药饮片中的法半夏。

半夏的炮制

刘香保的炮制手法师承建昌帮古法。法半夏可燥湿化痰，有调脾和胃之功。

生半夏配以生姜，放入笼屉文火蒸透，水火共制的姜半夏多用于降逆止呕。

不同的炮制技艺，可以让同一味药材变化不同的“性格”。

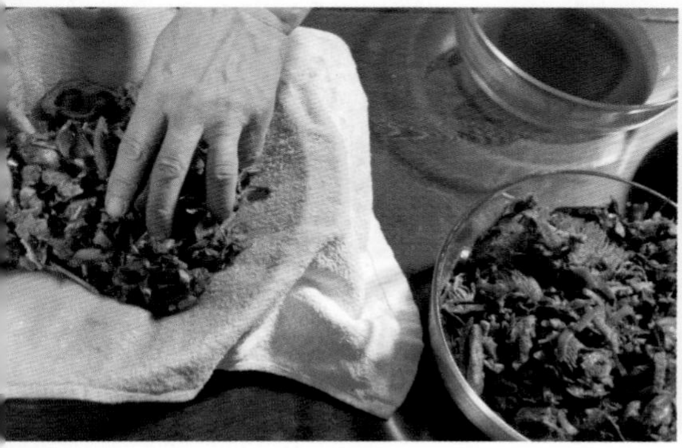

法半夏的炮制

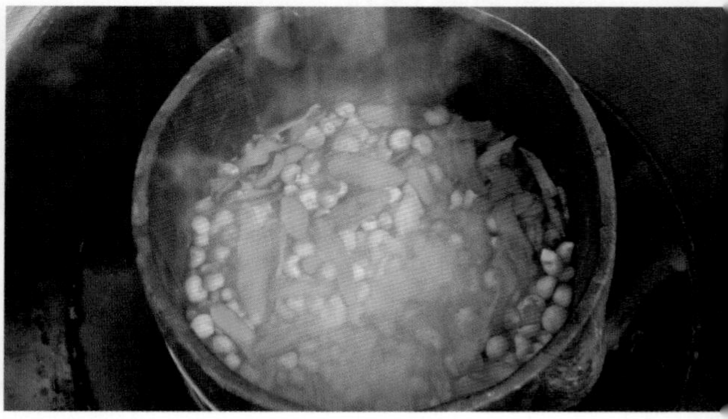

姜半夏的炮制

黄煌：用半夏的时候，我们就发现，有一类特殊的人群——我们自己的说法叫“半夏体质”，或者说叫“半夏人”。所谓的“半夏体质”就是适合使用大剂量半夏，以及长期使用半夏类的处方的人群。“半夏体质”是我们所谓的“药人”，但是我们很少用单味药，我们往往用很多方，所以我们每张方又有对应的人群，如“温胆汤人”和“半夏厚朴汤人”，这个叫“方人”。

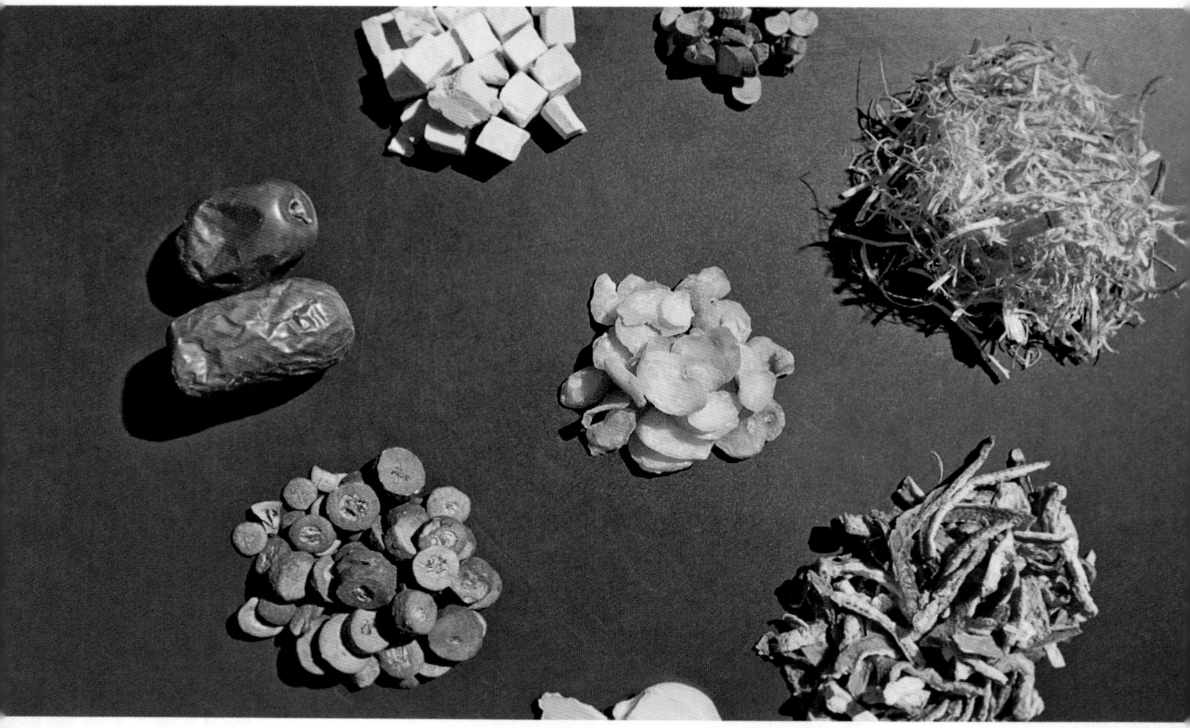

温胆汤药物组成（加生姜、大枣）

这天，患者徐迪登门问诊，因为六年前的一场家庭变故，她患上了严重的抑郁症。

徐迪：我每天醒来就是思考死亡，就有想自杀的那种感觉，那不是我想要的，但是我的头脑里就是有这种声音，感觉死是一种很美好的、让我特别向往的东西。

徐迪：稍有一点点不小心，抑郁症就又会找上来。因为我特别喜欢中医，所以我心中一直有这么一个念想：我一直在找，找这么一味中药，这么一位医生，能治疗我的病。

抑郁症又称抑郁障碍，以显著而持久的心境低落为主要临床特征。严重者可出现幻觉、妄想等，甚至厌世轻生。现代医学虽然可以借助一些药物来适当控制病情，但是无法做到根除。

根据患者病情，黄煌开出源自唐代医家孙思邈《备急千金要方》中的温胆汤。“治大病后，虚烦不得眠，此胆寒也。宜温胆汤方。”

黄煌：温胆汤这张方，是古代的一个壮胆方，病人受了一场大的惊吓，往往会遗留下来这些疾病。她做噩梦经常会梦到那种吓人的场景，白天也不太在状态，注意力不容易集中，解决这种问题，用温胆汤就是好方法。

徐迪：让我感觉到惊喜的是，这个温胆汤就像一个橡皮擦，它会把过去痛苦的记忆轻轻地擦去。

温胆汤

半夏 竹茹 枳实

各二两

橘皮三两

甘草一两

生姜四两

上六味

以水八升煮取二升

分三服

——《千金方》

温胆汤解读：姜半夏与竹茹相伍，化痰和胃，止呕除烦；陈皮与枳实相合，理气导滞，增添药力；茯苓健脾渗湿，杜绝生痰之源；甘草为使调和诸药。煎药时，适时添加生姜、大枣，以达到调和脾胃之功效。

服用黄煌开出温胆汤三个月后，徐迪的情绪在慢慢好转，她开始逐渐恢复面对生活的勇气。在丈夫资助下，徐迪开了一家花店，阴云密布的生活中又有了诱人的花香，欢愉的色彩。

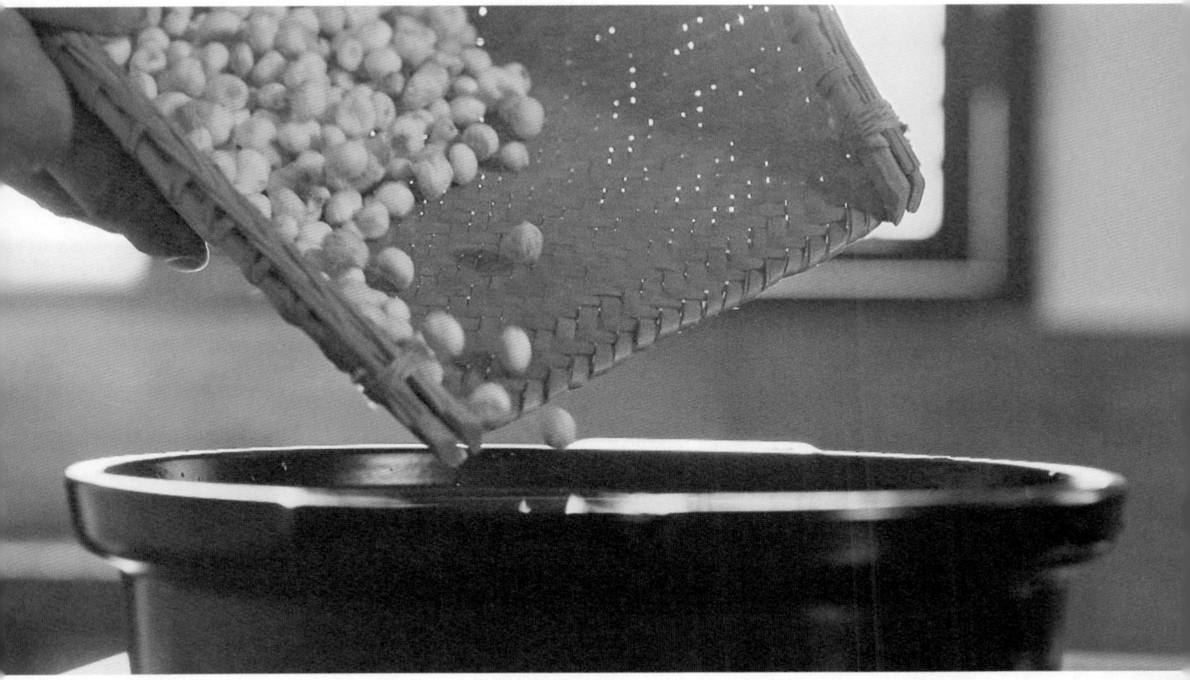

白矾芒硝水洗半夏

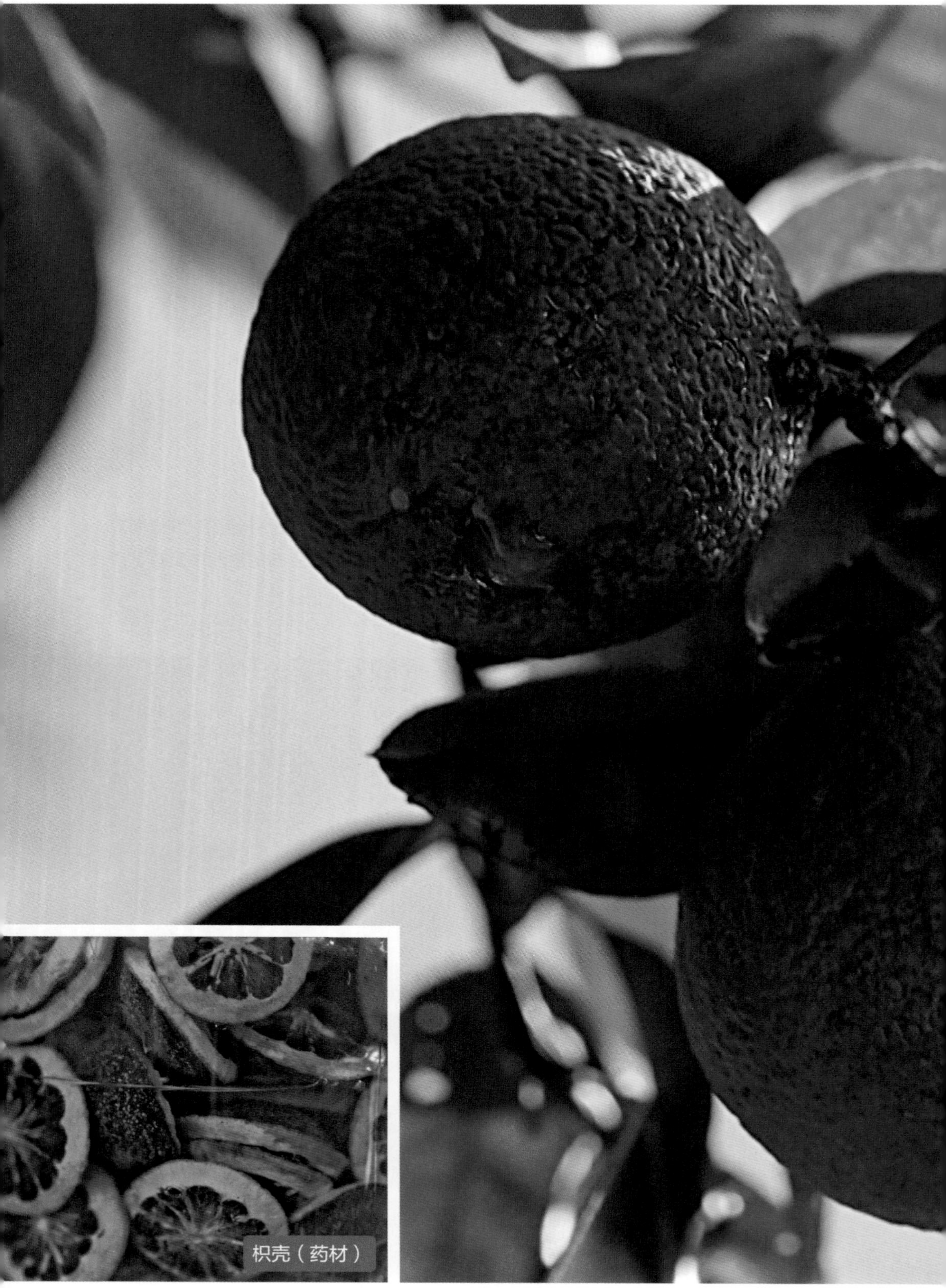

枳壳（药材）

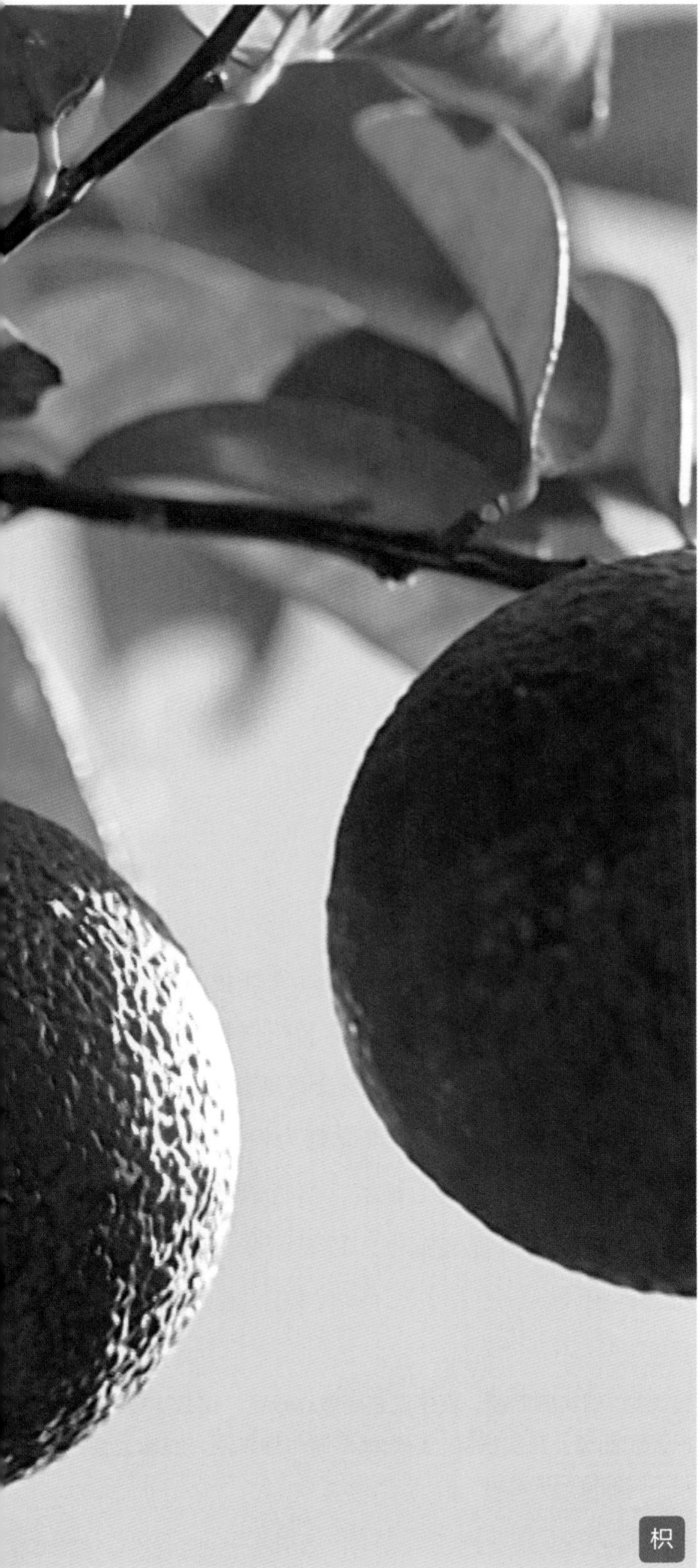

枳

(zhǐ)

橘生淮南则为橘，生淮北则为枳。同一树上，刚结的幼果入药名为枳实，接近成熟时入药叫作枳壳。

功效：破结实，消胀满，安胃气，止溏。

枳壳的药理作用

枳壳的药效作用主要来自其含有的挥发油、黄酮苷及生物碱三类成分，对消化系统、呼吸系统、血液循环系统及泌尿系统多种疾病均有疗效。

枳实

苦，寒，无毒。理气宽中，行滞消胀。药效较迅猛。

枳壳

(qiào)

苦，酸，微寒，无毒。理气宽中，行滞消胀，药效较和缓。

黄调钧

国家名老中医

临床行医50余年，盱江医学李氏中医内科第三代传人。

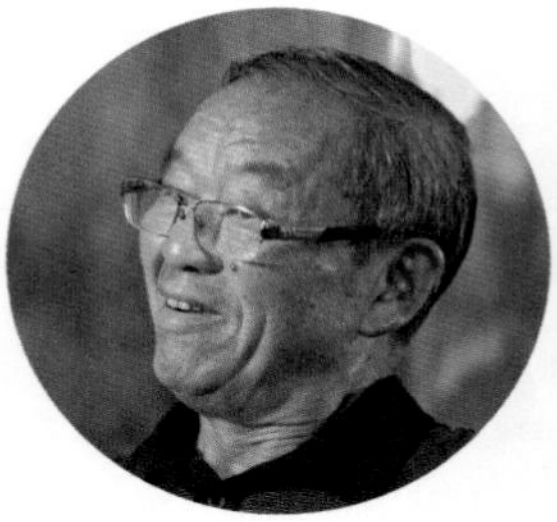

刘香保

老药工

建昌帮中药炮制流派代表性传承人

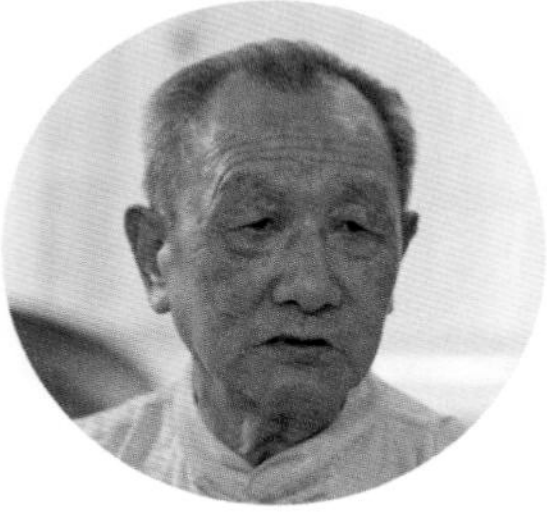

枳

夏至刚过，果实的外皮还是青绿色，老板陈阿明已经雇工开始采收。这种学名叫作枳的植物，一旦等到果实完全成熟，药性就会逐渐散去。

橘生淮南则为橘，生淮北则为枳。同一棵树上，刚结出的幼果入药名为枳实，接近成熟时入药叫作枳壳。两药均可理气宽中，行滞消胀，但是临床应用并不相同。

黄调钧：枳实酷而速，就是说它药效比较猛，见效比较迅速。枳壳和而缓。其实枳实、枳壳就是同一种东西，临床上会针对不同的情况来选用。

新鲜采摘的枳壳需要经历复杂的炮制过程才能入药。把用清水浸泡晾干后的枳壳切片，等到干果变得湿软后，用特有的枳壳夹压榨剔除掉药效成分较低的果瓤。多年来，老药工刘香保一直坚持用代代传承的古法炮制技艺制药。

不同炮制流派的刀具

刘香保：我是很爱炮制中药这一行的，一直搞了几十年。在我年纪很小做学徒的时候，只要路过南城县那个地方的药店，我不用进去，就可以闻到这个药的味道。

从没有上过大学的刘香保，如今被江西中医药大学聘为顾问，在大学里收徒传艺，挽救一个古老流派的炮制技艺。

江西南城县，古称建昌府，当地药工炮制手法独特，选料做工精细，自古就有“药不过建昌不行”的说法。

在传统药材炮制行业里，识别不同的工具是识别流派的最简单方式。尤其是最常用的切药刀，形状各异。大江南北曾经有过十三个主要炮制帮派，俗语说“见刀认帮”，不同造型的工具成为一个药帮最直接的标志。

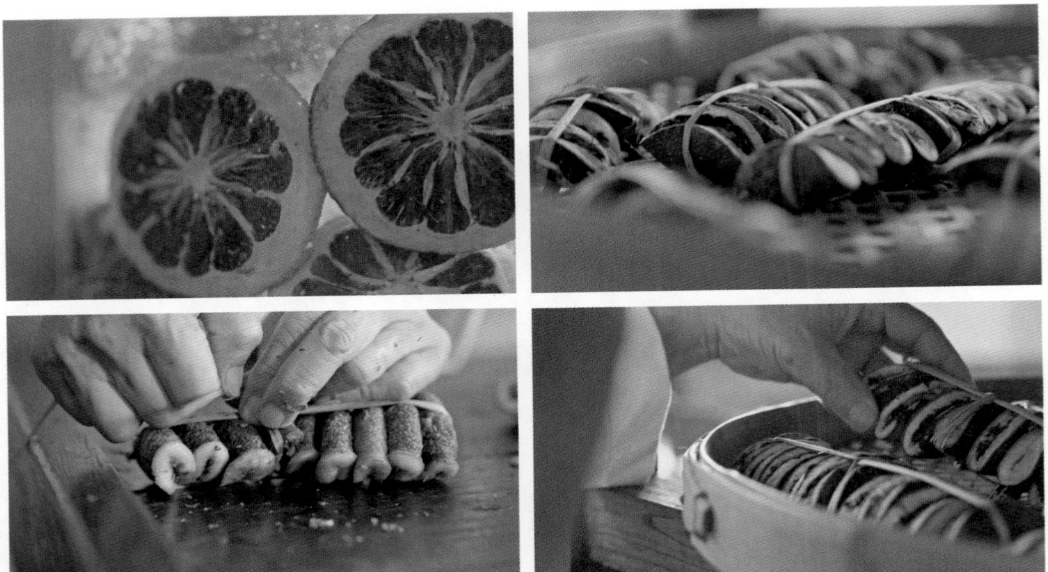

枳壳的加工炮制

压榨出果瓤的枳壳用稻草捆绑成串，必须放在背阴处阴干。

刘香保：枳壳阴到七八成干，而且是要阴到它表面上有发霉一样的菌丝，这样才算是把枳壳里面的挥发油充分地发出来了。

现代医学研究发现，枳壳的药效作用主要来自其含有的挥发油、黄酮苷及生物碱三类成分，对消化系统、呼吸系统、血液循环系统及泌尿系统多种疾病均有疗效。

因为捆绑晾晒的定型，人字形切片成为建昌帮的标志特点。为了平缓药性，刘香保用蜂蜜和谷糠这两种配料对枳壳进行炒制。

南糠北麸，南方盛产稻米，北方出产小麦。同样的工艺环节，如果在北方，药工们炮制出的将是麸炒枳壳。

此外，酒制活血，醋制入肝，盐制走肾，蜜制润肺。与水火同行，枳壳也变化着与自身不一样的旅程。

麸炒枳壳

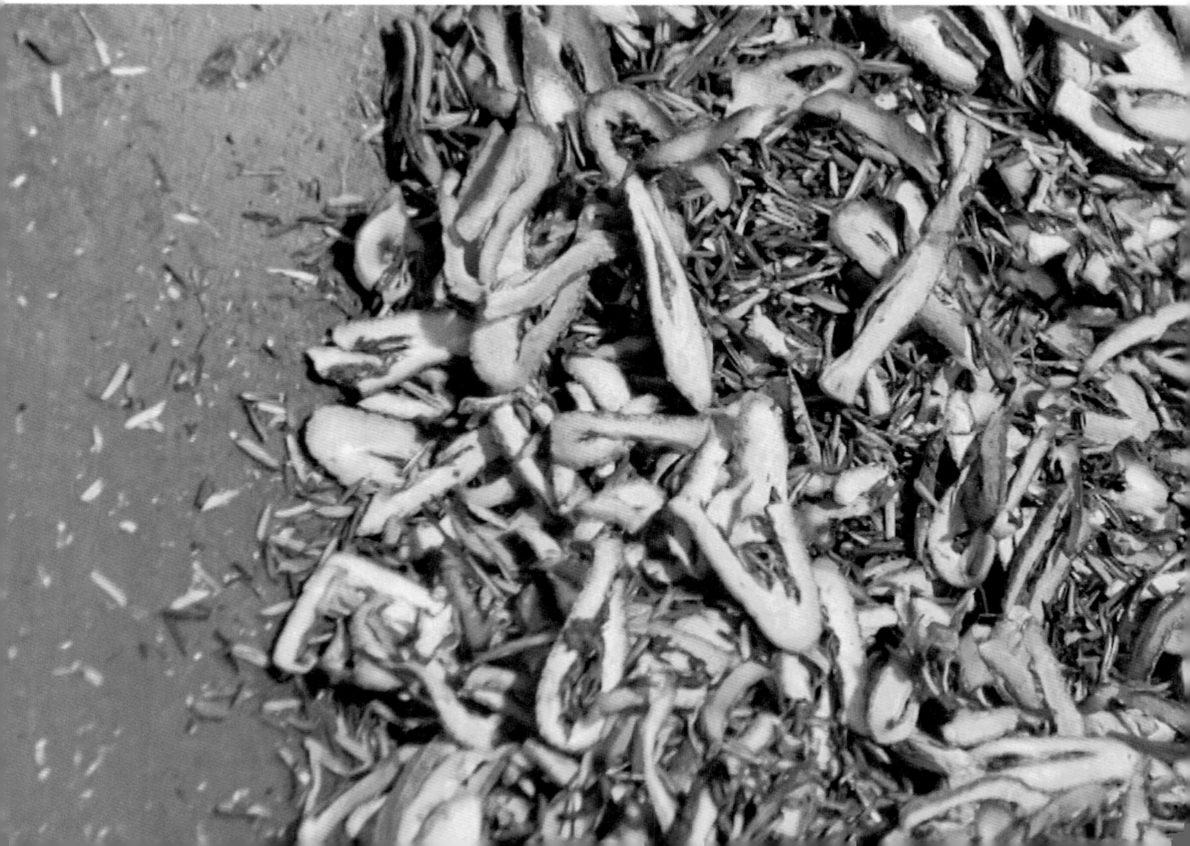

这天，年仅20岁的王嘉庆前来复诊。

通过胃镜检查，发现他有非萎缩性胃炎，浅表性胃炎，还有十二指肠球部溃疡。

6年前，王嘉庆疯狂地迷上了电子游戏。由于父母常年忙于工作，疏于对他的照顾，充满活力的年轻身体就这样在没有规律的生活里开始透支消耗。

因为王嘉庆体质虚弱，黄调钧放弃了药性峻猛的枳实，而是选用药性相对缓和的枳壳作为组方药材之一。

针对王嘉庆的病情，黄调钧开出药方：黄连、吴茱萸清肝和胃，源于古方左金丸；海螵蛸、白及、珍珠生肌敛疮，来自古方乌及散；配以姜半夏消痞，白芍、甘草止痛，枳壳和白术行气燥湿，陈皮、木香理气健脾，诸药合用，疏肝泄热，健脾强胃。

王嘉庆的病情有了明显的缓解，对于每一个患者而言，医者和本草只是一个助力，顺应天地，尊重自然，才是生命健康的根本所在。

黄调钧：人的机体有一个生物钟，该睡觉的时候想睡，该起来的时候要起来，该吃饭的时候应该吃，所以人与天地要相适应，人与自然要相适应。

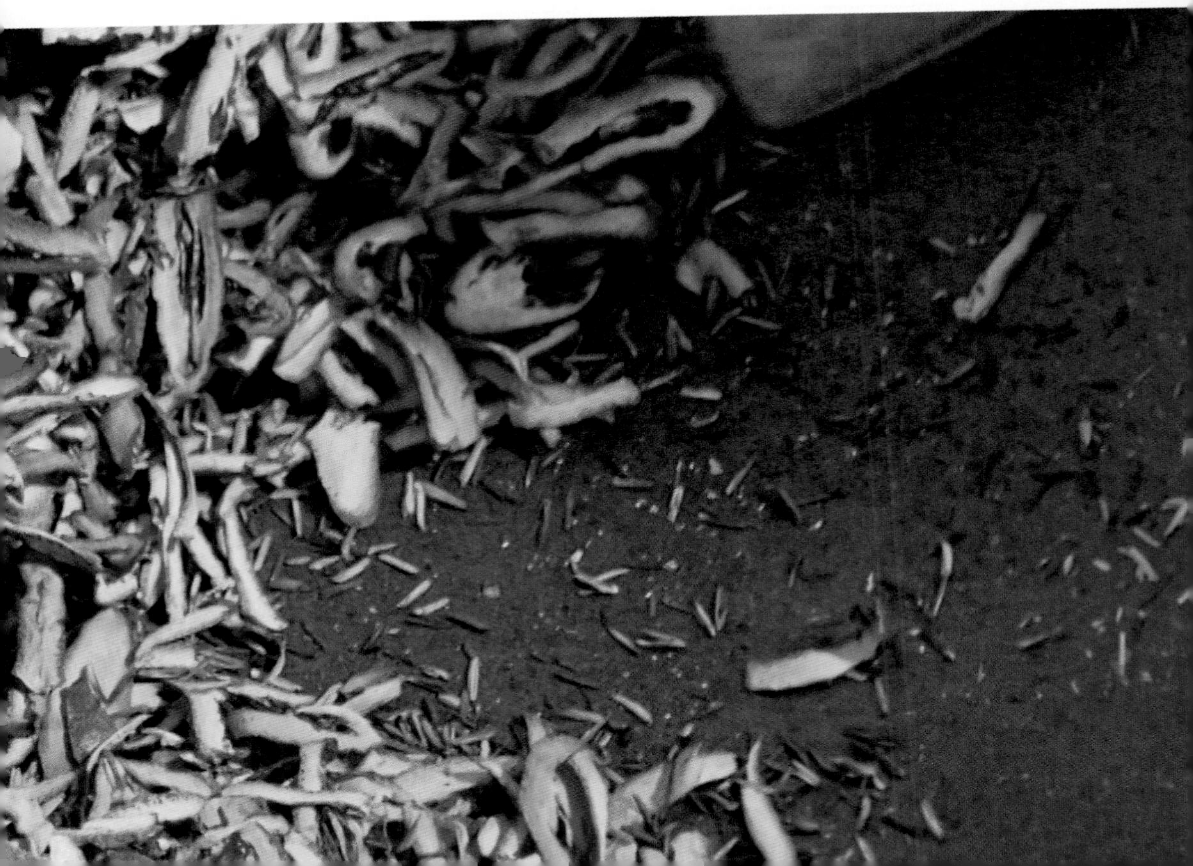

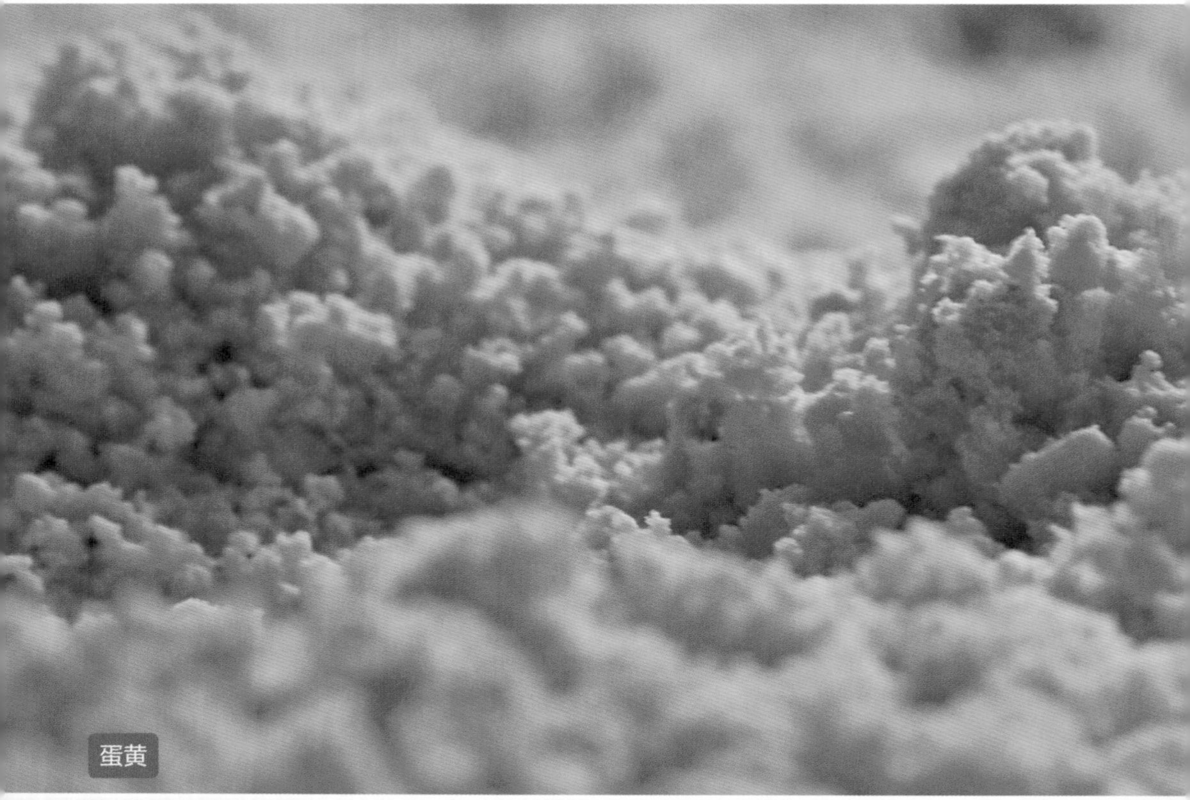

蛋黄

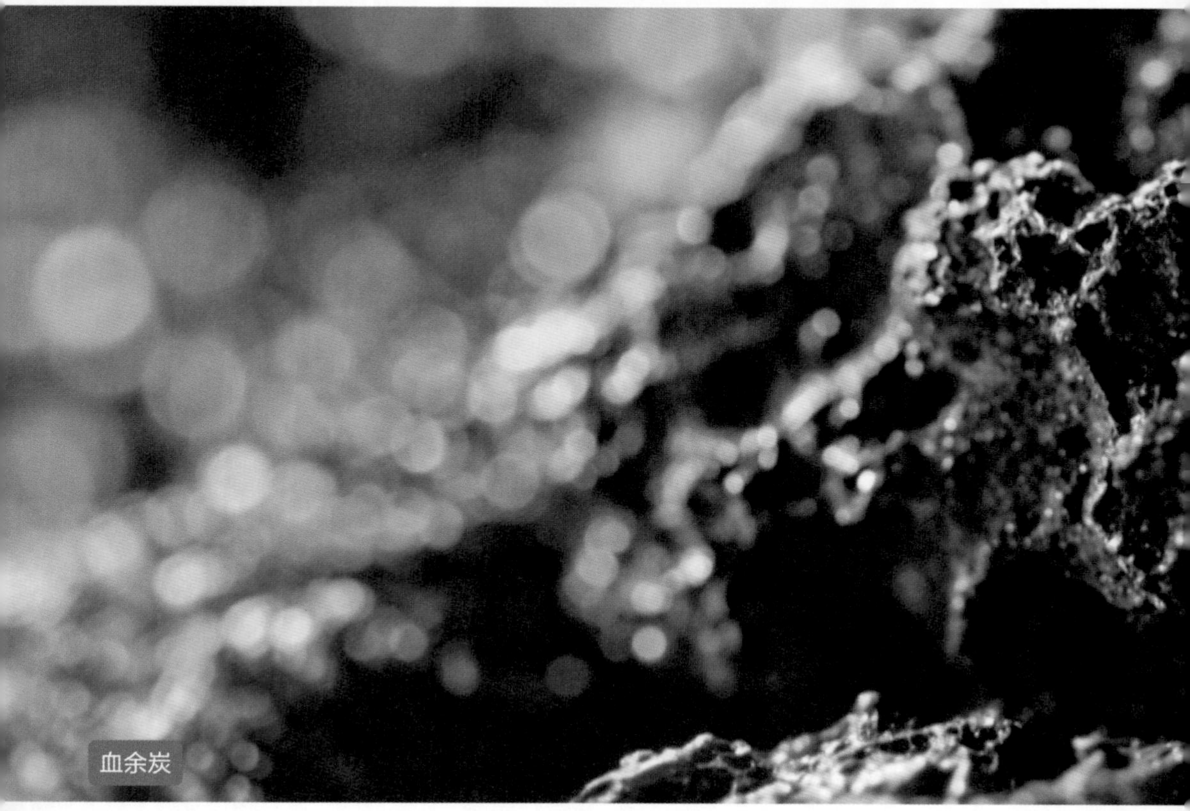

血余炭

鸡蛋

《神农本草经》将鸡蛋喻为神物，认为其具有清热敛疮、镇静安神之功。古代医家将蛋黄熬制成油，于是拥有了一个颇为华贵的名字——凤凰油。

功效：主除热、火疮痫痉，可作虎魄，神物。

血余炭

《本草纲目》记载：『发乃血余，经过煅烧，使其成炭，能治血病，补阴疗惊痫，去心窍之血。』

功效：收敛止血，化瘀，利尿。

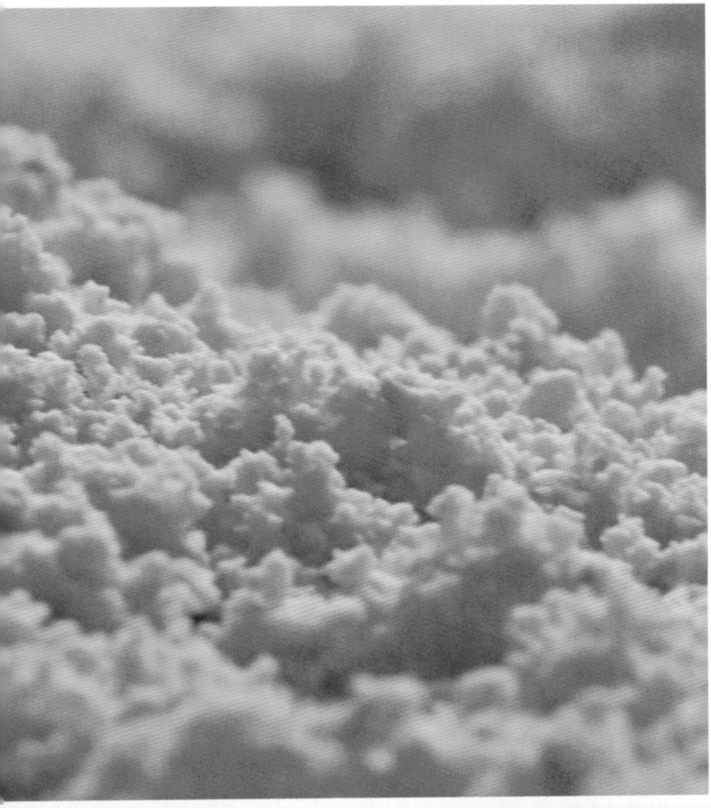

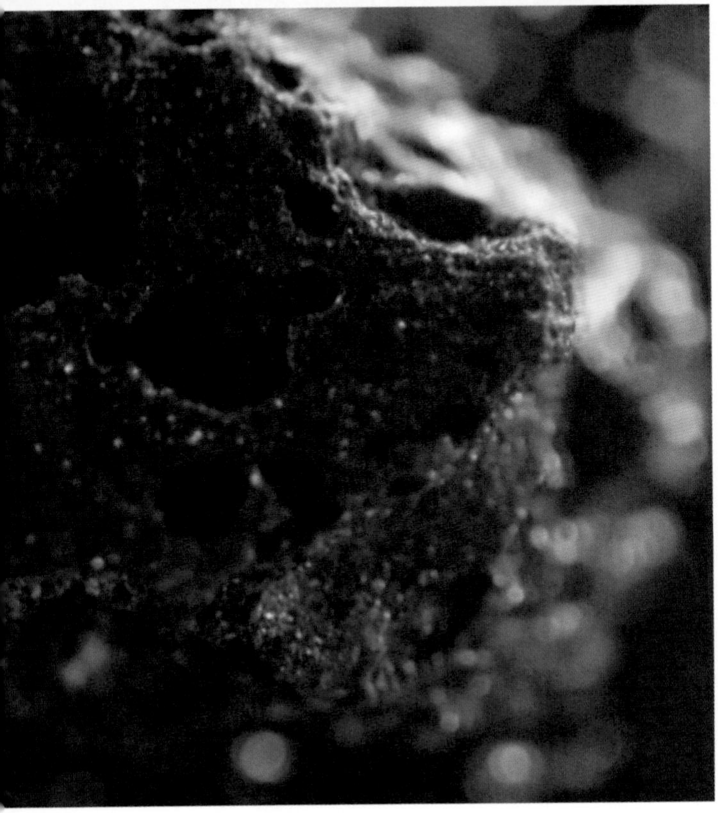

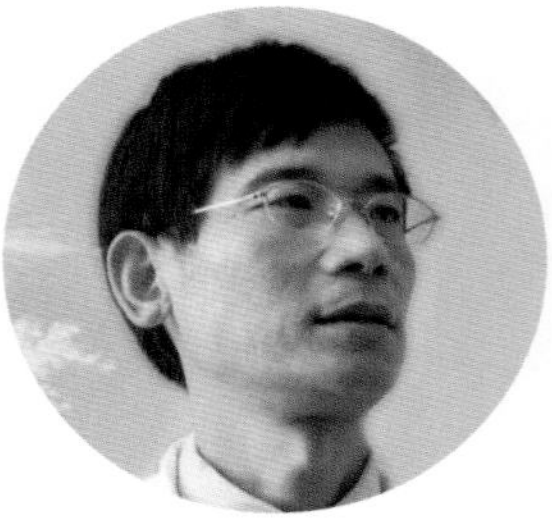

临床行医30余年。
首都医科大学附属北京中医医院副院长，肿瘤科专家
王笑民

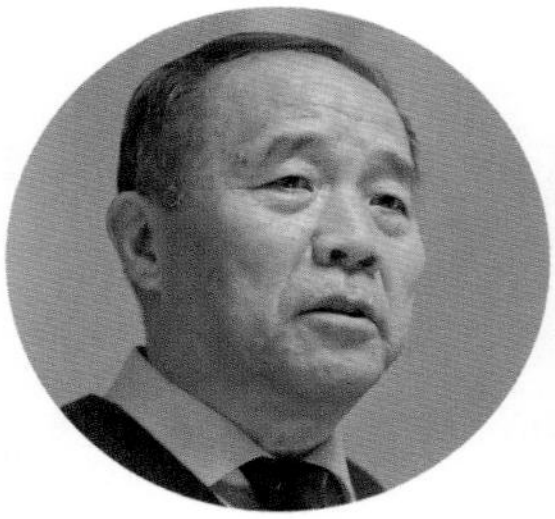

从事中药研究40余年。
毛克臣

血余蛋黄油

鸡蛋，一种生活中极为普通的食材。也许我们对鸡蛋已经熟视无睹，但是经历水火的洗礼，很平常的东西也能颠覆我们的思维定式。

《神农本草经》将鸡蛋喻为神物，认为其具有清热敛疮、镇静安神之功。古代医家将蛋黄熬制成油，于是拥有了一个颇为华贵的名字——凤凰油。

血余蛋黄油由鸡蛋黄和血余炭共同炒制而成。中医讲的血余，就是每个人头上的毛发。古人云“发为血之余”，意思是头发是血脉的延续。

血余炭，味苦，性平。《本草纲目》记载：“发乃血余，经过煅烧，使其成炭，能治血病，补阴疗惊痫，去心窍之血。”

现代医学研究表明，蛋黄中含有卵磷脂、氨基酸、维生素等多种营养成分；而被古人称作血余的头发，含有丰富的矿物质和微量元素。两者合用，

血余蛋黄油

血余蛋黄油由鸡蛋黄和血余炭共同炒制而成，既可以止血，又有助于人体表皮细胞的增殖和胶原蛋白的合成。

制作方法

将煮熟的鸡蛋剥壳，去掉蛋清，留取蛋黄。细细搓碎。将蛋黄碎末倒入锅中，翻炒半小时，当颜色变为褐色，蛋黄中的油脂开始呈泡沫状渗出，此时加入血余炭，与蛋黄油在高温下充分融合。

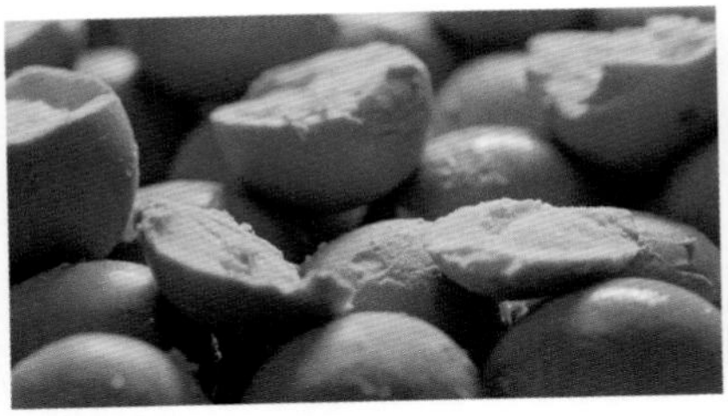

蛋黄

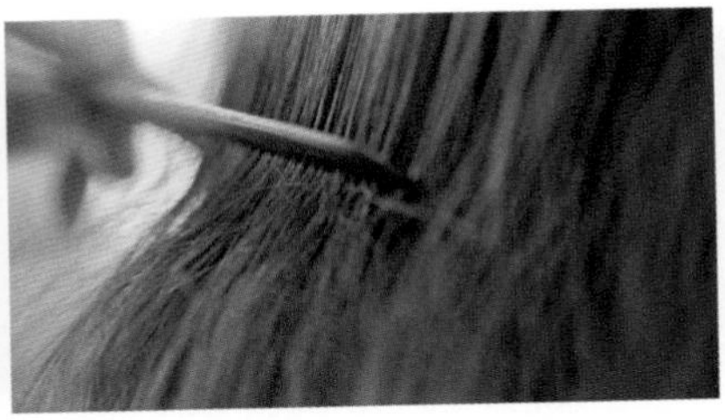

发为血之余

血余蛋黄油的制法

既可以止血，又有助于人体表皮细胞的增殖和胶原蛋白的合成。

在王笑民过往经历过的病例当中，肿瘤病人大多会因为放射治疗引发皮炎和溃疡等并发症，皮肤瘙痒疼痛，伤口不易愈合康复。

王笑民：西医可能就是用点生长因子，用点换药的方法，促进创面愈合，但是有的病人确实是经久不愈，创面很大很深。在这种情况下用血余蛋黄油，有时候疗效甚至是神奇的。

毛克臣：血余蛋黄油，我们又叫黑降丹，它的炮制法是我们传统的炮制方法之一。在当初经济条件不发达的情况下，鸡蛋的供应是比较紧张的，所以老师傅们都强调一定要精心制作。

毛克臣曾任首都医科大学附属北京中医医院药剂科主任，如今已经退休。他一直想把自己多年的炮制经验传承下去，在他看来，这是祖先留下的一笔巨大的财富，要让它惠及更多被病痛折磨的患者。

将煮熟的鸡蛋剥壳，去掉蛋清，留取蛋黄。剥出来的蛋黄要细细地搓碎。这是毛克臣和他的师父们在生活并不富裕的年代摸索出的经验。金黄色的蛋黄碎末倒入锅中，翻炒半小时，当颜色变为褐色，蛋黄中的油脂开始呈泡沫状渗出，此时加入血余炭，与蛋黄油在高温下充分融合。

毛克臣：受热均匀，搅拌均匀，当蛋黄已经不是黄色而变黑的时候，就可以出锅了。

鸡蛋，煎炒为食，榨油为药。美食烹饪和本草炮制，工艺相通，结果迥然。我们的祖先也许就是在最为普通的日常生活中参悟了水火炮制的秘密，然后经由一代代药工的匠心传承至今。

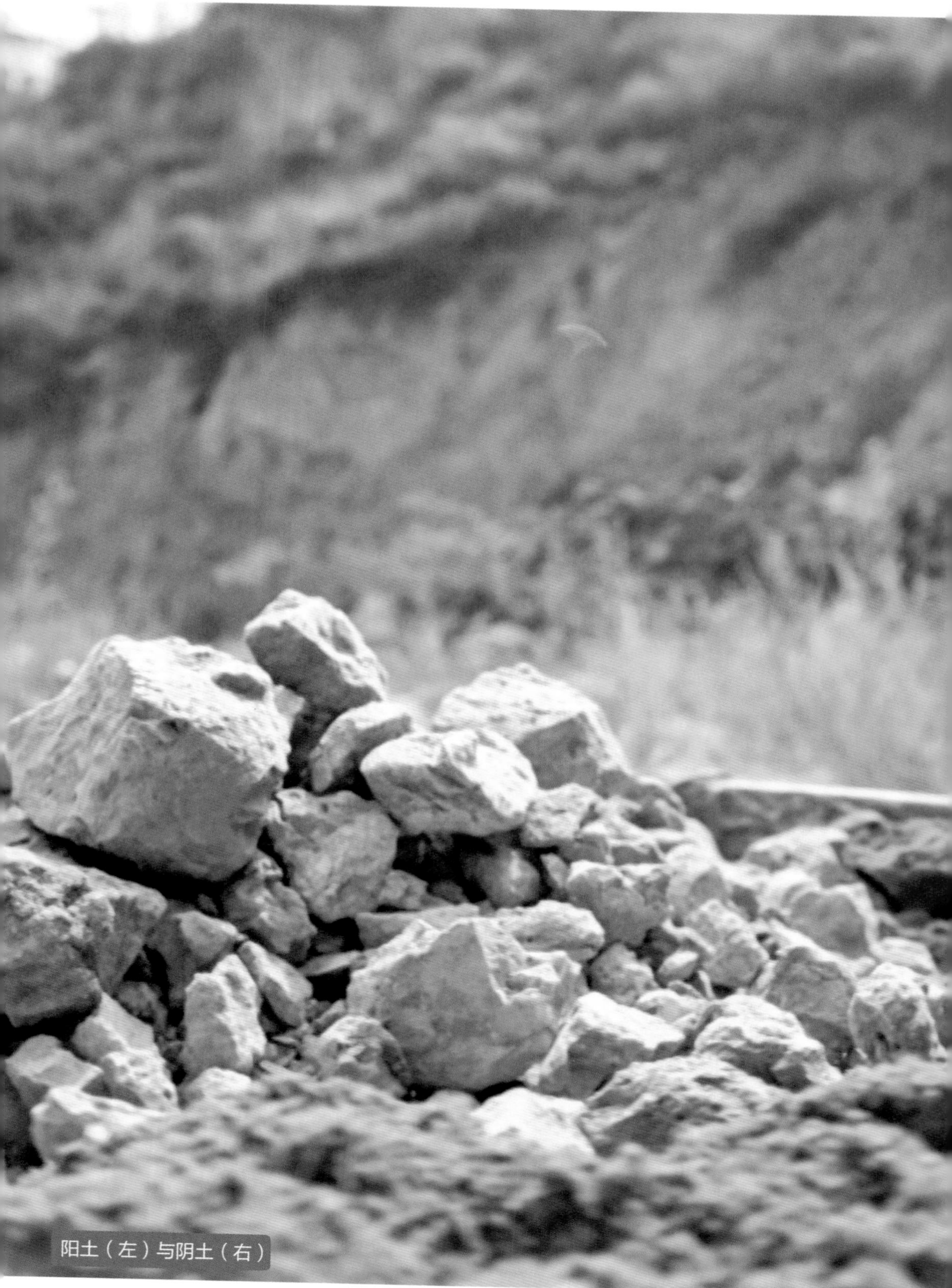

阳土（左）与阴土（右）

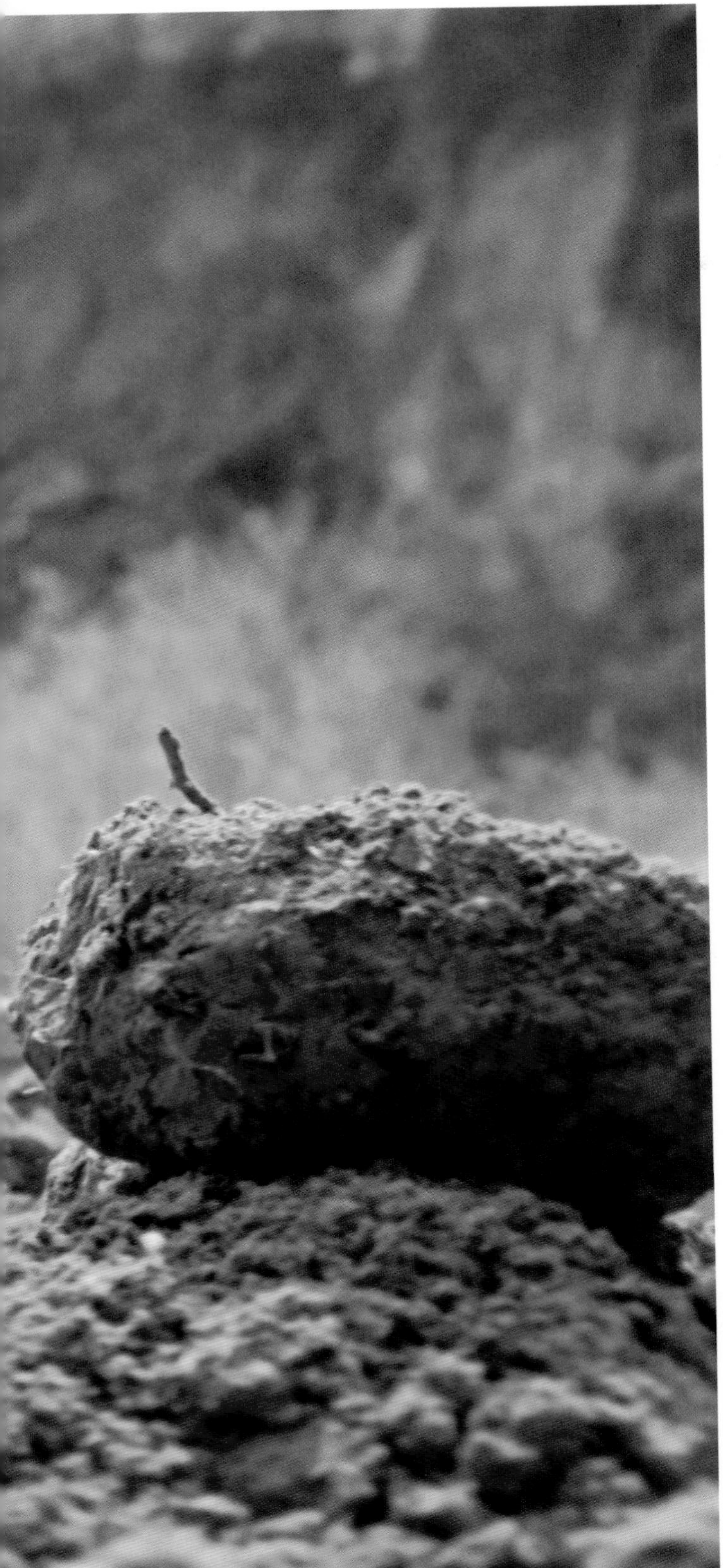

阳土

太岳山常年阳光照射的山坡上孕育着一片干燥色白的黏土，挖取石块下新鲜的白土，过滤筛除杂质便是阳土。

阳土炒制白术

点燃炉火升温，将研磨成细粉的阳土倒入锅中，等到温度升高土中冒出气泡，投入晒干的白术一起翻炒。

阴土

在山坡背阴的一面，掘地三尺，便可挖取泛红湿润的阴土。

阴土炮制姜炭

选用干燥的川姜，放入形如球状的陶罐中，用铁丝稳固，将采收回来的湿润阴土倒入清水搅拌并均匀涂抹在陶罐外壁，烤至24小时方可出炉。

柳惠武

国家级非物质文化遗产传承人

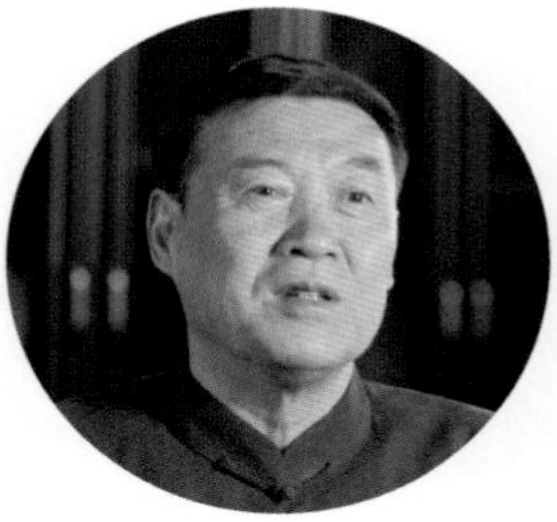

阳土与阴土

这里是太岳山的一个分支，62岁的柳惠武和徒弟高占龙一起进山采集一种特有的土壤用于药材的炮制。

在一片向阳的山坡前，师徒二人停住了脚步。

因为常年阳光的照射，这里孕育着一片干燥色白的黏土。拨下松动的石块，挖取石块之下新鲜的白土，过滤筛除杂质，这便是柳惠武要寻找的阳土。

紧接着，师徒二人转到山坡的背阴一面，掘地三尺，取得了泛红湿润的阴土。

采自深山的阳土和阴土仅仅是完成古法炮制技艺的两种辅料。接下来，柳惠武和徒弟们的工作，是一起完成定坤丹极致繁复的280道制药工序，每一个环节都需要严格遵循数百年前的传统炮制工艺，少则耗时数日，多则耗时数年，才能最终成就我们看到的一粒粒褐色药丸。

公元1739年，清帝乾隆命太医院召集全国名医汇集京师编纂《医宗金鉴》，并下诏将后宫嫔妃瘀血

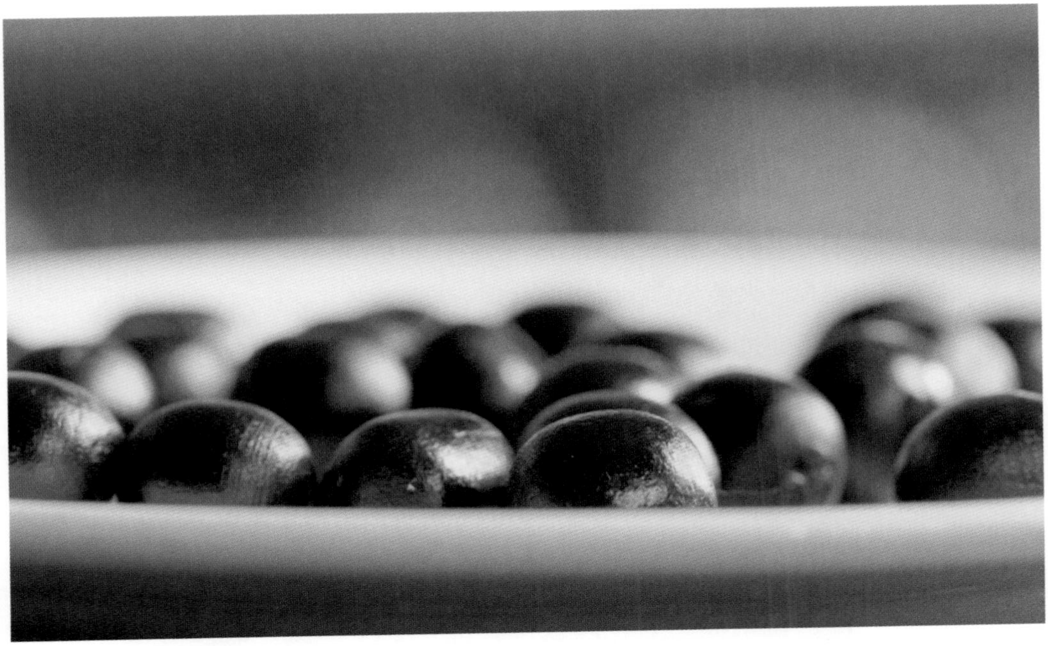

定坤丹

病的医治列为重要研究内容，以调理坤宫，绵延千秋皇权。

太医们昼夜不眠历时3个月，对800余种调血名方取长补短，终于研制出一种融调经、舒郁、理气、活血为一体的妇科综合方剂。乾隆大喜，亲自赐名“定坤丹”，将其列为“宫闱圣药”。

白术与姜炭的炮制

从山中取回的阳土，要用古法配合白术的炮制：点燃炉火升温，将研磨成细粉的阳土倒入锅中，等到温度升高土中冒出气泡，投入晒干的白术一起翻炒。

柳惠武：因为白术含挥发油、白术内酯，所以用土炒，可以把挥发油洗掉；另外，白术经过炒制以后，其内酯成分可以保留，可以抑制胃肠的蠕动，有止泻的功效。

阳土用于炒白术，阴土则用于制作姜炭。姜炭的制作工艺更为严苛，选用干燥的川姜，放入形如球状的陶罐中，用铁丝稳固，将采收回来的湿润阴土倒入清水搅拌并涂抹在陶罐外壁。

每一层泥土的厚薄，都靠药工徒手拿捏，一旦不均匀便可能导致炉火烤制时陶罐受热不均，从而影响药效。

在制作过程当中，陶罐需要来回翻弄，24小时才可出炉，太过则全部炭化，失去药用价值；不及则不能成炭，无法起到止血功效。只有凭借一代代药工口传心授身体力行积累下来的经验，才能精准地控制火候。

经过一系列烦冗复杂的制药工序之后，30余种药材被熬制成膏，最后推膏成丸。数百年的光阴传承，所有药工的心血都凝聚在这一颗颗治病救人的丸药中。

光阴飞逝，据说当年的太谷镇曾沿街都是医馆，良药也间接成就着良医。

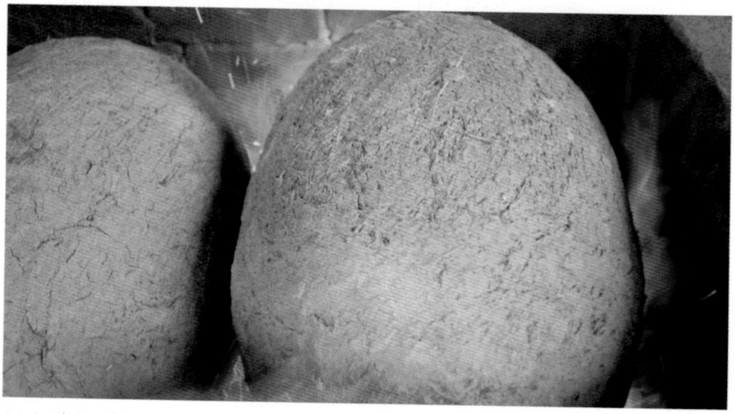

炉火烤制陶罐

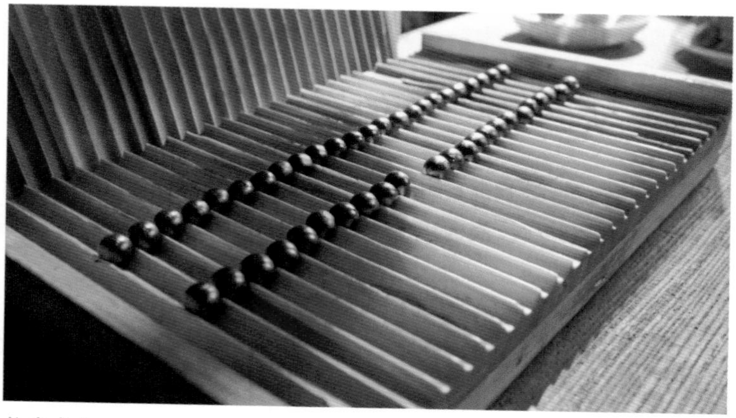

推膏成丸

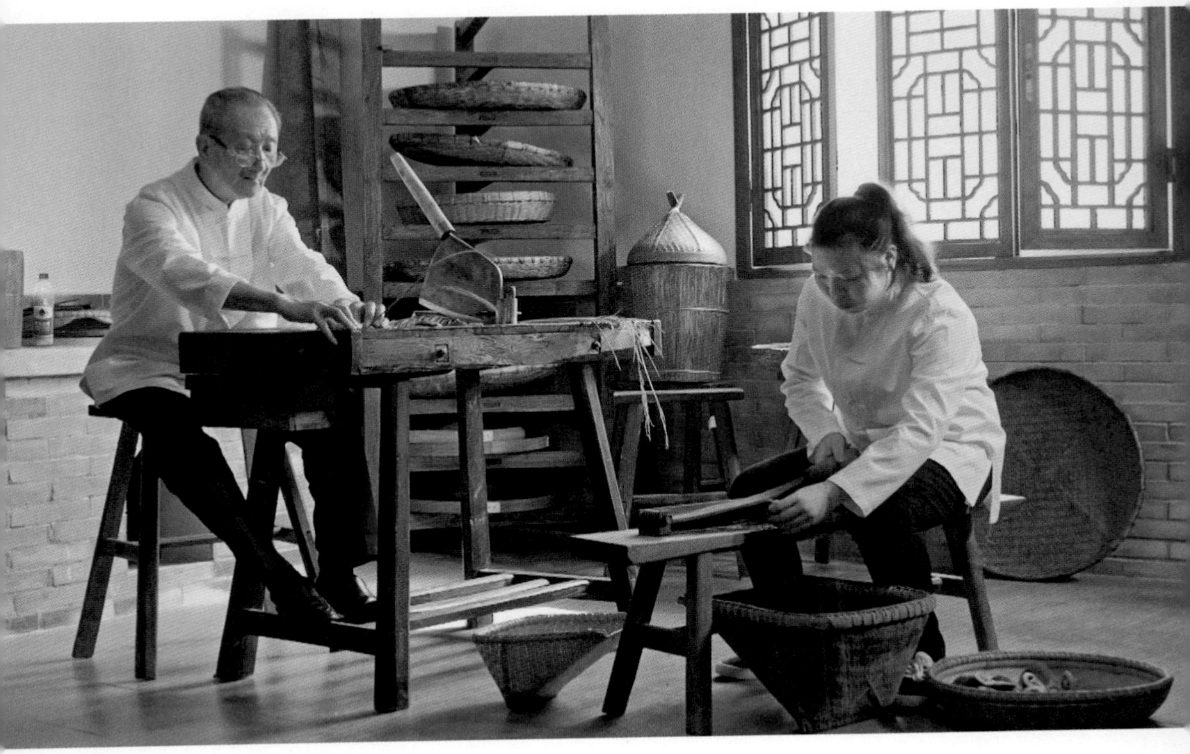

炮制传承

当一个被病痛折磨的患者得益于本草的
神奇重新恢复健康时，
会感恩医者的妙手回春；
但是也请不要忘记，
在那一颗颗灵丹妙药的背后，
还有着一代代药工的艰辛付出。

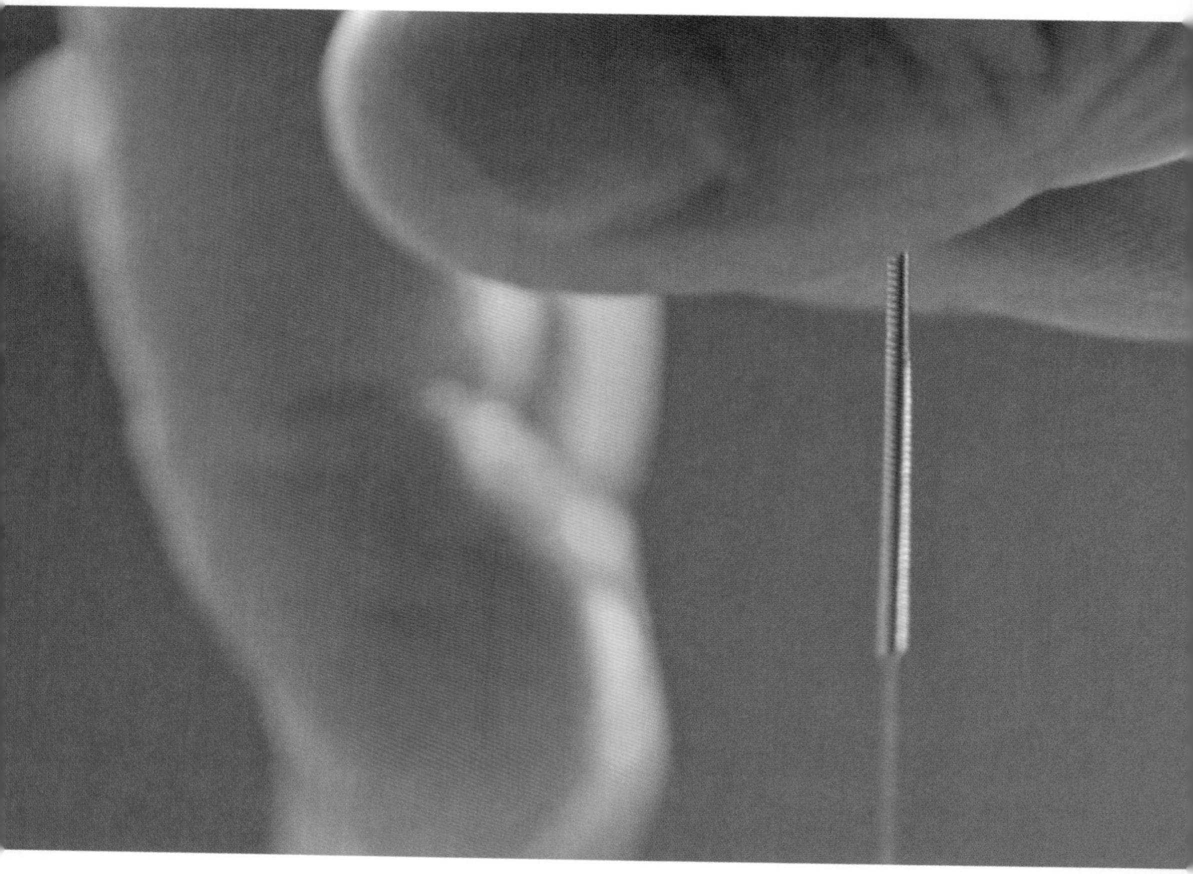

第十集

分寸

“大医精诚”，中国唐代医学家孙思邈在《备急千金要方》中提出行医者的从业标准，“唯用心精微者，始可与言于兹矣”。医者之道，过犹不及，失之毫厘，往往会谬之千里。

中药的用药分寸

一种药物，经过综合考虑，在其安全性和有效性之间选择一个合理的用量，中医的治疗就会大大地向前跨进一步，就是走向精准。

中医正骨的手法分寸

手法代表了一个正骨医生的功力，力度、角度全在方寸之间。只有手上功夫练到纯熟无比，手法的运用才能随心所欲，分毫不差。

针灸的操作分寸

针刺的操作非常严格，不能有丝毫偏差。针刺的过程只能有利于健康，不能对患者有任何伤害。

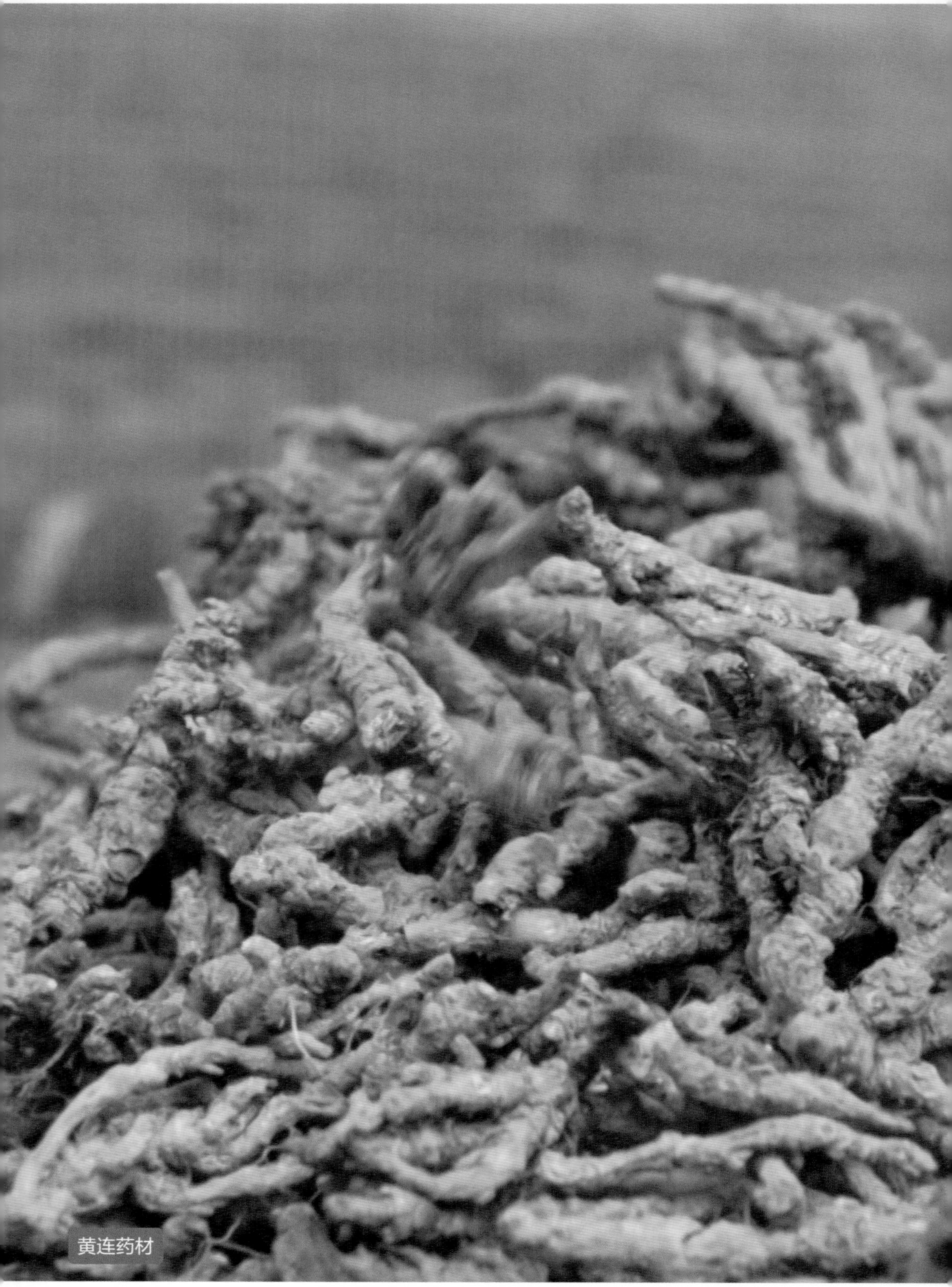

黄连药材

黄连

《本草纲目》记载：『黄连大苦大寒，用之降火燥湿，中病即当止。』

功效：清热燥湿，泻火解毒。

黄连的药理作用

黄连的主要有效成分为小檗碱，其具有显著的抗菌、抗心力衰竭、抗心律失常、降低胆固醇及改善胰岛素抵抗等作用。

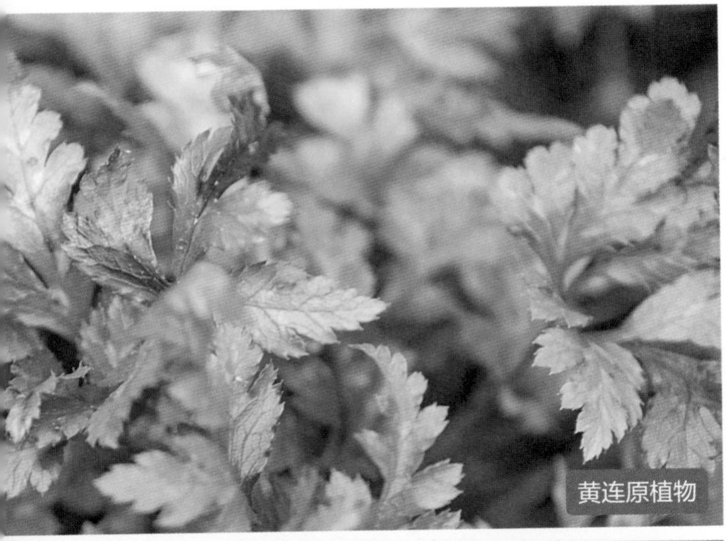

黄连原植物

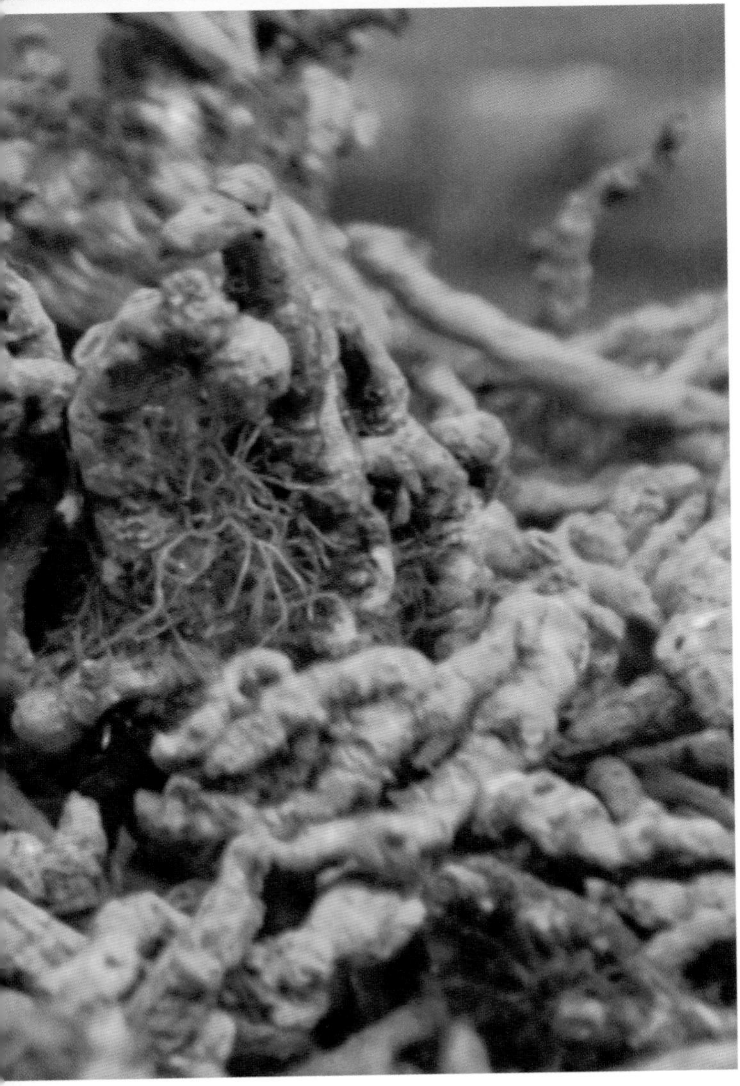

中药的用药分寸

一种药物，经过综合考虑，
在其安全性和有效性之间选择一个合理的用量，
中医的治疗就会大大地向前跨进一步，
就是走向精准。

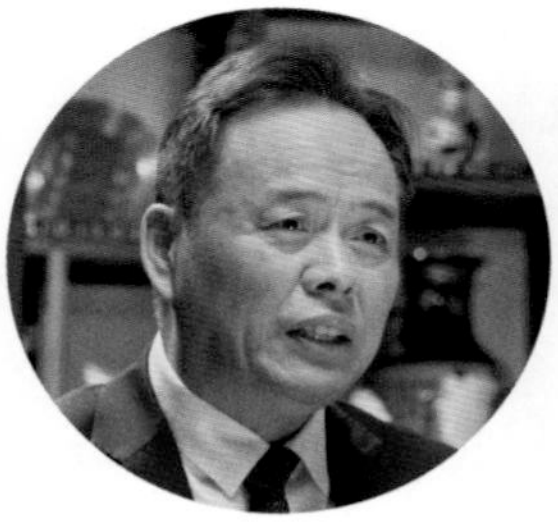

仝小林

中国科学院院士
中国中医科学院首席研究员

临床行医40余年，
国家重点基础研究发展计划（973计划）
首席科学家，因善用黄连，
业内素有『仝黄连』的美誉。

中药的用药分寸

大山深处的黄水镇，云雾缭绕，宛若世外桃源。在极富民族特色的吊脚楼前，土家族村民用载歌载舞的方式欢庆即将迎来的收获。在大山外，黄水镇的名字和一味中药材紧密相连——黄连。

在几乎与世隔绝的大山里，黄连是祖辈留下来的宝贵财富，更承载着一个家庭的全部希望。

在黄水镇，有一个传统风俗流传至今——每一个新生命呱呱坠地，都要喂两勺黄连水。据说这样不仅可以排出婴儿的胎毒，而且清火明目，更表达着先苦后甜的人生寓意。

9月的山谷，寒意渐浓，这几天是黄水镇村民期盼已久采收黄连的大日子。

黄连通常生长在海拔2 000米的高山林区，阴凉山谷中的风霜雨雪，孕育出黄连苦寒兼收的独特性格，而只有生长5年以上的黄连才可真正入药。

黄连的加工

黄连根茎入药，当碧绿青翠的叶子已经开始陆续枯萎，意味着黄连的根茎汲取了大部分养分，已经到了采收的时刻。

采挖出的黄连根茎，剪掉叶柄和须根，仍然被泥土层层包裹。此时此刻，若要成为入药的黄连，还需要经历一场烈火的洗礼。

炕黄连，是土家人沿用至今加工黄连的古老方式。带着泥土的黄连被平摊在架子上，烟火通过火道进入炕坑，对黄连进行烘烤加热，同时用铁锨翻动敲打。

如果火势太过猛烈，黄连很容易烤焦，而火力不足则无法充分蒸发掉水分，很难去除泥土。持续6小时的加工过程是对药工体力和耐力的双重考验。

炕好的黄连被装入竹笼内，在有节奏的劳动号子声中，黄连表面的须根、粗皮、尘土应声落下，黄连终于显露出了真容。

峻猛的黄连经过切片加工后，即将进入广阔的天地，等待医者的妙手，造就回春的奇迹。

黄连，性寒、味苦。《本草纲目》记载："黄连大苦大寒，用之降火燥湿，中病即当止。"

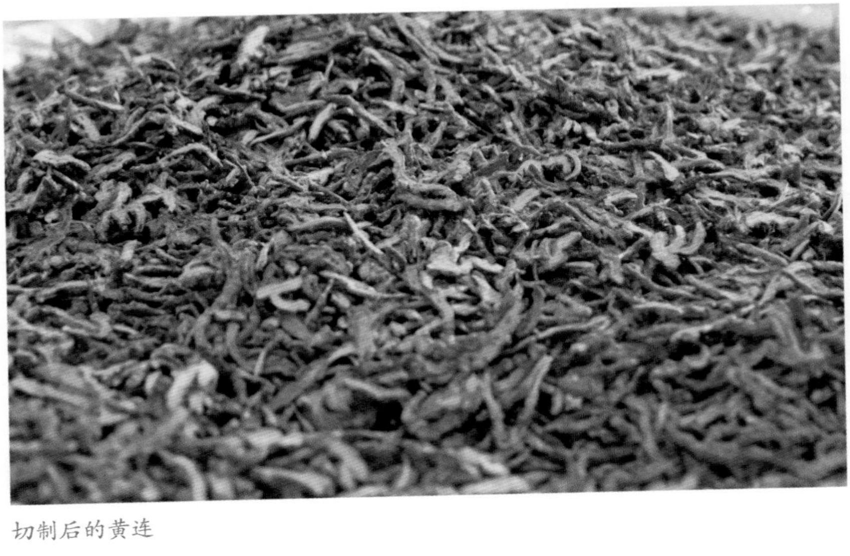

切制后的黄连

现代药理研究表明，黄连的主要有效成分为小檗碱，其具有显著的抗菌、抗心力衰竭、抗心律失常、降低胆固醇及改善胰岛素抵抗等作用。

中国中医科学院广安门医院的一间诊室内，一位罹患糖尿病多年的患者正在等待中医专家仝小林开出的良方。

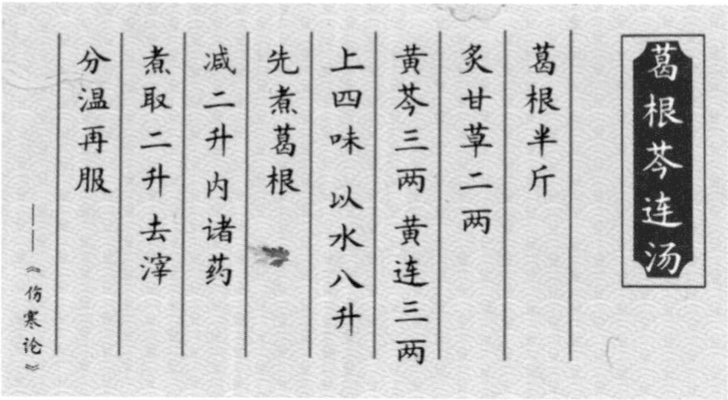

针对患者的病情，仝小林选用了东汉医家张仲景《伤寒论》中记载的经方葛根芩连汤。这一次，仝小林加大了黄连的用量，而且黄连从起辅助作用的臣药转为发挥主导作用的君药。

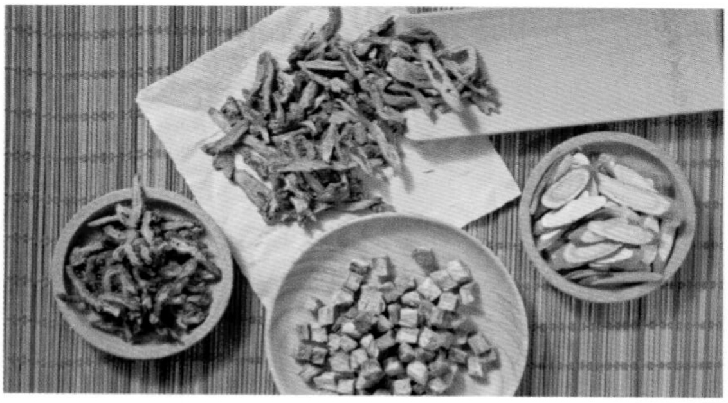

葛根芩连汤药物组成

不变的组成，不变的配伍，变化的剂量，变化的次序，宛若棋手对弈，一般无二的棋子，谁先谁后，孰重孰轻，关键时刻懂得灵活变通，方显高手本色。

仝小林：中药应用的剂量是对医生成熟度一个非常重要的考验。需要大剂量时没用，就没有效果；需要小剂量时反而用量太大，就可能损伤脾胃。黄连是味好药，降糖效果很明显，但是应用一两星期以后，患者常感到胃不舒服，继续服用便会出现食欲不振、早饱、打嗝等症状，所以我们就去探索既能保留黄连降糖作用、又能中和黄连苦寒之性的方法。

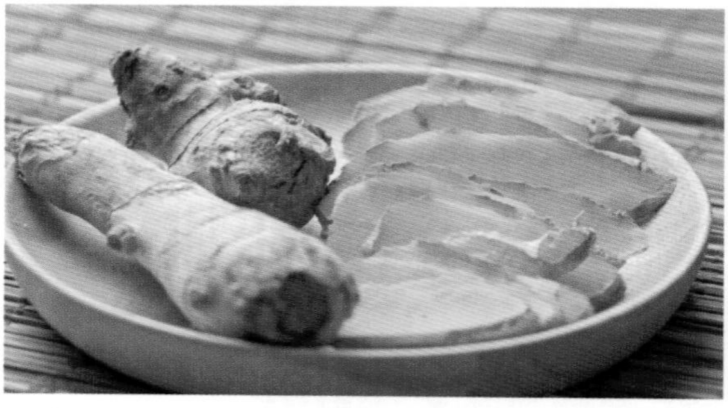

生姜

翻阅了大量医学经典著作，并结合数百例临床实践的结果，仝小林在葛根芩连汤经方基础之上加入热性的生姜以中和苦寒的黄连，并进一步摸索出黄连和生姜的配伍比例。

葛根芩连汤方解

仝小林：一种药物，经过综合考虑，在其安全性和有效性之间选择一个合理的用量，把这个方面的研究做好了，中医的治疗就会大大地跨进一步，走向精准。

仝小林谈黄连在治疗糖尿病中的应用

仝小林的临床试验获得了成功，然而中医的神奇在于，它无法用一种方式一劳永逸地找到一个标准答案。面对上千种药材以及复杂多变的病情，医者永远有太多未知的领域需要他们去探索。

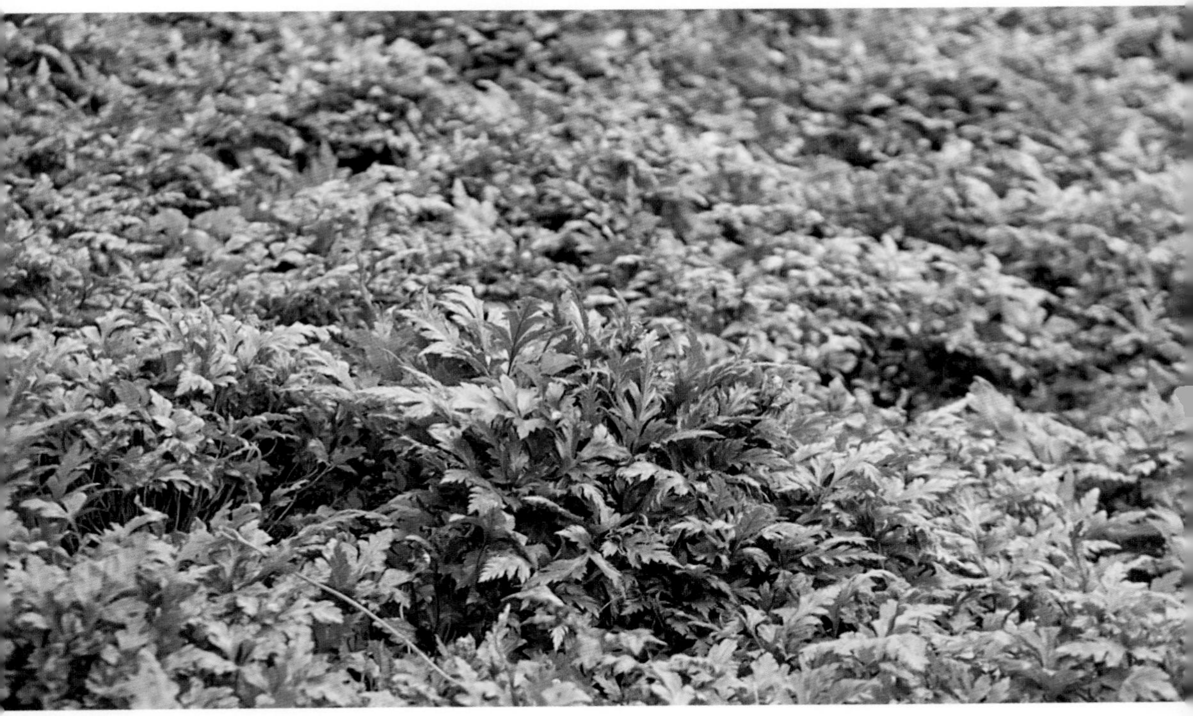

黄连原植物

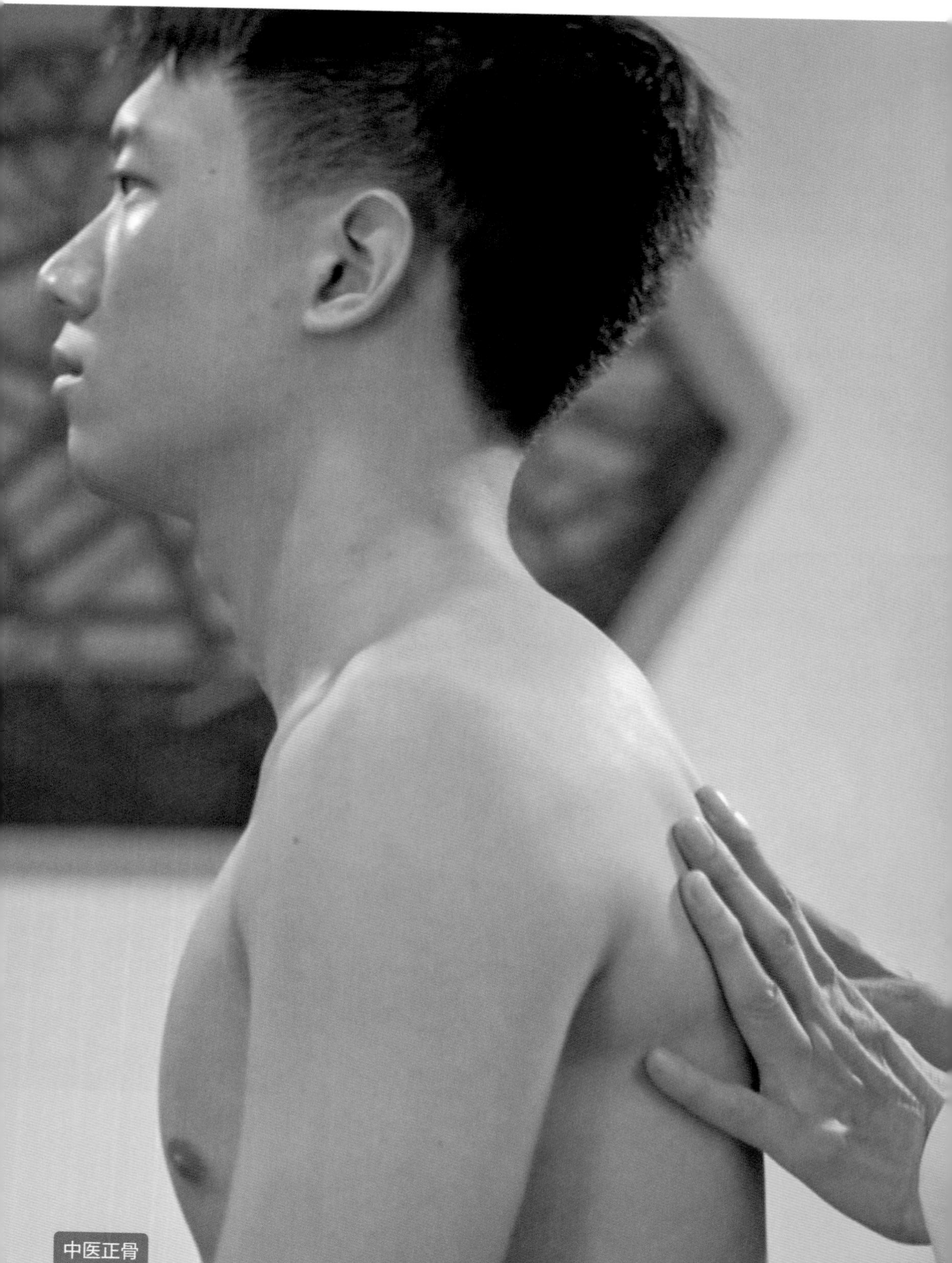

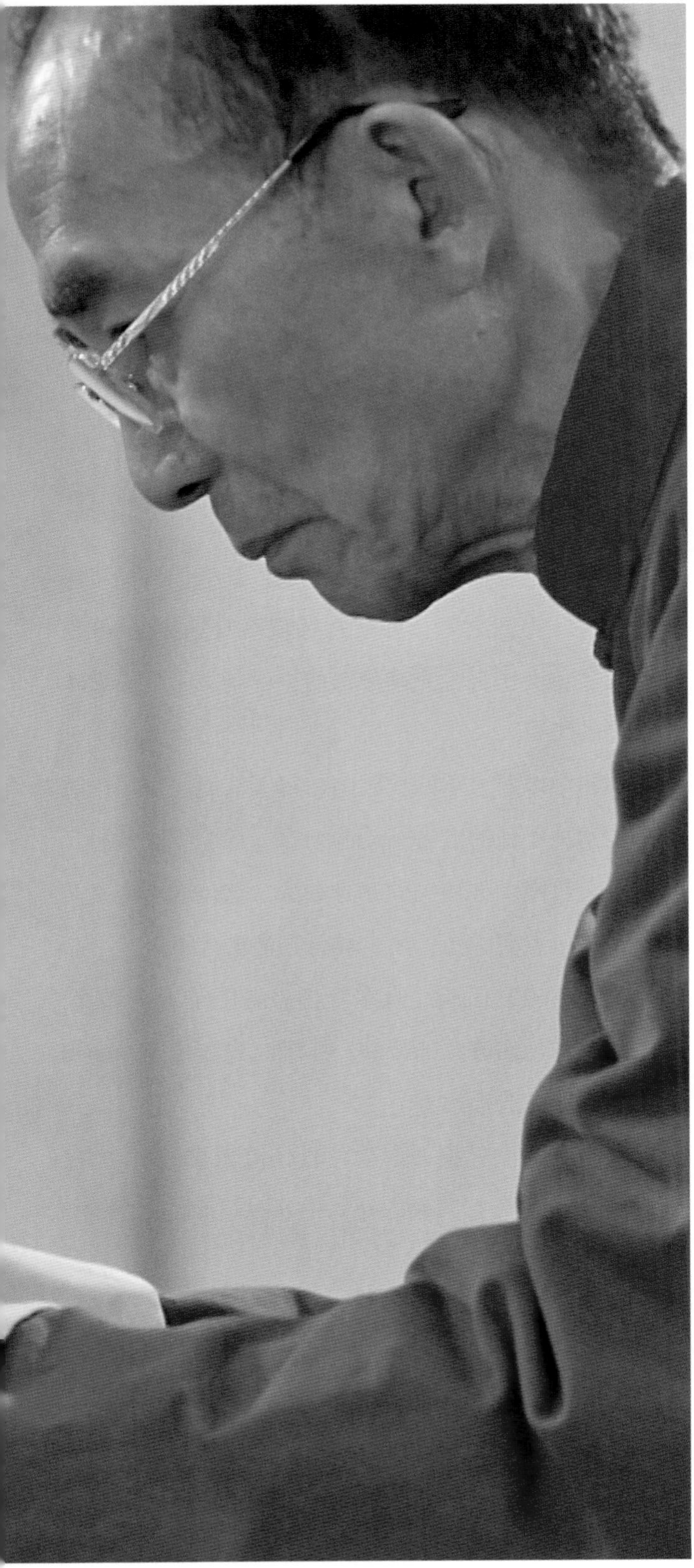

中医正骨的手法分寸

手法代表了一个正骨医生的功力，
力度、角度全在方寸之间。
只有手上功夫练到纯熟无比，
手法的运用才能随心所欲，
分毫不差。

正骨

中医正骨，讲究气定神闲，出其不意，一个看似不经意的举动，却正中要害。

正骨四大方法

中医正骨方法比较简单，效果好，并且费用低廉。

正骨有四大方法——手法、固定、药物、练功，手法是它的核心技艺。

王和鸣

福建省名中医

南少林骨伤流派传承人。

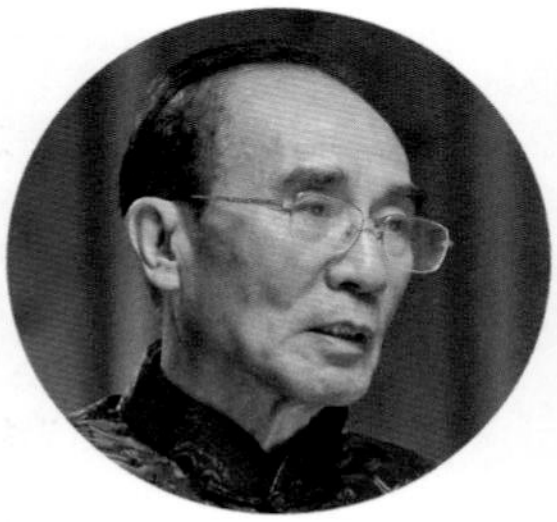

中医正骨的手法分寸

清晨，少林禅寺在钟声中醒来，武僧们开始了一天的早课。习武之人，如何在练就一身绝技的同时，保护身体免受伤害？充满传奇的少林功夫背后有着不为人知的奥秘。

福建中医药大学的校园内，每天清晨，都可以看到一位精神矍铄的老者，动静结合、柔中带刚地打出一套沿袭自南少林功夫的健身拳法。这位老者便是王和鸣，福建省名中医，南少林骨伤流派传承人。

福建省康复医院，众多骨伤患者围绕着王和鸣，寻求南少林骨伤流派的帮助，穿越时光流传至今的祖先技艺依然在造福四方。

在中医的世界里，南少林骨伤流派靠一身功夫，赢得威名。正骨有四大方法——手法、固定、药物、练功，手法是它的核心技艺。

手法代表了一个正骨医生的功力，力度、角度全在方寸之间。极致的手法如同高深的武术，只有手上功夫练到纯熟无比，手法的运用才能随心所欲，分毫不差。

通过现代医学设备，医生可以清晰看到患者的骨折状况，但是王和鸣认为这远远不够，他依然采用传统的触诊方式，这也是运用手法正骨之前至关重要的第一步。

王和鸣：X 光片只提供骨折部位一个平面的图像，通过手摸，可以在头脑中建立一个骨折移位的立体图象。因为骨折不是只向左右移位，肯定还有旋转和偏移，所以合格的正骨医生应该做到手摸心会。

欲合先离，离而复合。抖动患处，分离骨折位置，用轻巧的猛力，瞬间复位骨折部位。手法讲求准、快，刚柔相济。如何用力、分寸如何把握，则全都在正骨医生的一双手上。

王和鸣：手法的宗旨是把移位的骨折复归于旧，技巧不是一朝一夕可以掌握的，要经过长期的磨练。方法要准确，手法要到位，动作要轻巧，力度要合适。如果力度不到位，骨折的部位就没法接上去；如果用力过大，又容易损伤神经或血管，造成医源性损害，所以要做到恰到好处。中医正骨方法比较简单方便，效果很好，并且费用低廉，绝大部分的闭合性骨折可以通过中医正骨手法达到复归于旧的效果。

中医正骨，讲究气定神闲，出其不意，一个看似不经意的举动，却正中要害。而这也正是中医正骨的奥妙和精髓所在。

正骨手法，夹板固定，独门药膏，再加上练功来自我调养修复，在南少林，世世代代的武僧就是通过这一个个有条不紊的环节度过一次次伤病的折磨。正是在这种人体与病痛对抗的过程中，诞生出中国最为古老的自然医学。

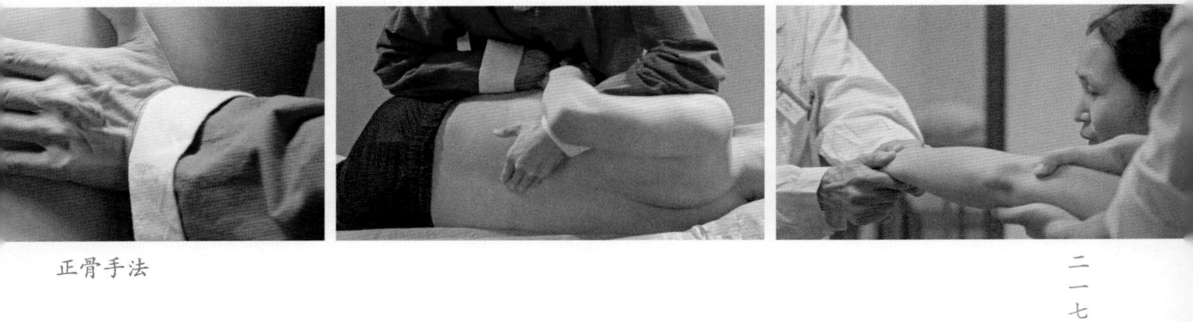

正骨手法

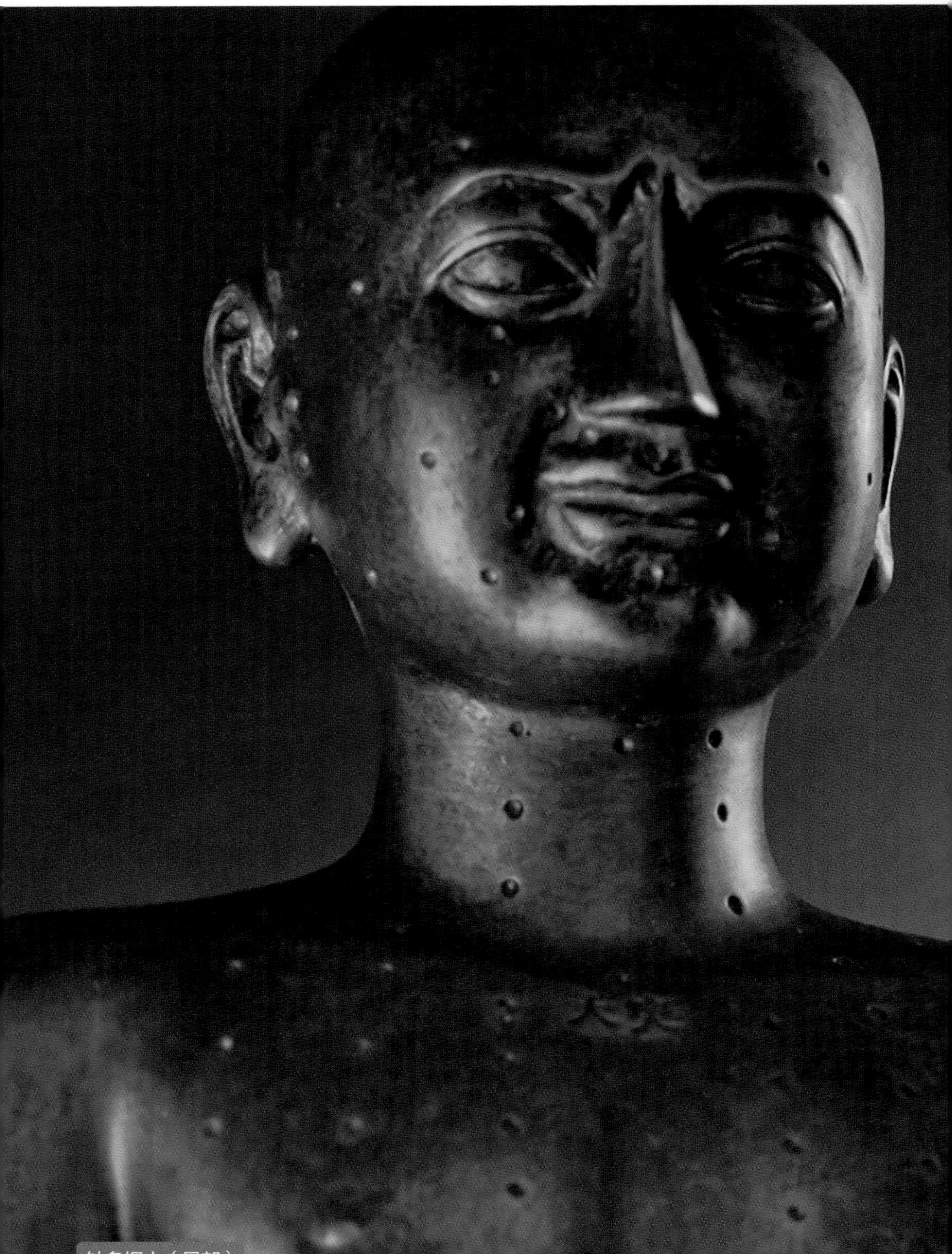

针灸铜人（局部）

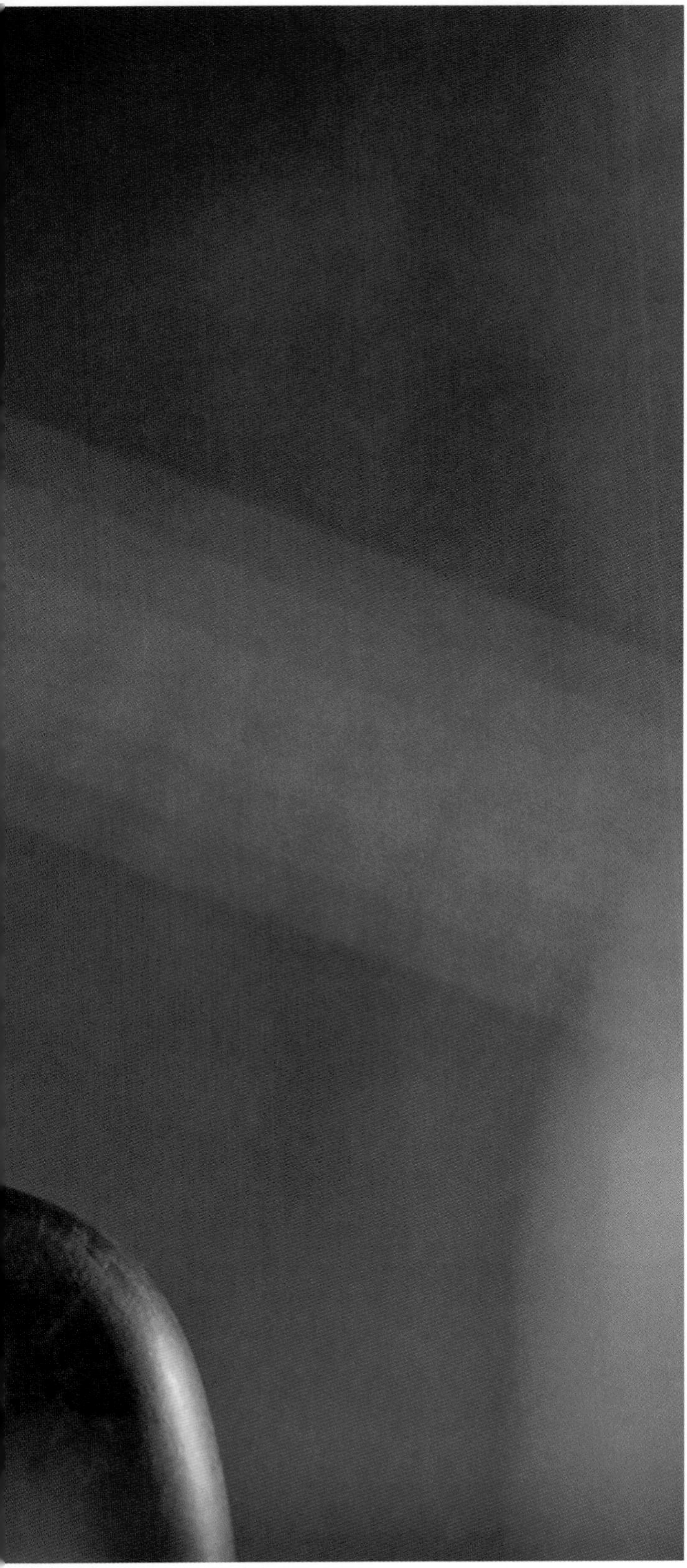

针灸的分寸

针刺的操作非常严格，
不能有丝毫偏差。
针刺的过程只能有利于健康，
不能对患者有任何伤害。

针灸

《灵枢》，中国现存最早全面记载针灸的医学著作，其中论述：『用针之要，在于知调阴与阳。』

针灸作用机理

通过针刺人体穴位，可以疏通经络、运行气血、调节脏腑。

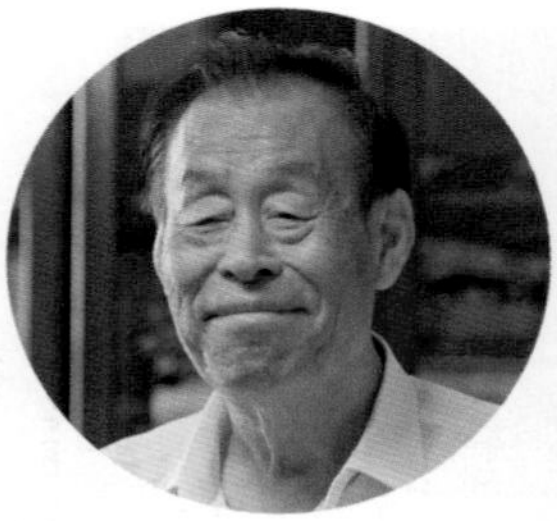

86岁，临床行医60余年，针灸学专家。

中国工程院院士

国医大师

石学敏

针灸的分寸

《灵枢》，中国现存最早全面记载针灸的医学著作，其中论述："用针之要，在于知调阴与阳。"通过针刺人体穴位，可以疏通经络、运行气血、调节脏腑。

上古医书当中并没有关于针灸手法的具体描述，关于用针分寸，我们见到的更多的是诸如"针入三分，留三呼"这类文字。今天的人们在学习针灸技艺的时候，很难找到一个可以量化推广的标准。

因此，国医大师、中国工程院院士石学敏自20世纪70年代开始系统的实验和研究，他以多发病中风为切入点，以期探索出中医针灸手法的量化标准。

石学敏率领团队花费15年光阴，针对每个中风患者的不同病情和体质，探索出针灸量效之间的一一对应关系，并将其命名为醒脑开窍法。

石学敏：针刺的操作非常严格，稍有偏差，针就进不去，进针后还要保证不能出意外。针刺的过程只能有利于健康，不能对患者有任何伤害，这就是生命科学的本质。

37岁的明永健是香港汇丰银行的一名职员，每天的工作是为形形色色的客户提供金融服务。2015年3月的一天早晨，他忽然发现去拿手机的手不再像从前那样自如了。
明永健被确诊为轻度中风，经过初步治疗，他逐渐恢复了常态。但是两年后，疾病复发，这一次他的病情并不乐观，甚至影响到正常的语言交流和行动。

事实上，我国脑中风的高发生率已经位居世界前列，而且发病年龄普遍提前，如何让脑中风患者重新恢复健康依然是一道世界医学难题。

石学敏行针手法示范

针对明永健的具体情况，石学敏制定了精确的治疗方案——取内关穴醒脑开窍，印堂穴宁心安神，委中穴舒筋活络，三阴交穴补益肝脾肾。每个穴位的入针角度、留针长度，因人而异，因病而异。这些都来自石学敏几十年的临床经验和研究。

石学敏：一二三、一二三、一二三，这手指一展就叫“凤凰展翅”，我是两手持针的，中医称作吹气法，我们用这个手法是有标准的，要持续一分钟。

经过1个月的治疗，明永健的身体慢慢恢复常态。

石学敏：要作为一个现代针灸的奠基者，中国的中医应该有新的起步，整个中医药学都应该有新的起步。我觉得这些进步在心中会有成就感，成就尽管不多，但做一点也能让自己感到欣慰。

医者之道，成败生死，都在分寸之间。

这是精确到毫厘的极致技艺，

也是拨动生命之弦的完美天籁，

而超出艺术与技术层面的，

是对于天地奥秘永不止歇的探寻。

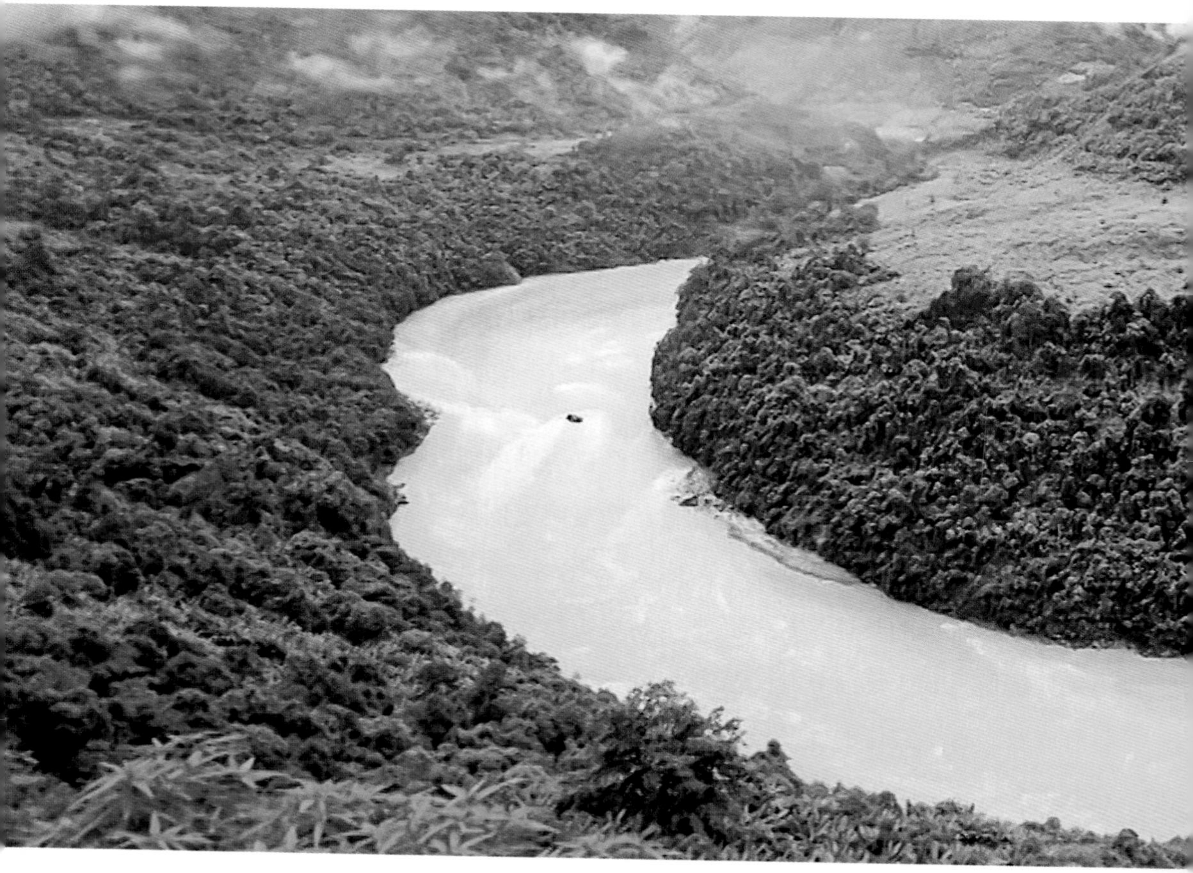

第十一集

殊途

宇宙在运转，世界在变化，生命在成长，中医是一种科学，更是一种哲学，同一个传自祖先的药方，在医者手中，可以治愈不同疾病。看似一样的症状，截然不同的治疗策略，是舍近求远，还是殊途同归？

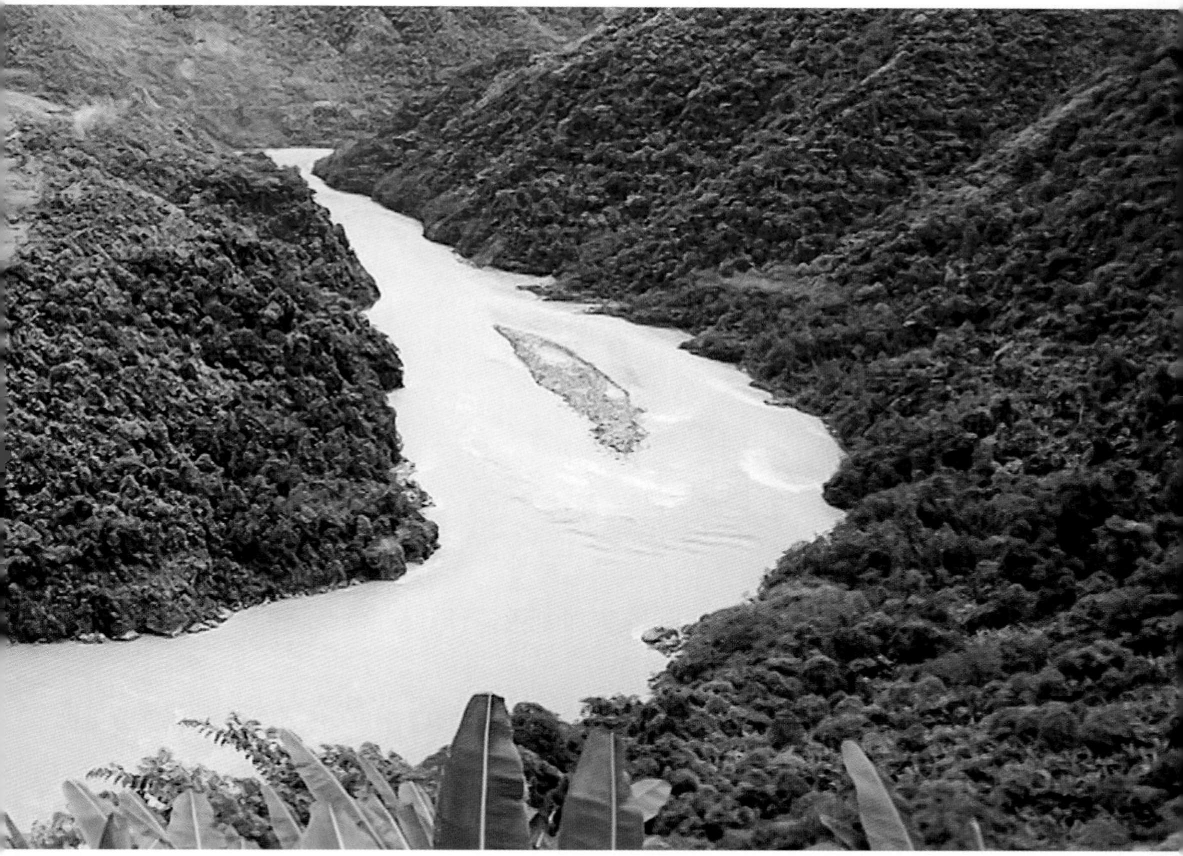

国医大师施杞：六味地黄丸加减治疗颈椎病

国医大师禤国维：六味地黄丸加减治疗系统性红斑狼疮

国医大师王庆国：小柴胡汤、麻杏石甘汤、柴葛解肌汤的妙用

国医大师王琦：血府逐瘀汤、柴胡加龙骨牡蛎汤巧治失眠

六味地黄丸

组成与制法

熟地黄　山药　山茱萸（酒炙）　茯苓　牡丹皮　泽泻　上六味，研磨之，炼蜜为丸，梧子大。

施杞

国医大师、全国首届名中医

87岁，临床行医60余年，首批国家级非物质文化遗产『中医正骨』代表性传承人。

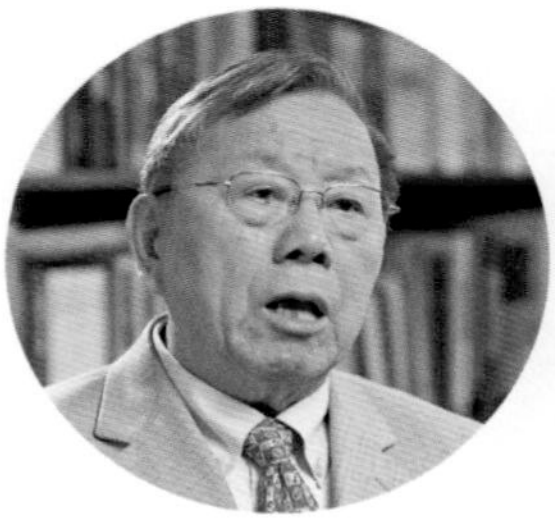

国医大师施杞：六味地黄丸加减治疗颈椎病

上海中医药大学附属龙华医院，一位颈椎严重受损的患者被推进骨科诊室。

71岁的张先生，年轻时曾是上海交响乐团的小提琴手，常年的职业习惯也为他的身体埋下了病因。伴随年龄的增长，颈椎的不适感越来越明显，一次偶然的意外，终于让潜伏多年的隐患一下子爆发出来。

施杞：经过磁共振检查，他的颈椎出现多节段椎间盘突出，椎管狭窄，脊髓长期受到压迫，已经萎缩。

经过诊断，张先生所患病症为一种脊髓型颈椎病，由于颈椎椎骨间连接结构退变，导致脊髓受压或脊髓缺血，继而出现脊髓的功能障碍，严重者可能导致身体残疾。

施杞：我们认为这个病的病因是本虚标实，是在长期劳累的基础上造成的人体气血不足，日积月累形成的一个人体整体的气血亏虚的情况。

在施杞看来，张先生的病属于中医中所说的痿证，痿者即枯萎之意。

《黄帝内经》这样描述：肺主身之皮毛，心主身之血脉，肝主身之筋膜，脾主身之肌肉，肾主身之骨髓。肾气热，则腰脊不举，骨枯而髓减，发为骨痿。

六味地黄丸方解

如果要治疗骨髓的疾病，那么追根溯源，可以从调理人体的肾脏入手施治。针对患者的病情，施杞采用了补肾名方——六味地黄丸。

六味地黄丸源自东汉医家张仲景《金匮要略》中的金匮肾气丸，又名“八味地黄丸”，后来，宋代名医、儿科专家钱乙去掉原方中的附子和桂枝这两种温补药物，变成了现在大家熟知的六味地黄丸配方。

熟地黄滋阴补肾，填精益髓；山茱萸补养肝肾，并能涩精；山药补益脾阴，亦能固精；泽泻利湿泄浊，并防熟地黄之滋腻恋邪；牡丹皮清泄相火，并制山萸肉之温涩；茯苓淡渗脾湿，并助山药之健运。

施杞：肾可以主骨生髓。张先生因为脊髓受损了，所以脑髓、脊髓都缺乏滋养。

以六味地黄丸滋补肾阴为根本，施杞针对患者气虚症状，加入黄芪、党参、白术、甘草、当归、陈皮等配伍，以激发患者自身的康复能力。

施杞：治疗大概3个月以后，患者病情明显好转，已经可以自行走路了。

经过长期的中药调理，张先生的身体基本恢复如常，即使是伴随年龄的增长，曾经困扰他的病魔也再没有造访。今天他依然可以与他心爱的小提琴相伴，并把自己的技艺传给下一代。

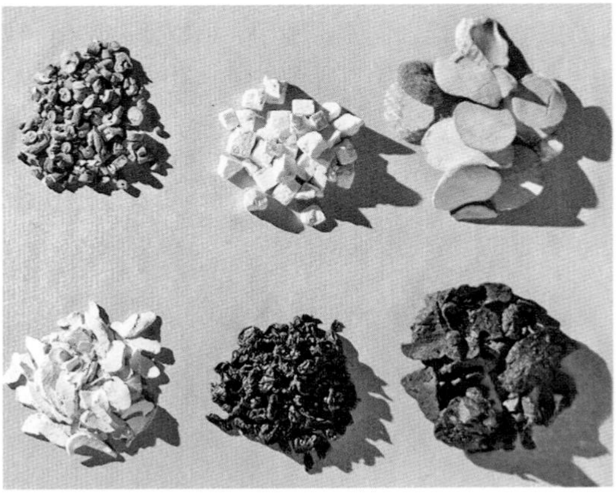

六味地黄丸组成

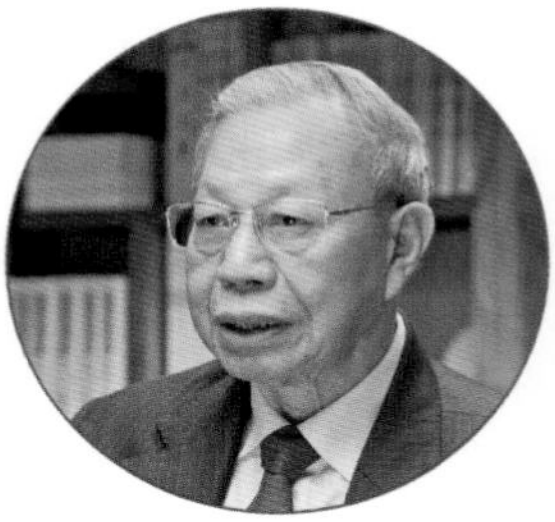

临床行医60余年，
对中医皮肤科病症造诣深厚，
享有『岭南皮肤圣手』的美誉。

国医大师

禤国维

（1937—2024年）

国医大师禤国维：六味地黄丸加减治疗系统性红斑狼疮

距离上海1 400公里的广州，国医大师禤国维同样运用六味地黄丸的加减方，治愈的却是完全不同的另一种人体顽疾。

已经耋耄之年的禤国维每周坚持六天出诊，奔波于几家不同的医院，面对来自五湖四海的患者，严苛认真的禤国维从来没有迟到早退，在穿梭往来的人群中，总能看到他头发花白依然健步如飞的身影。

禤国维：病人的生命就付托在医生手上了，所以医生的每一句话、每一个行动，对他都非常重要，无论什么病人，我们都要尊重他。

经过检测，李女士所患病症为系统性红斑狼疮，身体表面出现蝶形红斑，血液检测含有狼疮细胞。由于免疫系统严重受损，李女士出现肺部积水，双腿充血浮肿等并发症，多方求医却始终没有效果。

红斑狼疮患者通常依赖激素治疗，有些患者不能耐受激素的副作用，严重者会导致股骨头坏死等并发症。禤国维的治疗方案则是以“滋阴清热、补肾通络”为根本，依然是基于经典名方六味地黄丸衍变而来的加减方。

禤国维：对她来讲，肾阴不足贯穿着疾病始终。六味地黄汤是中医补肾阴的一个组方。

同一副方药，经过两位医者的辨证施治，达到治疗不同病症的功效。禤国维的治疗思想源于补肾法，“肾为脏腑之本，十二经脉之根，呼吸之本，三焦之源”。施杞运用“肾主骨”的理念，通过补肾调节身体机能，完成病症的治愈。

证同治亦同，证异治亦异。千变万化的病症中，病情的因果，身体的阴阳，环境的冷暖相互作用，辩证统一。在中医的世界里，病位、病因、病机才是透过现象看到的病的本质，这也是中医博大精深的治病思维的体现。

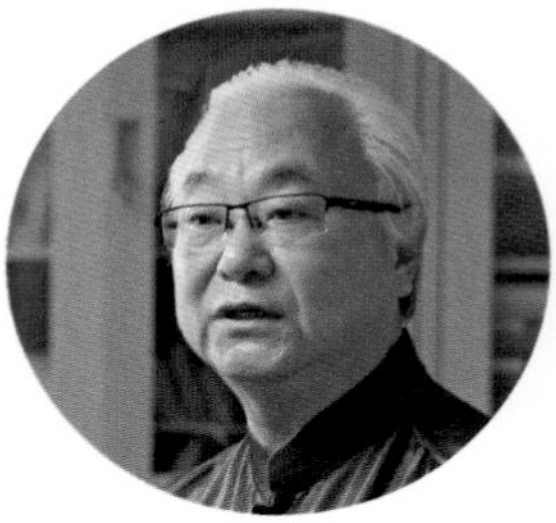

72岁，行医50余年，
燕京刘氏伤寒学派传承人，
北京中医药大学终身教授。

国医大师

王庆国

国医大师王庆国：小柴胡汤、麻杏石甘汤、柴葛解肌汤的妙用

北京中医药大学有着60余年的历史，目前已为全世界80多个国家和地区培养了14 000余名优秀的中医药专业人才。

发热，也称发烧，是指致热原直接作用于体温调节中枢、体温中枢功能紊乱或各种原因引起的产热过多、散热减少，导致体温升高超过正常范围的情形，中医认为，发热的原因来自外感与内伤。

4岁的杨扬从小就是家庭的重点保护对象，在家人一味地溺爱之下，几乎他所有的愿望都在第一时间得到满足。也正因如此，长期以来的各种不良的饮食作息习惯，导致了杨扬的体质相对同龄的很多孩子更为柔弱敏感，气候稍有冷暖变化，总会第一时间在他身上通过疾病呈现出来。

王庆国：这个小孩病因是外感，这肯定是没有问题的，但是他自己本身有内热还有食滞，就是饮食不能够消化。

患者持续发热不退，王庆国必须根据具体的情况做出分析判断，从而制定出最为直接有效的治疗方案。

小柴胡汤

组成与服法

柴胡半斤　黄芩三两　人参三两　半夏半升　甘草（炙）　生姜各三两（切）　大枣十二枚（擘）

上七味　以水一斗二升　煮取六升　去滓再煎

取三升温服一升日三服

——《伤寒论》

小柴胡汤，出自东汉医家张仲景《伤寒论》，用药平淡无奇，但经灵活变化后，临床应用之广，非《伤寒论》其他诸方可比。后世医家评价此方“为少阳枢机之剂，和解表里之总方”。

中医认为，世间万物皆分阴阳，张仲景在其《伤寒论》中，将外感疾病演变过程中出现的各种证候群，进行综合分析，归纳其病变部位、寒热趋向、邪正盛衰，区分为太阳、阳明、少阳、太阴、厥阴、少阴“六经”，六经各分手足，即手三阴经、手三阳经、足三阴经、足三阳经，对应人体脏腑，合为十二正经。

《黄帝内经》这样描述三阴三阳的离合辩证关系：当门打开之时，就为太阳或者太阴；当门关上时，就为阳明或厥阴。而控制门开关靠的是枢纽，也就是门轴，对于阳经来说，就是少阳，而对于阴经来说，就是少阴。

在王庆国看来，少阳病既非表证，也非里证，小柴胡汤恰恰可以和畅表里，通达上下。

柴胡清少阳经中之热，黄芩泄少阳胆腑之热，人参换沙参以润肺化痰，根据患者体质，去原方半夏，甘草，生姜，大枣。

王庆国：少阳病是外感病的一个阶段，但是小柴胡汤仅能治疗少阳病，没有兼治肺热的功效，更没有治疗食滞的作用。所以我们单纯用小柴胡汤治疗这个病，它的临床疗效就不会那么满意。

王庆国在小柴胡汤基础之上加入麻杏石甘汤合方使用。麻杏石甘汤，同样出自东汉张仲景《伤寒论》。

麻杏石甘汤

组成与服法

麻黄四两　杏仁五十个　炙甘草二两　生石膏半斤　上四以水七升煮麻黄减二升　去上沫　内诸药　煮取二升　去渣　温服一升

——《伤寒论》

麻黄宣肺止咳，杏仁下气平喘，与麻黄相伍，一宣一降，以合肺宣发肃降之性；再合石膏清降肺热，甘草调和诸药，是为麻杏石甘汤，为清宣肺热第一名方。

王庆国：这个孩子既有外感表证不解，肺经又有热，再加上食滞，所以治疗上我们就用小柴胡汤的柴胡、黄芩，来透解位于少阳和太阳之间的外在的表证，然后用麻杏石甘汤来清解他的肺热；而麻黄和柴胡、黄芩相配，进一步增强了柴胡、黄芩的解表作用。

医生是一个压力较大的职业，每一个决策都会决定一个患者的健康甚至生死。作为伤寒派大家，王庆国每天都要面对形形色色的病人，即使外表症状相同，诊断都要因人而异，制定出准确到位的治疗方案。

这一天，母亲带着发热多日的张祖明登门问诊，王庆国经过望闻问切，对病情做出初步的判断。

王庆国：他头重如裹，有点汗出但是汗又出不透，并且有胸闷、呕吐、恶心的症状，舌质偏胖，舌苔腻，这些都是湿邪感冒的特点。

从小在农村长大的张祖明，一直不是很习惯城市的生活。夏天本来应该出汗的季节，却因为长期吹空调导致汗液瘀积体内。冬天本该内敛的季节，身上却经常穿着单衣短裤。人体长期处于这种冷暖失调的状态下，会导致体内湿邪堆积，造成阳气虚衰。

王庆国：他虽然也咳嗽，但是湿邪加重，外感发热，这个时候就不能用刚才用过的麻杏石甘汤了，刚才那个病人兼有肺热，是湿重、湿困三焦。

王庆国谈小柴胡汤和麻杏石甘汤的应用

针对张祖明病情，王庆国采用了明代医家陶华《伤寒六书》中记述的柴葛解肌汤作为主方。

在原方加减基础之上，取清代《温病条辨》中所载三仁汤两味主药——杏仁与白蔻仁，柴葛解肌汤加三仁汤，两方合并施治。

柴胡解少阳之邪，葛根解阳明之邪，羌活解太阳之邪，三药相合，解三经之表，黄芩清解里热，白蔻仁祛除湿邪，杏仁、旋覆花、桔梗清热利咽，降气止咳，丹皮、秦艽清虚热，地黄、白芍养血滋阴。

一日药分五次频服，持续发挥药效，患者持续多日之低热，药到病除。

王庆国：相同的疾病，虽然症状、表现差不多，或者基本一致，但病因不同，在治疗的时候就要用不同的方药或者不同的治法来进行治疗。

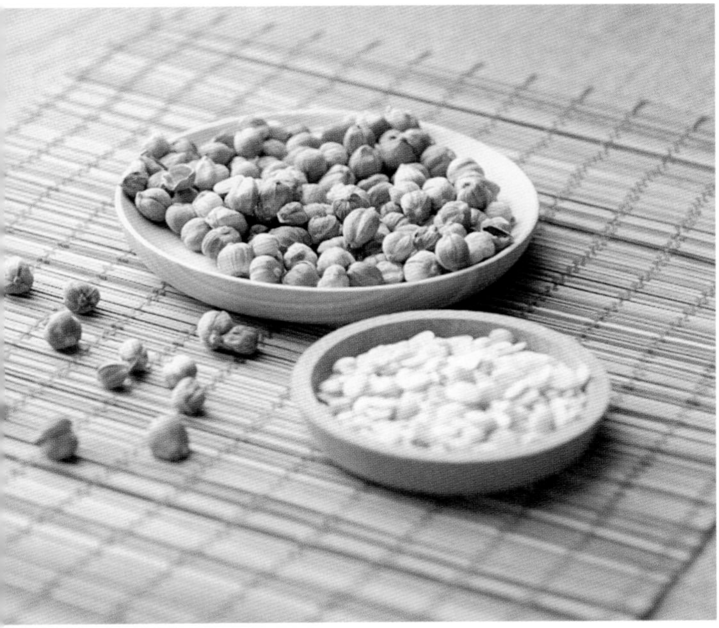

三仁汤两味主药——杏仁与白蔻仁

柴葛解肌汤

组成与服法

柴胡 葛根 甘草 黄芩 羌活 白芷 芍药 桔梗 水二盅 姜三片 枣二枚

槌法加石膏一钱 煎之热服

——《伤寒六书》

血府逐瘀汤

组成与服法

当归三钱　生地三钱　桃仁四钱　红花三钱　枳壳三钱　赤芍二钱　柴胡一钱

甘草一钱　桔梗一钱半　川芎一钱半　牛膝三钱　水煎服

——《医林改错》

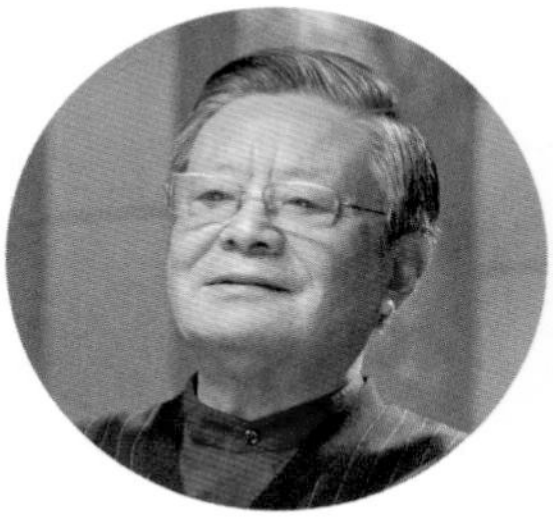

王琦

中国工程院院士、国医大师

81岁，行医60余年，国家973计划首席科学家、北京中医药大学终身教授。

国医大师王琦：血府逐瘀汤、柴胡加龙骨牡蛎汤巧治失眠

王琦：病人胖瘦高矮不同，男女老少不同，所处的地域不同，所处的季节不同，病人对药的耐受也不同，要根据个体反映出来的差异性，采取不同的治法。这样就达到了一个辨证的、针对性比较强的治疗效果。

2017年仲夏，北京会议中心，中华中医药学会中医体质分会年会召开。

除了中医药学的学术研究和教学工作，王琦固定每周一次在弘医堂坐诊。这一天，一个长期被失眠困扰的患者走进了王琦的诊室。

52岁的赵女士，早年离异后一直精神抑郁，情感的创伤变故最终在身体上呈现出来，她每晚不得不借助药物休息，但是即使短暂睡去也总被一次次噩梦惊醒。

王琦：在诊断的时候，我看到她的舌色很紫，而且有紫斑。把舌头翘起来，有一个筋叫舌下静脉，她的舌下静脉也是又粗又大，加上她健忘这些症状，我就考虑她的失眠跟瘀有关系。

《黄帝内经》描述，人之所有者，血与气耳。气与血是人体内的两大类基本物质，中医认为，气为血之帅，血为气之母，血液的正常运行，有赖于气的推动，若气行不畅，无法行血，则血停而瘀生。

王琦：精神因素导致的情志障碍，就是中医所说的肝气郁结。郁结时间过长，它就不是停留在气郁结的层面了，而是已经到血瘀的层面。

针对患者病情，王琦采用清代医家王清任《医林改错》所载名方——血府逐瘀汤，“夜不能睡，用安神养血药治之不效，此方若神”。

桃仁破血行滞而润燥；红花活血祛瘀以止痛共为君药；赤芍、川芎助君药活血祛瘀；牛膝活血通经，祛瘀止痛，引血下行，共为臣药；生地、当归养血益阴，清热活血；桔梗、枳壳，一升一降，宽胸行气；柴胡疏肝解郁，升达清阳，使气行则血行；甘草为使，调和诸药，十二味药材合力，使血活瘀解而气行，情志得畅。

王琦：这个病人不但不用吃安眠药了，她轻度的精神分裂的症状也完全地恢复了。

现代医学定义的失眠，是患者对睡眠时间和质量不满足并且影响日间社会功能的一种主观体验，虽然看似简单，但是在中医看来，导致这一症状的病因每个人都可能不同。

王琦院士、国医大师谈龙骨牡蛎汤治疗失眠

王琦：失眠有两种，有一种单纯性的失眠，还有一种是继发性的失眠，很多病人都是继发性的，比如说焦虑症、抑郁症、精神分裂症等疾病都可以引起失眠。

柴胡加龙骨牡蛎汤

组成与服法

柴胡四两 龙骨 黄芩 生姜 铅丹 人参 桂枝 茯苓各一两半 半夏二合半 大黄二两 牡蛎一两半 大枣六枚 煎服上十二味 以水八升煮取四升 内大黄切如棋子 更煮一两沸去滓 温服一升

——《伤寒论》

51岁的王女士，十几年的时间里，经常莫名其妙地受到惊吓或者哭哭啼啼，与之相伴的是痛苦的失眠，西医诊断为抑郁症。

王琦：抑郁症的表现就是情绪低沉，或者烦躁，或者惊恐。这个病人她总是吃安眠药，但是没效果，对于这个病人，我又给他开了一个什么方呢？我开的方子是柴胡加龙骨牡蛎汤。

柴胡加龙骨牡蛎汤，出自东汉医家张仲景《伤寒论》，胸满烦惊，小便不利，谵语，一身尽重，不可转侧者，柴胡加龙骨牡蛎汤主之。

柴胡、桂枝、黄芩和里解外，疏解少阳，行气解郁；龙骨、牡蛎重镇安神，以治烦躁惊狂；半夏、生姜和胃降逆，胃和则卧安；大黄泻里热降气逆；茯苓安心神，利小便；党参益气养营，扶正祛邪。在传统经方基础之上，加入丹参、苦参、郁金、百合、夏枯草、苏叶、石菖蒲、磁石，诸药共成疏肝解郁、活血清热、舒畅情志之功效。

王琦：用柴胡加龙骨牡蛎汤，治疗抑郁引起的失眠病人非常有效。因为病人的表现和病机不同，临床表现也不一样，所以我们也会给出不同的处方。

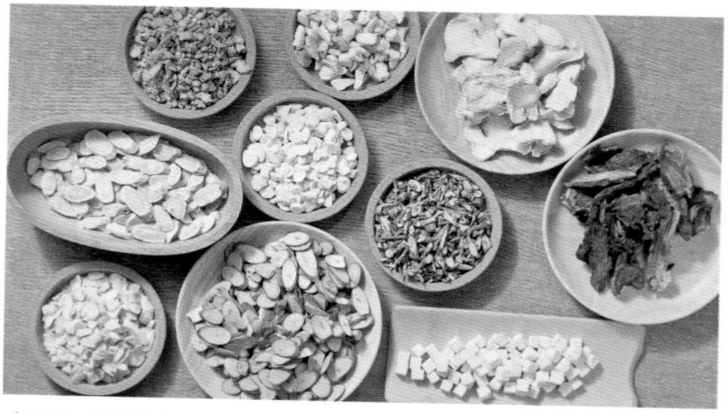

柴胡加龙骨牡蛎汤（加减）

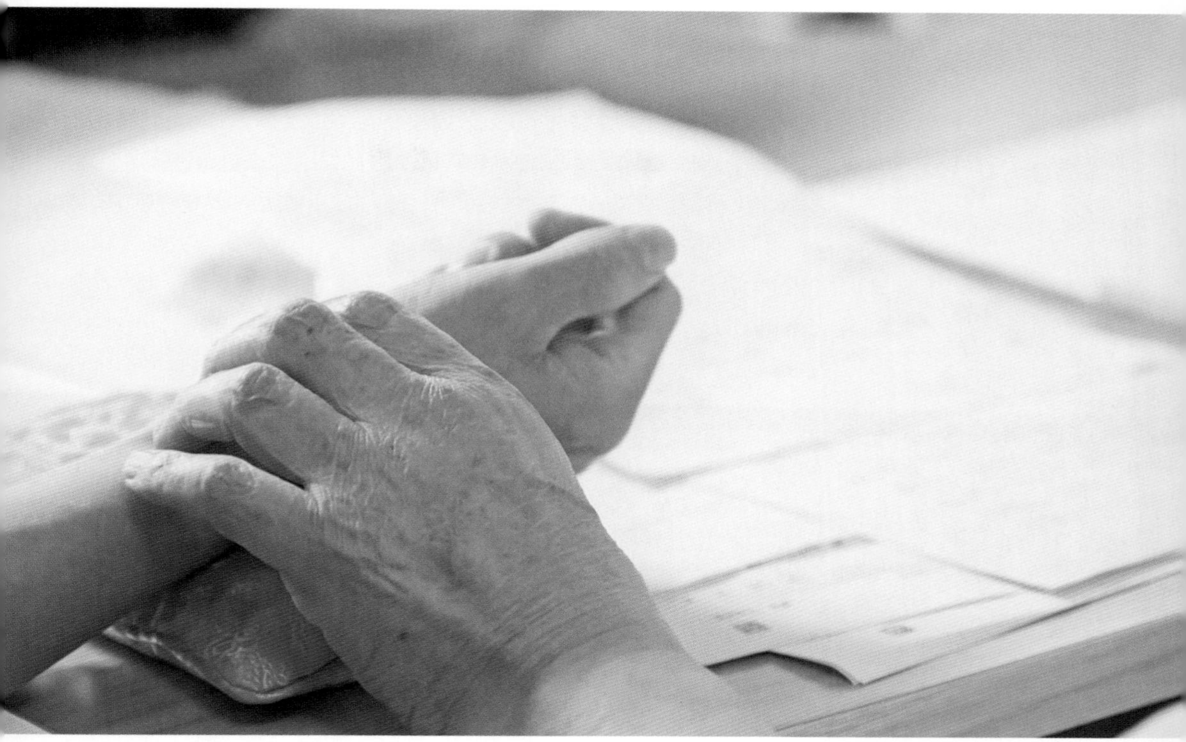

切脉

无论同病异治还是异病同治，

体现的都是中医辨证论治的思维方式。

中医的伟大不仅仅因为它是一门对抗病痛之术，

更因为它是一种独辟蹊径的解读生命的方式。

当我们一次次走在痛苦与欢乐的边缘，

它让我们更为冷静地思考我们自己，

疾病到底是什么？

生命到底从何而来？

这个世界又是因何而存在？

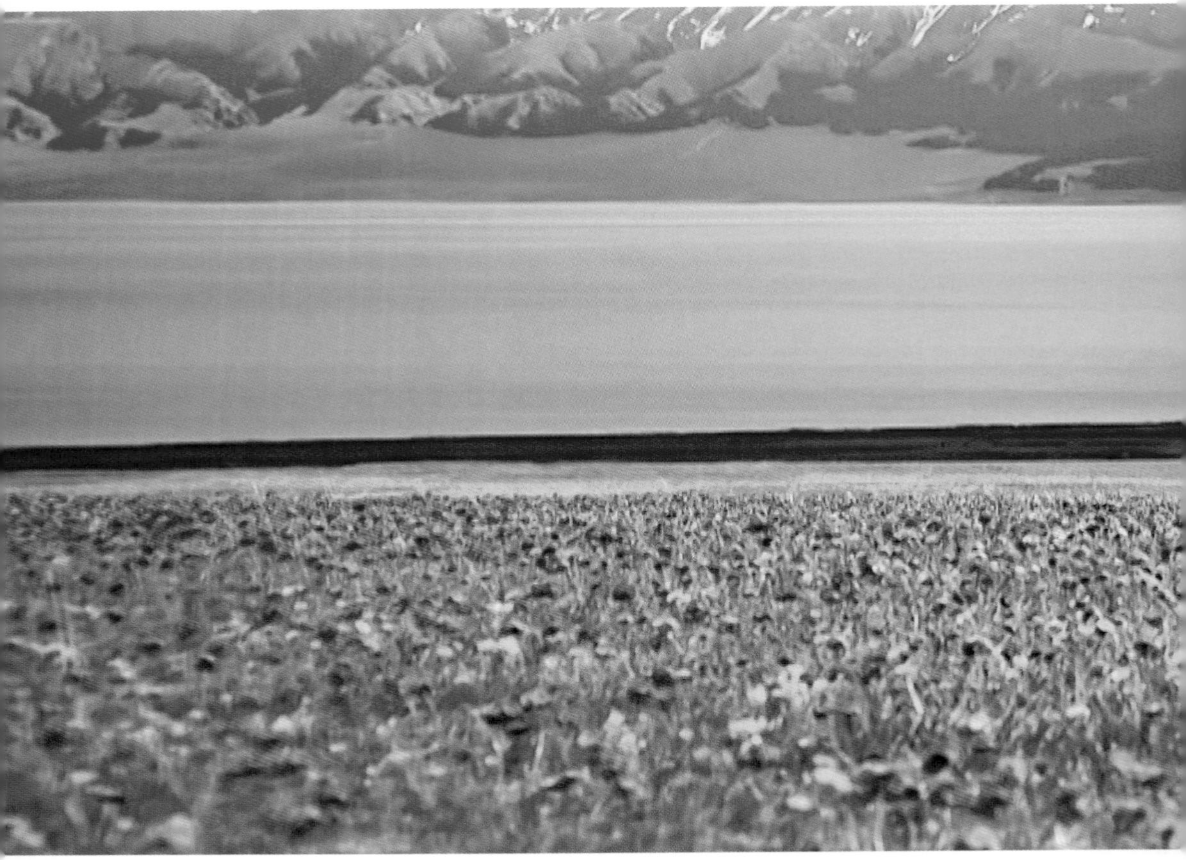

第十二集

同归

这是一个高速变化运转的时代，伴随生活方式的演变、生态环境的恶化，人类的健康也将受到前所未有的全新挑战。无论是古老的中医，还是年轻的西医，都是人类健康的守护神。如何实现医学的跨文化沟通，更进一步破译天地间的生命密码，这是担负在新一代医者肩上的伟大使命。

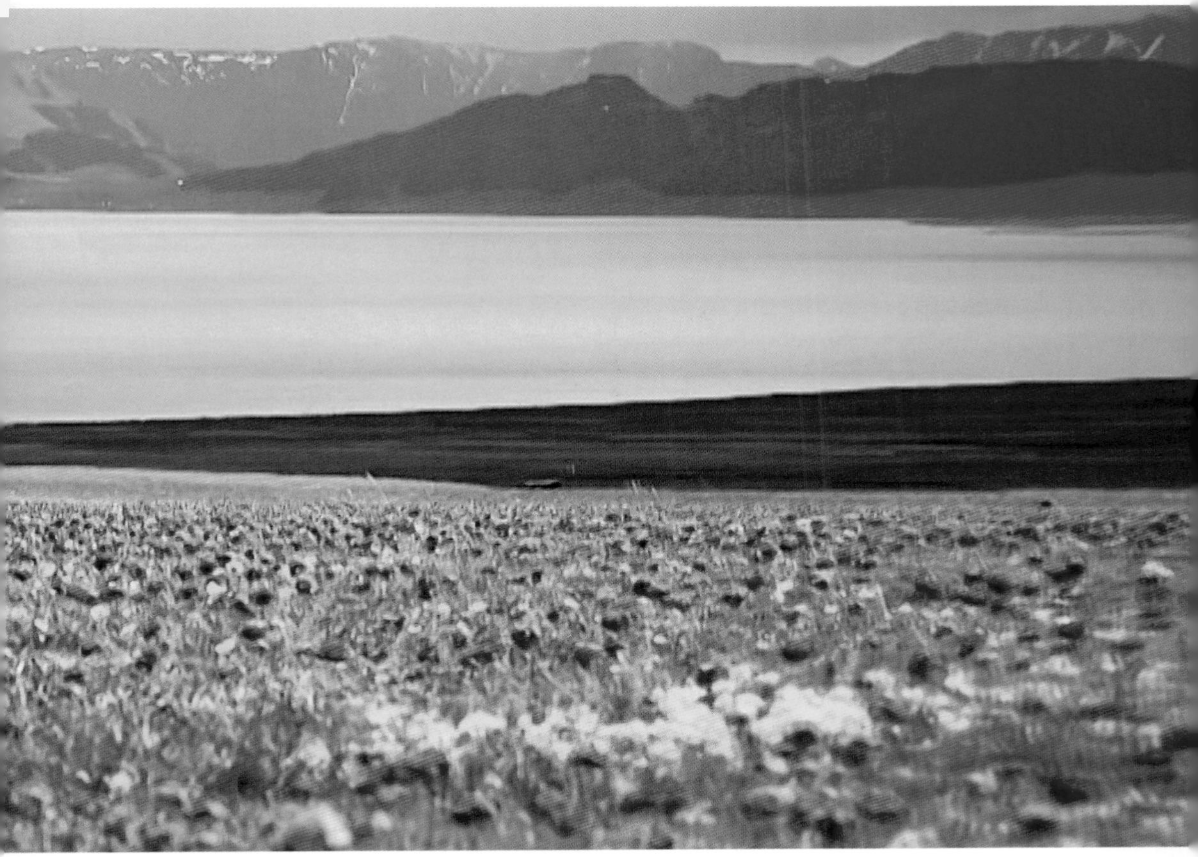

国医大师张大宁与补肾活血法

国医大师晁恩祥：中医也可治疗急难危重病症

国医大师刘敏如：中医与西医可以互通

借助现代科技，护佑患者健康

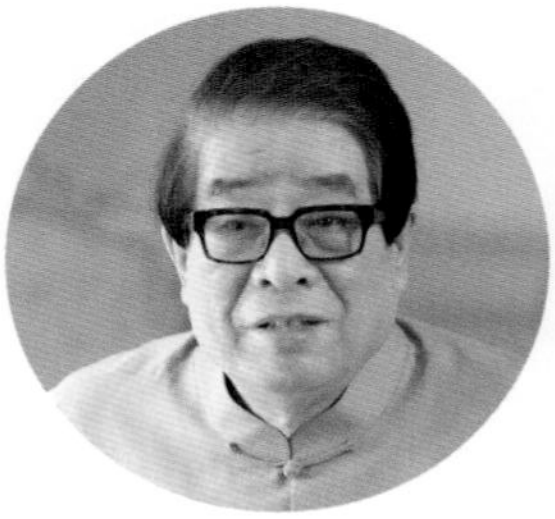

张大宁

国医大师

80岁，临床行医50余年，凭借一手专治肾脏疾病的补肾活血法蜚声海内外。

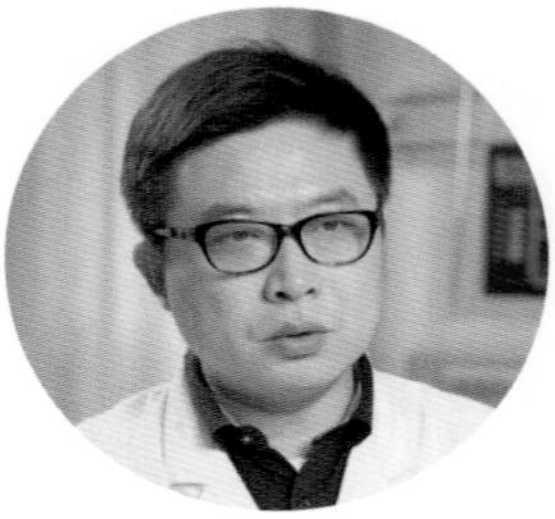

张勉之

天津市中医药研究院附属医院肾内科主任

国医大师张大宁与补肾活血法

国庆佳节，朱世文夫妇又一次来到国医大师张大宁家中拜访问候。这是走亲访友，聆听长者的教诲，更是一份感恩。

36年前，结婚不久的朱世文第一次怀孕，一家人对未来充满着幸福的憧憬，然而一场突如其来的大病将他们推向了绝境。

朱世文：我一看见化验室那个大夫的眼神就不太对劲，他说你哪儿不好受，我说我脚肿，他说你快去大医院看看吧，你现在是四个加号都不止。

尿蛋白检测出现四个加号，朱世文患上了严重的肾炎，如果不能得到有效的控制，病情继续发展将最终导致尿毒症，即通过生成尿液清除体内代谢产物以及毒素的功能受到损害。不但腹中的孩子无法保住，朱世文的人生也面临着一个严峻的节点。

先贤的经验加上临床的探索，张大宁为朱世文开出药方，黄芪、五味子、川芎补肾益气，活血化瘀，三药配伍为君；大黄辅川芎以活血，调中化食；女贞子、旱莲草同辅君药之补肾，又可养肝强阴，且能防活血之过，与大黄共用为臣；砂仁健脾醒脾，行气化湿为佐，与使药甘草一起，行调和诸药之功。

当时的张大宁还是一名中医学校的老师，他一直在研究各种肾脏疾病内在的病理学基础，并尝试探索出一种有效的治疗方法。每个周末，通向张大宁家里的那条小巷便成了朱世文夫妇最后的一线希望。

张大宁：慢性肾脏疾病五花八门，病理也不一样，辨证也不一样，我找出它们的共性——肾虚和血瘀。在相同的病理学基础中，我提出补肾活血法，不是把补肾法和活血法机械地放在一起，更不是两组药的机械组合，而是有机地结合在一起。补肾法有利于活血，而活血又促进补肾，形成了有机的治疗大法——补肾活血法。

张大宁：补肾活血法，它是一个基本治疗大法，但是疾病不同，辨证不同。疾病不同，就是西医讲的概念，辨证不同就是中医讲的概念，它又增加一些小的治疗方法，有的带有湿热，有的带有寒邪，有的带瘀，停食食滞；有的肾虚很重，有的肾虚很轻，有的偏于肾阴虚，有的偏于阳虚，有的血瘀很重，有的血瘀很轻。所以就要根据不同的病证，采用一些个体化的治疗方法，当然，就有不同的药物了，也就是说大法下边有小法。

国医大师张大宁谈补肾活血法

如今，年过60的朱世文夫妇常去公园打羽毛球，在她身上完全看不出曾经有过的痛苦和绝望。用补肾活血法治疗两年后，朱世文夫妇有了新的孩子，时光飞逝，现在他们已经荣升为爷爷奶奶。

张勉之，是张大宁的独子，子承父业的他也走上了行医之路。和父亲不同的是，张勉之的硕士博士均毕业于临床医学专业，从业之后，他开始运用现代医学理论以及数据分析，对父亲开创的补肾活血法的治病机制重新研究论证。

张勉之：美国慢性肾衰竭尿毒症的病人当中，有60%~70%存在缺血性肾病的原发病机制。换句话来讲，缺血是导致慢性肾脏疾病发生发展的一个很重要的因素。从中医理论讲，缺血属于血瘀的范畴，慢性肾衰竭的发病机制当中，最重要的就是健存肾单位学说，即有功能的肾单位越来越少，导致慢性肾功能逐渐衰竭和减退，传统医学当中补肾的理念，就是对肾功能、肾单位进行干预和治疗。

同样的人体，中医西医的认知完全不同，西医研究的是物质的身体，偏重微观实证，它更像是一门精确化标准化的技术，而中医研究的是形而上的身体，偏重宏观整体，它更像是一门艺术，需要艺术家一般的灵感和悟性。

张大宁：**西医学和中医学，从两个切入点、两个角度来观察同一个人，观察的角度不同，或者叫切入点不同，正脸看一个人，五官很好，但不一定很漂亮，所以两个投影，看待同一个疾病，对疾病的认识就深入了。就像坐标一样，单一个横坐标就是一条线，单一个纵坐标也是一条线，当有两维坐标的时候，出来的是一个点，这个点是比较准确的。**

在张勉之的求学成长路途中，对父亲传统医学的好奇心一直是推进的动力。无论中医还是西医，并非水火不容的两极，虽然它们时而平行，时而背离，但是最终将在同一个地方交汇在一起。

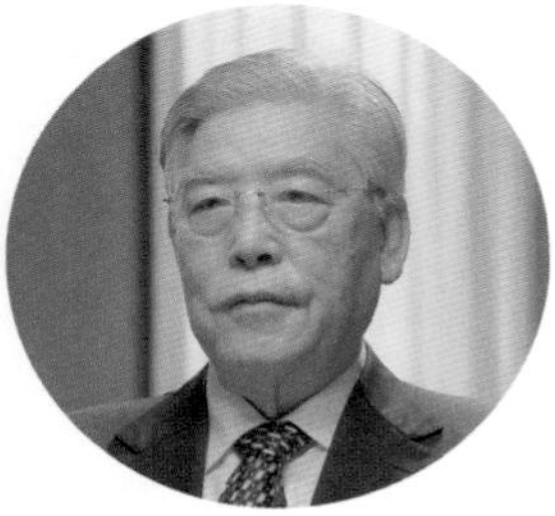

晁恩祥

国医大师

89岁，临床行医60余年，擅治肺部疾病，为中医界呼吸科著名专家。

国医大师晁恩祥：中医也可治疗急难危重病症

在很多人的习惯认知当中，对中医的印象仅仅等同于养生保健，实际上恰恰相反，从上古《黄帝内经》诞生至今几千年历史当中，中医是在不断应对各种急难危重病症过程中流传至今的。

> 晁恩祥：有些人觉得中医不科学，觉得它不是来自实验室的，也没有经过大数据的验证，实际上它是经过千千万万个病人的治疗而积累下来的。

晁恩祥认为，中医的优势在临床，而中医发展的根本在于提高临床疗效，从临床中发现患者需求和科研方向，最终还要回归到经得起检验的临床疗效。

2003年的严重急性呼吸综合征（SARS），2004年禽流感，2009年甲型H_1N_1流感……在21世纪中国暴发的几次高感染疫情当中，晁恩祥和他的团队始终奋战在第一线。

> **晁恩祥：我个人就是中医，但是我并不排斥西医，我们在治疗 SARS 的时候，用整体观念辨证论治，望闻问切，分析疾病的虚实寒热。世界在发展，科学在发展，中医在发展过程当中，也肯定会吸收一些新的与中医相适应的一些方法、技术和指南、规范。**

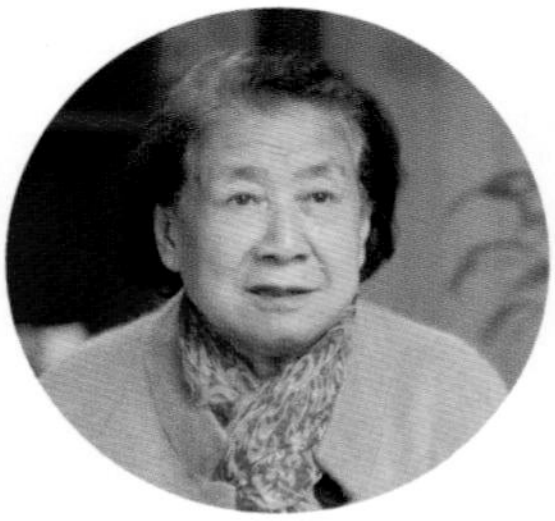

91岁，临床从医60余年，
妇科专家，
中国首位女国医大师。

国医大师

刘敏如

国医大师刘敏如：中医与西医可以互通

刘敏如：现在你们用这个屏幕分析一下，如果看不清楚，可以把信息反馈回来。

根据远程设备传输过来患者的脉相、面相与舌相信息，刘敏如对病情做出初步的诊断。

刘敏如：中医要借助现代化的检查手段，比如对于盆腔的问题，我要参考B超来检查。还有血常规的检查，内分泌的检查，这些我都要参考，这样就更有针对性。

传统与现代，这是摆在每一个医者面前的课题。伴随现代科学对人体的探索，会出现很多传统中医体系中闻所未闻的新认知，刘敏如在尝试打通一条中医与西医之间的通道。

刘敏如：我的观点就是，像这些没有中医病名的疾病，也应该纳入我们中医的治疗范围，按照中医的理法方药，进行系统的研究。例如中医没有“卵巢”这个名词，补肾的中药、中成药并没有说可以治疗卵巢疾病，但是我们可以讲它们能治疗天癸。天癸是什么，天癸就是真精，就是肾中所藏的一种真精。

无论中医还是西医，面对患者，面对疾病，我们选择的标准只有一个——以最迅捷的速度，最大限度地消除患者的痛苦并重新恢复健康。

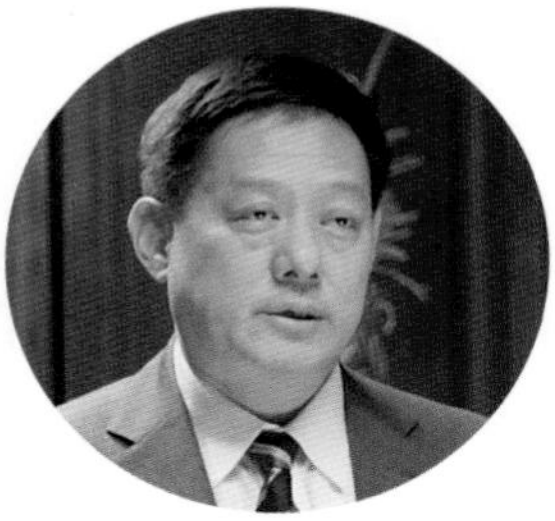

刘清泉

首都医科大学附属北京中医医院院长

临床行医30余年。

借助现代科技，护佑患者健康

首都医科大学附属北京中医医院，一个患有病毒性脑炎的患者被送进重症监护病房，患者高热不退、咳嗽，已经陷入半昏迷，必须马上使用呼吸机，这是现代医学急救的必要手段。

患者连续昏迷，抢救多日，依然没有醒转的迹象，随时都会出现危险。

刘清泉：呼吸机可以改善通气，这个病人需要上呼吸机，因为不上呼吸机，病人可能有生命危险。

刘清泉：我看完患者，认为第一，元气不足；第二，热毒内闭。从中医角度来判断，这个患者是实热证，不适合用呼吸机，但不用可能会死，用了疗效也不好，那怎么办？那么治疗就需要非常精准，既要上呼吸机先救命，同时再以中药治疗，患者的邪热就会退去。

针对患者病情，刘清泉开出药方：人参固护元气，大黄祛热解毒，二者合用，一补一泻，共奏益气活血、泻浊泄热之功。

中药急煎是北京中医医院一个特殊的部门，从拿到处方开始计时，直至将汤药送到病人前面，不可以超过2小时。

在人参、大黄配伍基础之上，刘清泉配合使用清代医家吴鞠通所著《温病条辨》中所创安宫牛黄丸，主清热开窍，豁痰解毒，以温开水化开服下。

刘清泉：我记得患者吃了3副药，呼吸机就不用了，随后改了方子，吃了7副药以后，基本上就恢复得很好了。

患者重新恢复了健康，古老的中医与年轻的西医的合力作用，给了患者第二次生命。每到这个时候，作为医生的刘清泉感受良多。

刘清泉：因为中医西医在急救方面是各有优势、各有所长的，比如西医治疗手段用到最后，如果用中医则会豁然开朗；而中医治疗走到尽头，采用西医的一些治疗理念，也会豁然开朗。两种医学的交融发展，会形成一种全新的、既非传统的中医、亦非经典的西医的一种新医术。

《中华人民共和国中医药法》（以下简称《中医药法》）已于2017年7月正式发布实施了，其中提出了中西医并重，强调中西医优势互补。相信《中医药法》的贯彻实施，会使中国人民和世界其他各国人民受益。

十二月的深圳充满着冷冬的寒意，深圳市中医院内洋溢着阵阵暖意。晁恩祥国医大师学术经验传承工作室正式揭牌，而与此同时，6名年富力强的医师如愿以偿地拜在了晁恩祥的门下，中医这门古老的传统医学正在年轻医者手中重新得到传承和弘扬。

深圳市中医院呼吸科主任陈生：目前世界上头号癌症就是肺癌。工作室成立以后，我们跟晁恩祥大师进行了肺癌精准的靶向治疗研究，加中医中药综合治疗。如果这个模式成功了，会对攻克肺癌起到一定的促进作用。

面对一个变革的时代，生逢其时的新一代医者不会故步自封。虽然无论在思维方式还是在临床手段上，中西医存在着千差万别，但是谁都不能否认，它们都是解除人类病患疾苦的一种有效的方式。

晁恩祥：唐朝的孙思邈讲过大医精诚。“精”是说看病要精，学习要精，做工作要认真；“诚”是说医生要认真地学习，好好工作，好好为人民服务，要有诚心。

徐经世：中西医应当互通有无，取长补短，要把现代的科学的手段和工具为己所用。

路志正：希望年轻人能真正扎扎实实地把中医学好，起码要超过我们，要传承，要发扬光大。

古老的中医面临着前所未有的崭新时代，
它像一个历经沧桑的老人，
它曾经辉煌，曾经落寞，
曾经被推崇，曾经被误读。
而今天，
当蒙在它脸上的灰尘被一层层逐渐拭去的时候，
它的光芒也在一点点放射出来，
最终将照亮我们身边的这个世界。

后记

《本草中国》是国内首部以“中医药文化”为主题的大型系列纪录片，通过精美的镜头语言，故事化的叙事手段，带领观众探寻道地药材、还原炮制技艺、点拨医药原理，讲好“中医药故事”。展现了传统中医药文化的魅力，推动中医药植根于广大人民群众的日常生活，体现了文化自觉、文化自信的大国立场。

纪录片《本草中国》作为一部“为弘扬中医药的博大精深、中医药传统文化精髓树碑立传”的作品，从立项之初就备受关注。早在2014年，纪录片《本草中国》（原名《老药工》）由上海笃影文化传媒有限公司动议和出资发起，由中国人口文化促进会作为监制单位，并邀请原国家卫生和计划生育委员会宣传司作为支持单位、国家中医药管理局办公室作为专业指导单位。由于本片涉及大量专业性较强的中医药学术和文化内容，为确保学术质量，避免出现争议，我作为项目总监制，在北京协调并亲自组织召开五次专家研讨会。为更好地听取主管部门领导和专家的意见，其中两次研讨会在国家中医药管理局召开，时任原国家卫生和计划生育委员会副主任、国家中医药管理局局长王国强出席会议并做了重要指导性讲话。另两次在原国家卫生和计划生育委员会召开，时任原国家卫生和计划生育委员会宣传司司长毛群安、副司长宋树立，文化部非物质文化遗产司巡视员及学术专家等分别参加研讨会。为了更好地落实习近平总书记有关文化自信的论述，向世界传播和弘扬中医药文化，第五次研讨会还邀请了中宣部对外推广局和国家广电总局宣传司有关领导参会。通过这五次研讨会，得到了与会领导和专家不同角度的中肯意见和建议。

2016年，纪录片《本草中国》第一季在江苏卫视周五晚间首播，开创了纪录片在一线卫视周末黄金档播出的先河。首播收视率高达0.913%，打破卫视纪录片收视记录。该纪录片播出后屡获大奖，包括国家新闻出版广电总局2016年优秀国产纪录片推荐播映、

2016“金熊猫”国际纪录片节人文类最佳系列纪录片、第22届中国电视纪录片系列片十佳作品、第十一届“中国纪录片国际选片会”最高成就“十大纪录片奖”、第七届北京国际电影节纪录单元最佳中国系列片、2016中国（广州）国际纪录片节金红棉优秀影片“最受观众喜爱纪录片”、年度最具影响力纪录片奖等。

2017年，在国务院新闻办公室对外推广局的支持下，纪录片《本草中国》第一季国际版由Discovery Networks Asia-Pacific Pte.Led.改编制作。国务院新闻办公室对外推广局将纪录片《本草中国》第一季国际版列为“中国故事·国际传播”的优秀节目向海外播出。该片在本年度还作为外交部礼宾司赠送外国元首的国礼送出。2018年，纪录片《本草中国》第一季国际版获得第十六届中国人口文化奖广播影视类组委会特别奖。同期，该片国际版获得了第十四届“银鸽奖”广播影视类（纪录片）一等奖。纪录片《本草中国》承载着博大精深的中医药文化走出国门，成为一张文化自信的闪亮国家名片。

如果说纪录片《本草中国》第一季将中药人匠人匠心的形象植入人心，《本草中国》第二季则展现中医大家们医者仁心仁术的风范。为确保纪录片《本草中国》的学术及文化正确，国家中医药管理局应邀为本片组建了以金世元、晁恩祥等国医大师为主的近百位中医药名家的专家组，为纪录片《本草中国》共同“把脉”，对该片直接予以业务指导和拍摄配合。该片创作团队上海笃影文化传媒有限公司是一个年轻的团队，他们秉持严谨的创作态度、精益求精的专业精神，虚心向专家请教，夜以继日不辞辛苦地工作在现场，完成了一个个经典故事的拍摄。

纪录片《本草中国》第二季用51味本草勾连38剂古方，把“用药”作为故事的核心，巧妙通俗地讲述了40多个贴近大众生活的病例故事。通过接地气的病例，把方、药、医生与患者的故事串联起来，既保留了第一季中独具特色的本草采摘、炮制内容，又在具体的治病救人过程中，体现出医生把脉、疗病、开方的精深医术，以及病人病情得以救治的情感和经历。创作团队首度汇聚了路志正（已故石学敏、张学文、夏桂成、晁恩祥、徐经世、禤国维（已故）、张大宁刘敏如、王琦、尼玛（已故）、朱良春（已故）、颜德馨（已故）、施杞、翁维良、王庆国、王新陆等17位精诚济世的国医大师，以及周乐年（已故）、冯世纶、高忠英、黄调钧、王和鸣、吴荣祖、黄煌等40多位仁心仁术的国家名老中医与中医药传承人，极大地增强了影片的专业性和学术性，展现了大医精诚的风范，也为中医药界留下了宝贵的影像资料。

2019年8月28日，纪录片《本草中国》第二季在CCTV4中文国际频道和爱奇艺视频网站全球首播，取得收视率和口碑双丰收。2019年末，国家中医药管理局在年度工作报告中，将纪录片《本草中国》第二季列为2019年度“中医药发展成就巡礼”之“宣传科普取得积极进展”的典范。截至目前，纪录片《本草中国》第二季，还获得了四川电视节“中国故事·国际传播”提案大会优秀提案、第25届中国纪录片学术盛典系列片好作品、首届“指尖纪录片榜”2019年度最具影响力纪录片、第九届中国大学生电视节大学生赏析推荐作品等荣誉在内的众多奖项。

为更好地传承和弘扬《本草中国》第一季中所记录的探寻道地药材、还原炮制技艺、点拨医药原理的精髓，2017年在纪录片播出后，经与出品方商议，随即与中华书局合作出版了《本草中国》第一季图书。

此次，该片的出品方上海笃影文化传媒有限公司与人民卫生出版社合作，在纪录片《本草中国》第二季播出的基础上，编辑出版《本草中国》第二季图书，将片中所记录的医者仁心和大医精诚，以书面形式更加全面、精致地呈现。全书以200余幅精致的高清图片和多段高清视频对中医药文化和本草知识进行了完美诠释，数十位国医大师、名老中医的现场采访实录，文字生动，图文并茂，传承与创新并重，具有极高的中医药学术价值、史料价值和艺术价值。

在《本草中国》第一次创作研讨会上，我记得曾有好几位专家都说，如果我们这一代人没有这么一部弘扬和传承中华传统医药的片子，便是愧对历史。我既是纪录片《本草中国》项目的深度参与者，又见证了它从一个好想法成长为一系列好作品的全过程。从立项开始我便对纪录片《本草中国》寄予了深切的厚望。如今看来，纪录片《本草中国》第一、二季不仅传承和弘扬了优秀的中华传统医学文化，而且在社会上引发了热议并受到好评，影响越来越多人喜欢中医药、相信并使用中医药，为中医药振兴发展营造了良好的社会氛围，而且成为一张文化自信及与国际文化交流的名片。纪录片《本草中国》取得的一系列成绩，得益于国家卫生健康委员会副主任王贺胜的全力支持关心，原国家卫生和计划生育委员会副主任、国家中医药管理局原局长王国强的亲自过问和悉心指导，得益于国家卫生健康委员会宣传司、中宣部对外推广局、国家广电总局宣传司、文化部非物质文化遗产司的大力支持与专业指导，得益于江苏卫视、中央电视台中文国际频道、爱奇艺等播出平台的鼎力配合，得益于拍摄单位和专家的倾心配合，等等。

和纪录片《本草中国》一路走来，我备感欣慰和自豪，也坚定了未来做好宣传中华医药的信念与信心。希望《本草中国》创作团队再接再厉，为弘扬祖国传统医学增添更强的民族基因和更多的精彩，成为国家记录和国家档案的一部分，让世界人民都能享受到中医药带给人类的福祉，让博大精深的中华医药能在新时代绽放更加璀璨的光芒。

原国家人口计生委巡视员

国家卫健委原直属联系单位中国人口文化促进会第四届副会长兼秘书长

宋燕

2024年8月

图书在版编目（CIP）数据

本草中国．第二季 / 王国强，宋燕主编．—北京：
人民卫生出版社，2024.12
ISBN 978-7-117-32809-8

Ⅰ.①本… Ⅱ.①王…②宋… Ⅲ.①中国医药学－
文化 Ⅳ.①R2-05

中国版本图书馆 CIP 数据核字（2022）第 006907 号

本草中国（第二季）
Bencao Zhongguo（Dierji）

主　　编　王国强　宋　燕
出版发行　人民卫生出版社（中继线 010-59780011）
地　　址　北京市朝阳区潘家园南里 19 号
邮　　编　100021
E － mail　pmph @ pmph.com
购书热线　010-59787592　010-59787584　010-65264830
印　　刷　北京盛通印刷股份有限公司
经　　销　新华书店
开　　本　710×1000　1/16　　印张：16
字　　数　256 千字
版　　次　2024 年 12 月第 1 版
印　　次　2025 年 1 月第 1 次印刷
标准书号　ISBN 978-7-117-32809-8
定　　价　99.00 元

打击盗版举报电话　010-59787491　　E- mail　WQ @ pmph.com
质量问题联系电话　010-59787234　　E- mail　zhiliang @ pmph.com
数字融合服务电话　4001118166　　E- mail　zengzhi @ pmph.com